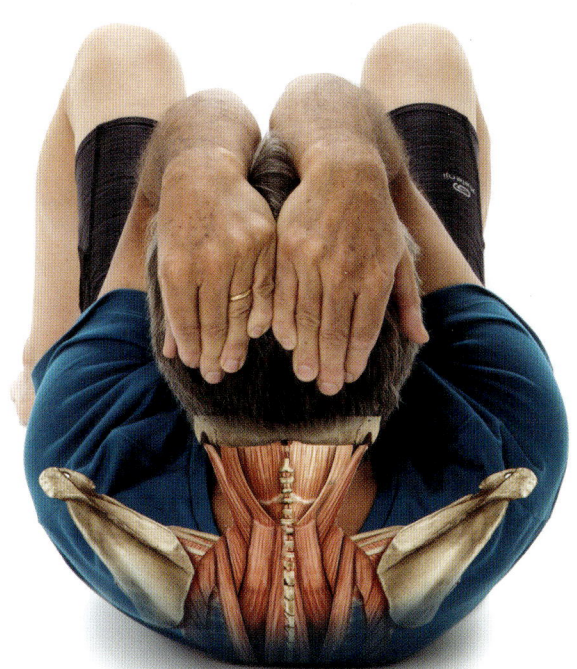

건강한 노년 움직임이 달라진다

시니어 스트레칭 해부학

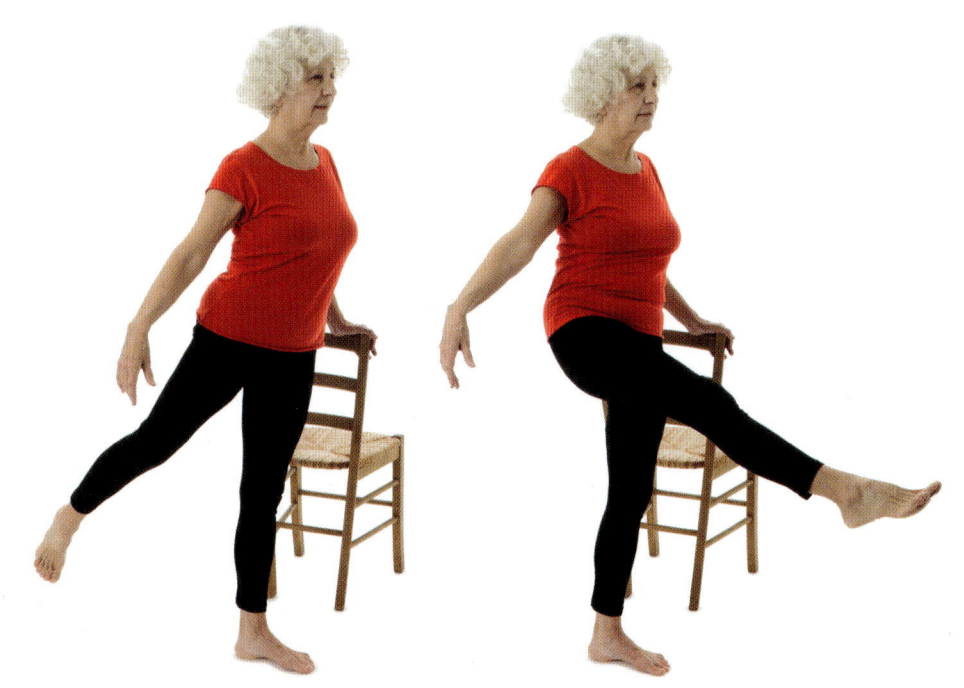

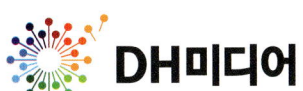 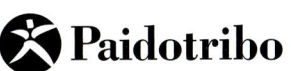

ANATOMÍA &
ESTIRAMIENTOS
PARA LA TERCERA EDAD

Original Spanish title: ANATOMÍA & ESTIRAMIENTOS PARA LA TERCERA EDAD
Text: María José Portal Torices
Illustrator: Myriam Ferrón
Photographies: Nos i Soto
© Copyright 2019 Editorial Paidotribo—World Rights
Published by Editorial Paidotribo, Spain
© Copyright of this edition: DH MEDIA
This Korean translation edition arranged through THE AGENCY SOSA

이 책의 한국어판 저작권은
에이전시 Sosa를 통한
스페인 Paidotribo 출판사와의 독점계약으로
도서출판 DH미디어가 소유합니다.
저작권법에 의해 한국 내에서 보호받는 저작물이므로
무단전재와 무단복제를 금합니다.

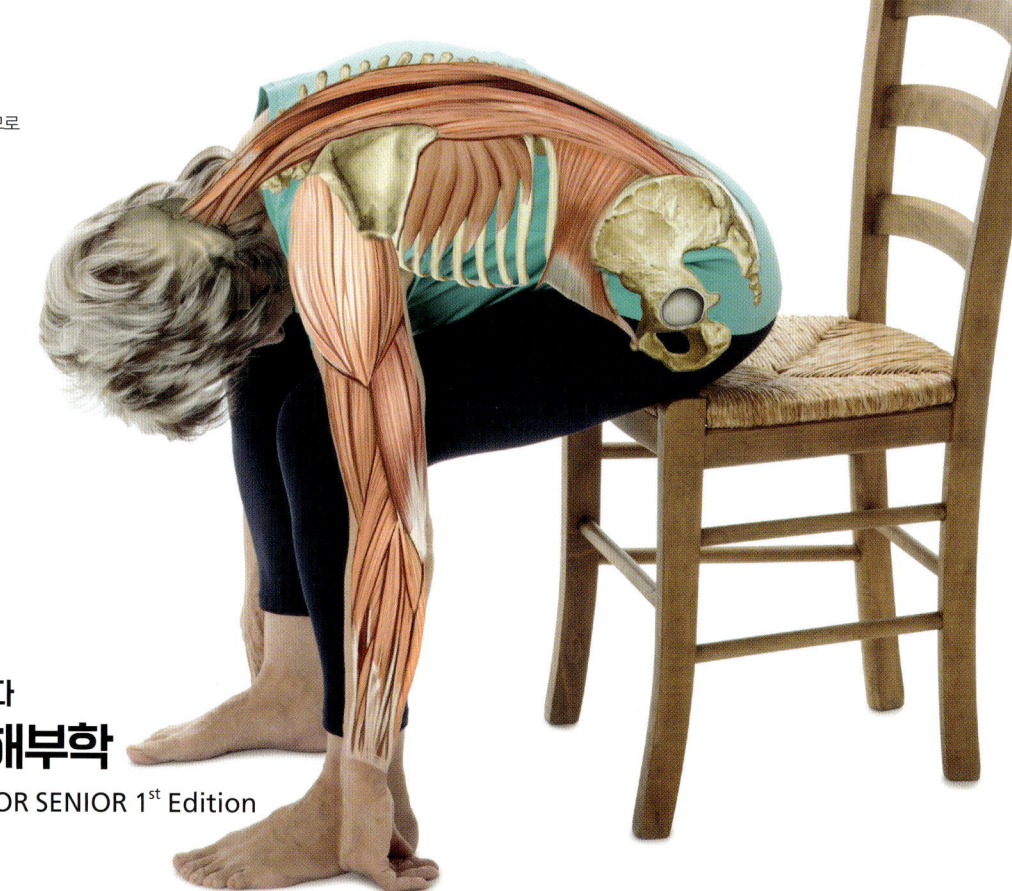

건강한 노년 움직임이 달라진다
시니어 스트레칭 해부학
ANATOMY & STRETCHING FOR SENIOR 1st Edition

저자 | María José Portal Torices
역자 | 김성수, 박필연, 배건호, 선혜지, 손세인, 안원경, 전나랑, 정소연, 최혜정 공역
용어감수 | 선혜지

초판 1쇄 발행 | 2025년 6월 30일
발행인 | 양원석
발행처 | DH미디어
디자인 | 최연정
신고번호 | 제2017-000022호
전화 | 02-2272-9731

ISBN 979-11-90021-59-3 93690
정가 25,000원

※잘못 만들어진 책은 구입처 및 DH미디어 본사에서 교환해 드립니다.

수년에 걸쳐 신체가 악화되는 징후를 보이기 시작하고 여기에 좌식 생활 방식, 부적절한 자세, 과도한 신체적 긴장, 긴 시간 움직이지 않는 근무 환경 등이 더해지면 노화의 영향은 더욱 커진다.

35~40세부터 근육과 관절은 자연적인 유연성을 잃어 뻣뻣해지고 저항력이 떨어지면서 움직임이 제한되어 신체가 수축하고 긴장, 통증, 불편함 같은 신체가 약화된 증상이 나타나기 시작한다.

운동은 건강을 위해 반드시 필요하다. 이 책에서 설명하는 스트레칭은 위에서 언급한 부정적인 영향을 지연 및 예방하고 유연성을 개선하는 데 도움이 될 것이며 또한 신발 끈을 묶고 머리를 빗는 등 일상적인 동작 수행에도 영향을 미치기도 하는 긍정적인 이점들을 만들어낼 것이다. 책에서 제안하는 운동은 운동이 필요한 시니어뿐만 아니라 자신의 한계에 맞는 적당한 운동을 필요로 하고 사람들에게 모두 유용할 것이다. 아울러, 건강, 스포츠 및 다양한 신체 분야의 전문가를 위한 실용적인 가이드 역할도 할 수 있다.

이 책의 첫 번째 부분에서는 스트레칭의 종류와 단계, 다양한 해부학적 동작을 자세히 설명하면서 스트레칭 시 바른 자세와 적절한 호흡을 유지하는 것이 중요하다고 설명하고 있다.

가장 많은 페이지가 할당된 두 번째 부분에서는 목, 상지, 몸통, 엉덩이, 하지 등 스트레칭할 신체의 주요 부위에 따라 스트레칭을 그룹화하는 여러 챕터로 나누어져 있다(엉덩이는 하지의 일부이지만 그 중요성과 복잡성으로 인해 별도의 챕터로 다루고 있다). 신체는 전체적이고 서로 연결되어 있기 때문에 머리부터 발끝까지 모든 부위를 스트레칭하는 것이 필수이며 위와 같은 분류로 인해 한 부분이 아닌 모든 부분을 스트레칭할 수 있다.

책의 마지막 부분에는 스트레칭과 함께 더 풍요로운 삶을 살 수 있도록 신체적·정신적 행복에 기여하는 건강한 습관에 대한 섹션이 포함되어 있다.

María José Portal Torices
AEPY(스페인요가수련자협회) 요가/요가 강사
UEY(유럽요가연합) 회원
UAB(바르셀로나자치대학교) 간호학 수료
UAB(바르셀로나자치대학교) 자연요법 석사
UB(바르셀로나대학교) 인류학 전공

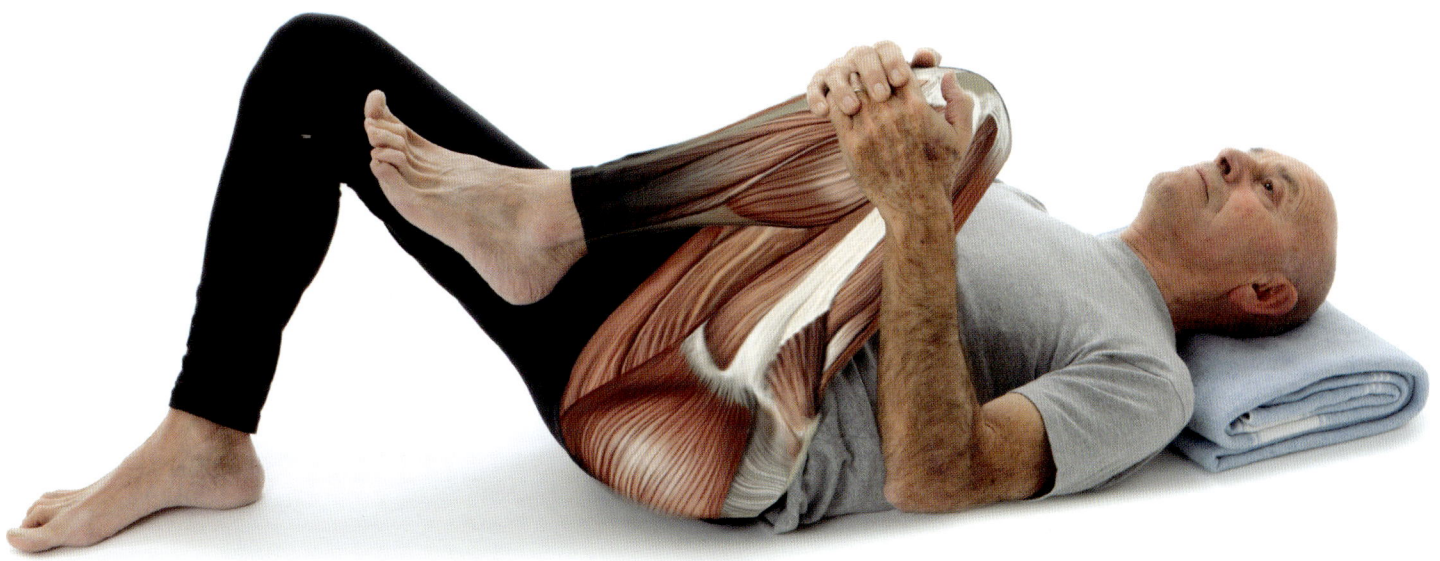

목차

교재 활용법 ... 6
해부도감. 골격 ... 8
해부도감. 근육 ... 10
해부학적 평면과 움직임 ... 12
올바른 자세의 중요성 ... 14
스트레칭 시작 자세 ... 16
스트레칭 ... 18
스트레칭의 종류 ... 20
스트레칭 시의 호흡 ... 22
스트레칭 단계 ... 24
시니어를 위한 스트레칭의 특징 ... 26

목 스트레칭 ... 28
목의 동적 스트레칭. 굴곡과 신전 ... 30
목의 동적 스트레칭. 측면 기울이기 ... 32
목의 동적 스트레칭. 회전 ... 33
등척성 목 수축 ... 34
등척성 수축. 관자놀이 위의 손 ... 35
등척성 수축. 이마에 손 얹기 ... 36
등척성 수축. 머리 뒤에 손 얹기 ... 37
목의 정적 스트레칭. 굴곡 ... 38

상체 스트레칭 ... 40
어깨의 동적 스트레칭. 상승 및 하강 ... 42
어깨와 팔의 동적 스트레칭. 전인과 후인 ... 44
어깨와 팔의 동적 스트레칭. 외회전과 내회전 ... 46
어깨와 팔의 동적 스트레칭. 굴곡과 신전 ... 48
어깨와 팔의 동적 스트레칭. 뒤로 휘돌리기 ... 50
어깨와 팔의 동적 스트레칭. 앞으로 휘돌리기 ... 52
팔꿈치, 손목 및 손의 동적 스트레칭. 신전과 굴곡 ... 54
손목의 동적 스트레칭. 내전과 외전 ... 56
손목의 동적 스트레칭. 휘돌림 ... 58
손가락의 동적 스트레칭. 신전과 굴곡 ... 60
어깨와 팔꿈치의 정적 스트레칭. 외전 ... 62
어깨와 팔꿈치의 정적 스트레칭. 내전 ... 63
어깨, 팔꿈치 및 손목의 정적 스트레칭. 신전 ... 64
팔꿈치, 손목 및 손가락의 정적 스트레칭. 신전 ... 65
손목의 정적 스트레칭. 신전 ... 66
손목의 정적 스트레칭. 굴곡 ... 67
손가락의 정적 스트레칭. 신전 ... 68
손가락의 정적 스트레칭. 굴곡 ... 69

몸통 스트레칭 ... 70
몸통의 동적 스트레칭. 굴곡과 신전(바닥에서) ... 72
몸통의 동적 스트레칭. 굴곡과 신전(의자에서) ... 74
몸통의 동적 스트레칭. 회전 ... 76
몸통의 동적 스트레칭. 측면 기울이기 ... 77

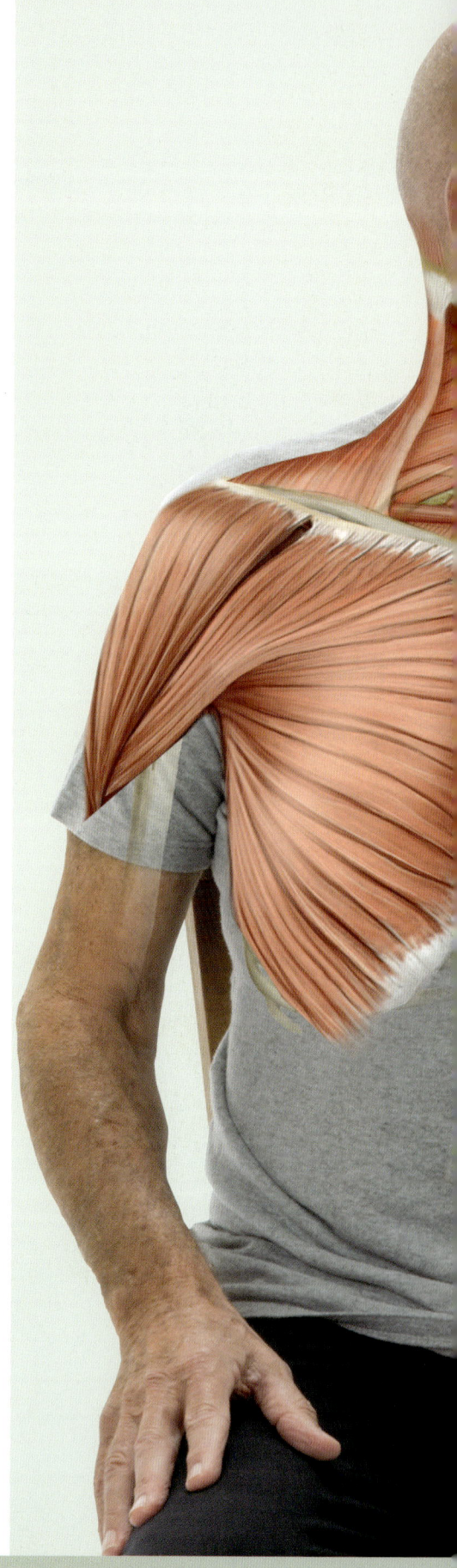

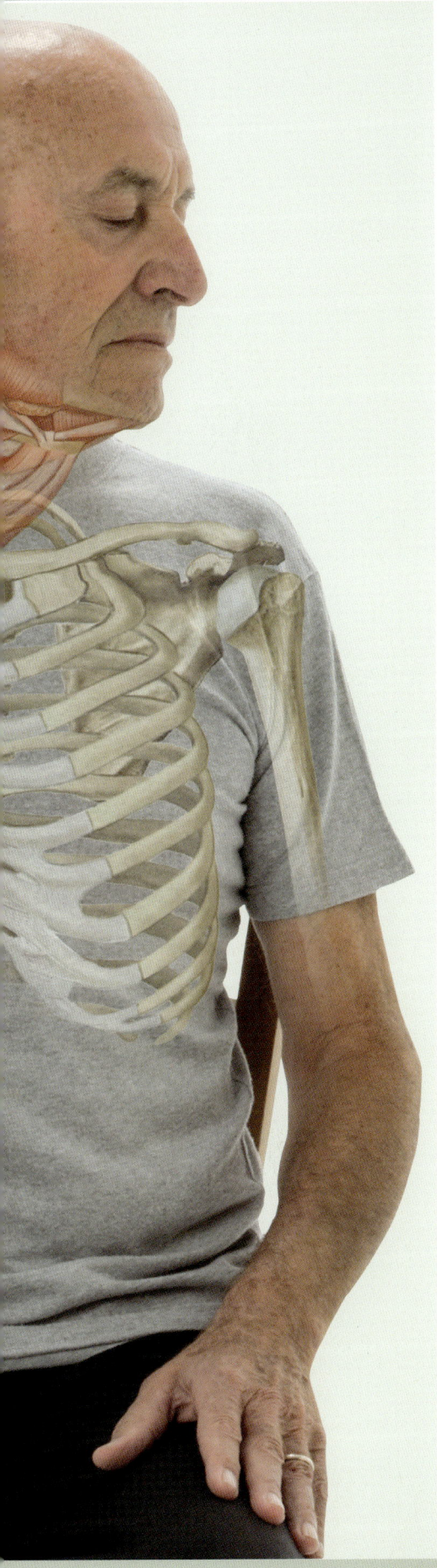

몸통의 정적 스트레칭. 굴곡(의자에서)	78
몸통의 정적 스트레칭. 굴곡(바닥에서)	80
몸통의 정적 스트레칭. 신전(의자에서)	82
몸통의 정적 스트레칭. 신전(벽에 기대어)	83
몸통의 정적 스트레칭. 회전(바닥에서)	84
몸통의 정적 스트레칭. 회전(의자에서)	85
몸통의 정적 스트레칭. 측면 기울이기(의자에서)	86
몸통의 정적 스트레칭. 측면 기울이기(벽에 기대어)	87

엉덩이 스트레칭 — 88

동적 스트레칭. 굴곡과 신전	90
동적 스트레칭. 내회전 및 외회전	92
동적 스트레칭. 내전과 외전	94
동적 스트레칭. 측면 기울이기	96
동적 스트레칭. 전만과 후만	98
정적 스트레칭. 바로 누운 자세에서의 굴곡	100
정적 스트레칭. 측면으로 누운 자세에서의 굴곡	101
정적 스트레칭. 측면으로 누운 자세에서의 신전	102
정적 스트레칭. 측면 기울이기	103
정적 스트레칭. 외회전	104
정적 스트레칭. 내회전	105
정적 스트레칭. 외전	106
정적 스트레칭. 내전	107

하지 스트레칭 — 108

무릎의 동적 스트레칭. 굴곡과 신전 1	110
무릎의 동적 스트레칭. 굴곡과 신전 2	112
발목의 동적 스트레칭. 발등과 발바닥 굴곡	114
발목의 동적 스트레칭. 내전과 외전	116
발목의 동적 스트레칭. 휘돌림	118
발목의 동적 스트레칭. 안으로 휘돌리기	119
발가락의 동적 스트레칭. 신전과 굴곡	120
무릎의 정적 스트레칭. 굴곡과 신전	122
발목의 정적 스트레칭. 발등의 최소·최대 굴곡	124
발가락의 정적 스트레칭. 신전	126
발가락의 정적 스트레칭. 굴곡	127

건강한 습관 — 128

영양 섭취	130
휴식	134
수면	138
자연과의 접촉	139
취미와 대인관계	140

참고문헌	142
감사의 말	143
역자 소개	144

Anatomía & Estiramientos para la tercera EDAD

교재 활용법

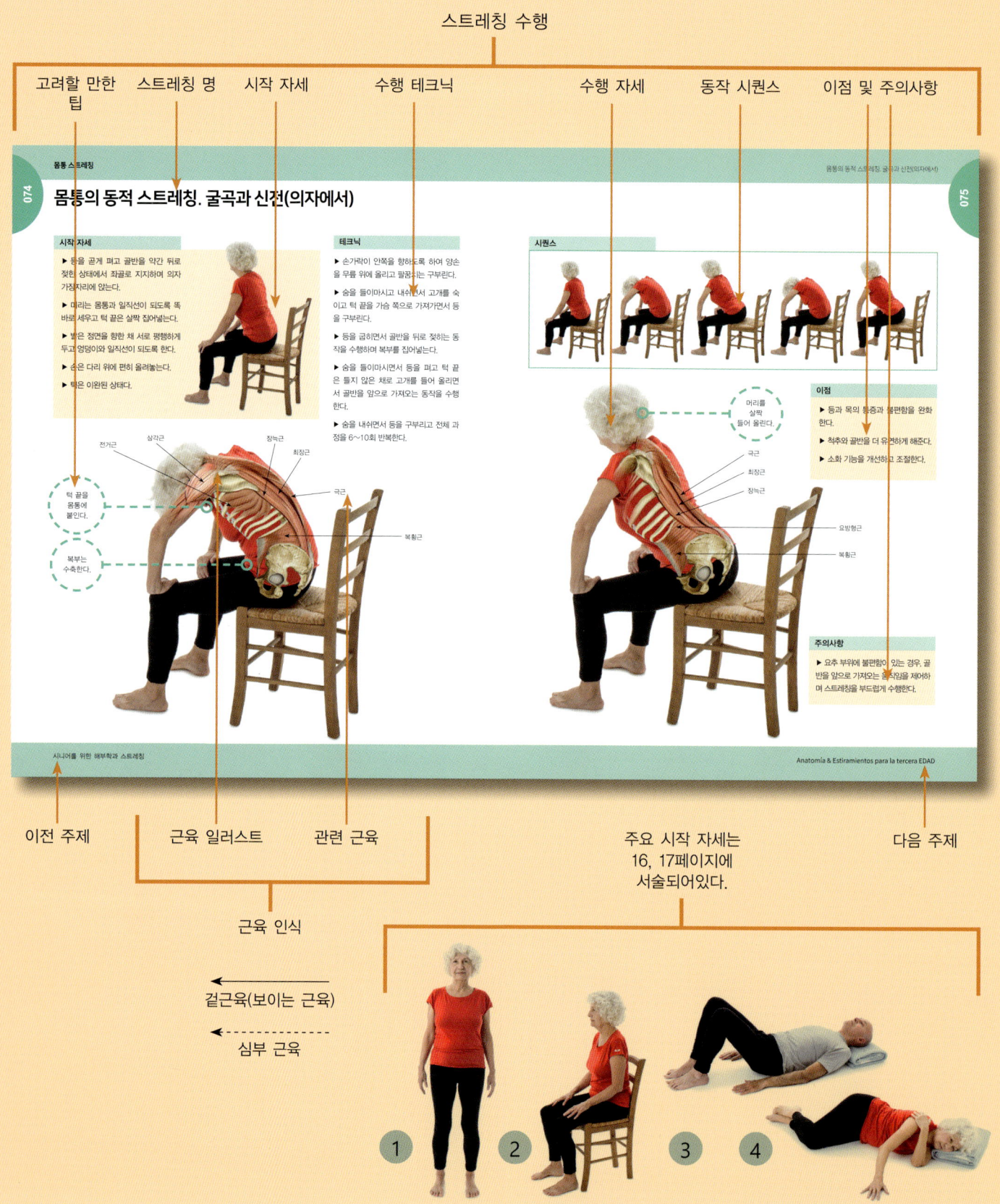

교재 활용법 / 동작 영상 보는 법

동작 영상 보는 법

07

45개의 동영상 튜토리얼이 포함되어 있으며,
모바일 기기로 각 페이지에 있는 QR 코드를 스캔하면 동작 영상 시청이 가능합니다.

비디오 포함 튜토리얼

QR코드가 표시된 모든 페이지에서 동영상을 볼 수 있다.

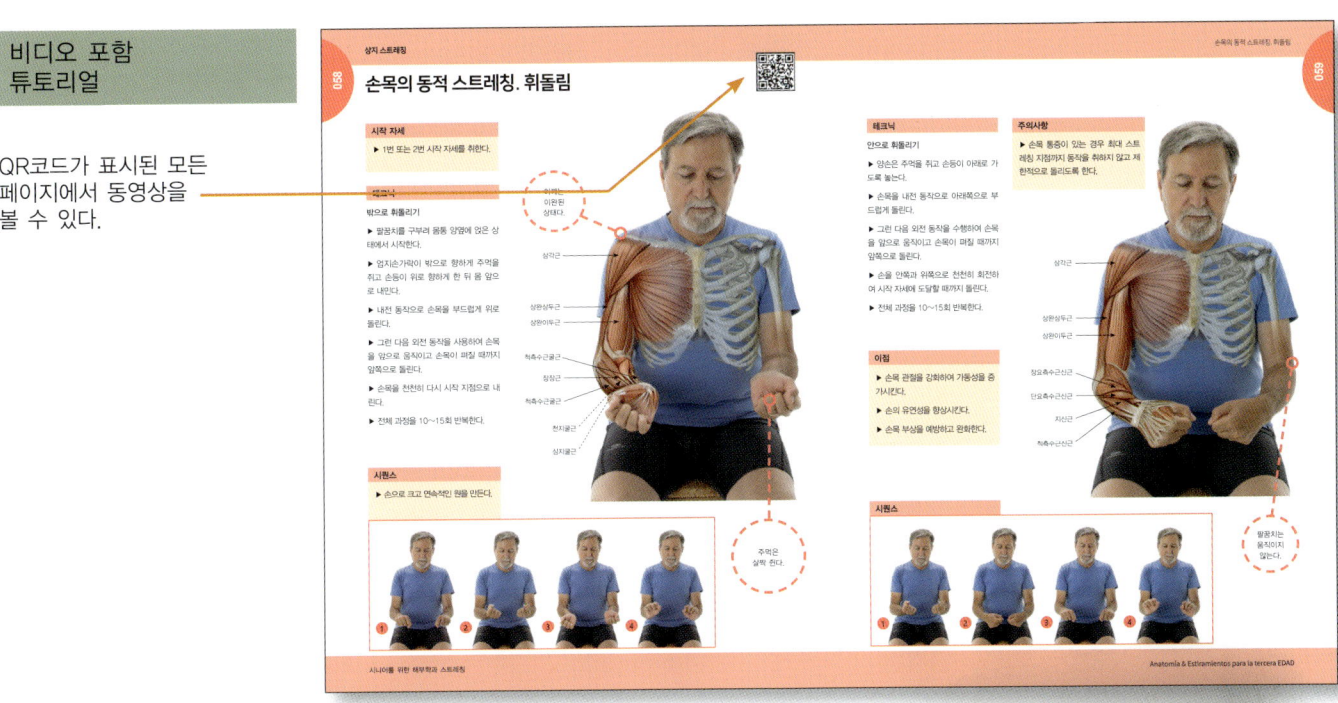

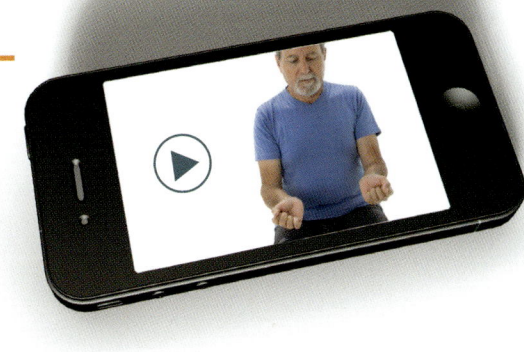

[QR코드 스캐너 어플 설치방법]

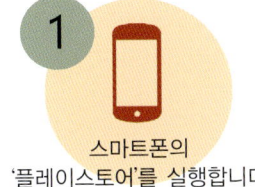

1. 스마트폰의 '플레이스토어'를 실행합니다 (아이폰에서는 '앱스토어' 실행).

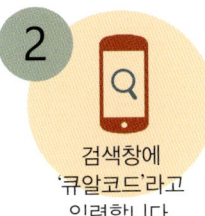

2. 검색창에 '큐알코드'라고 입력합니다.

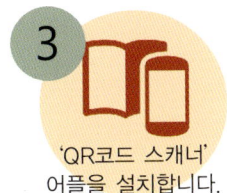

3. 'QR코드 스캐너' 어플을 설치합니다.

4. 어플을 실행하여 QR코드를 스캔하면 동작 영상이 나옵니다.

Anatomía & Estiramientos para la tercera EDAD

해부도감. 골격

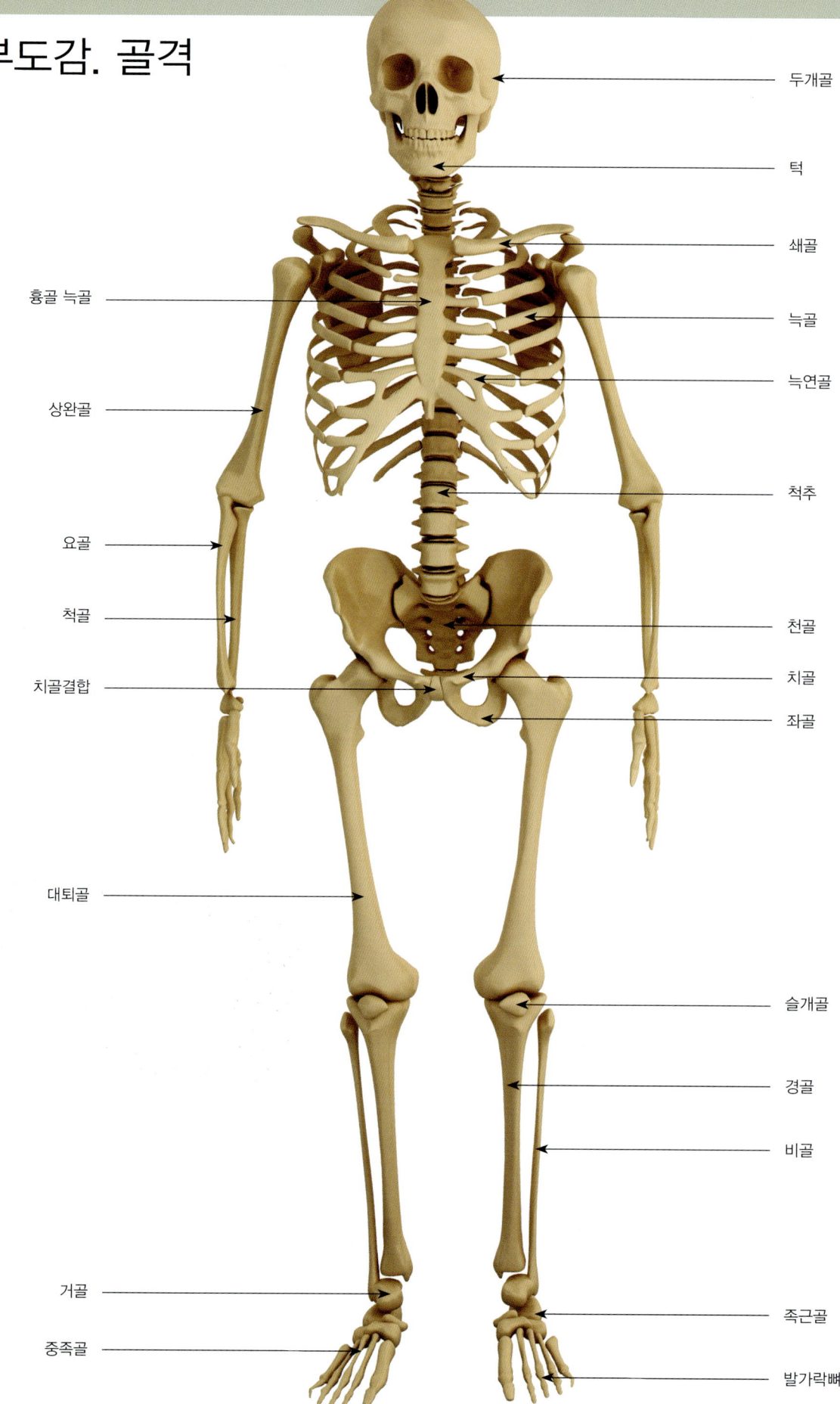

시니어 스트레칭 해부학

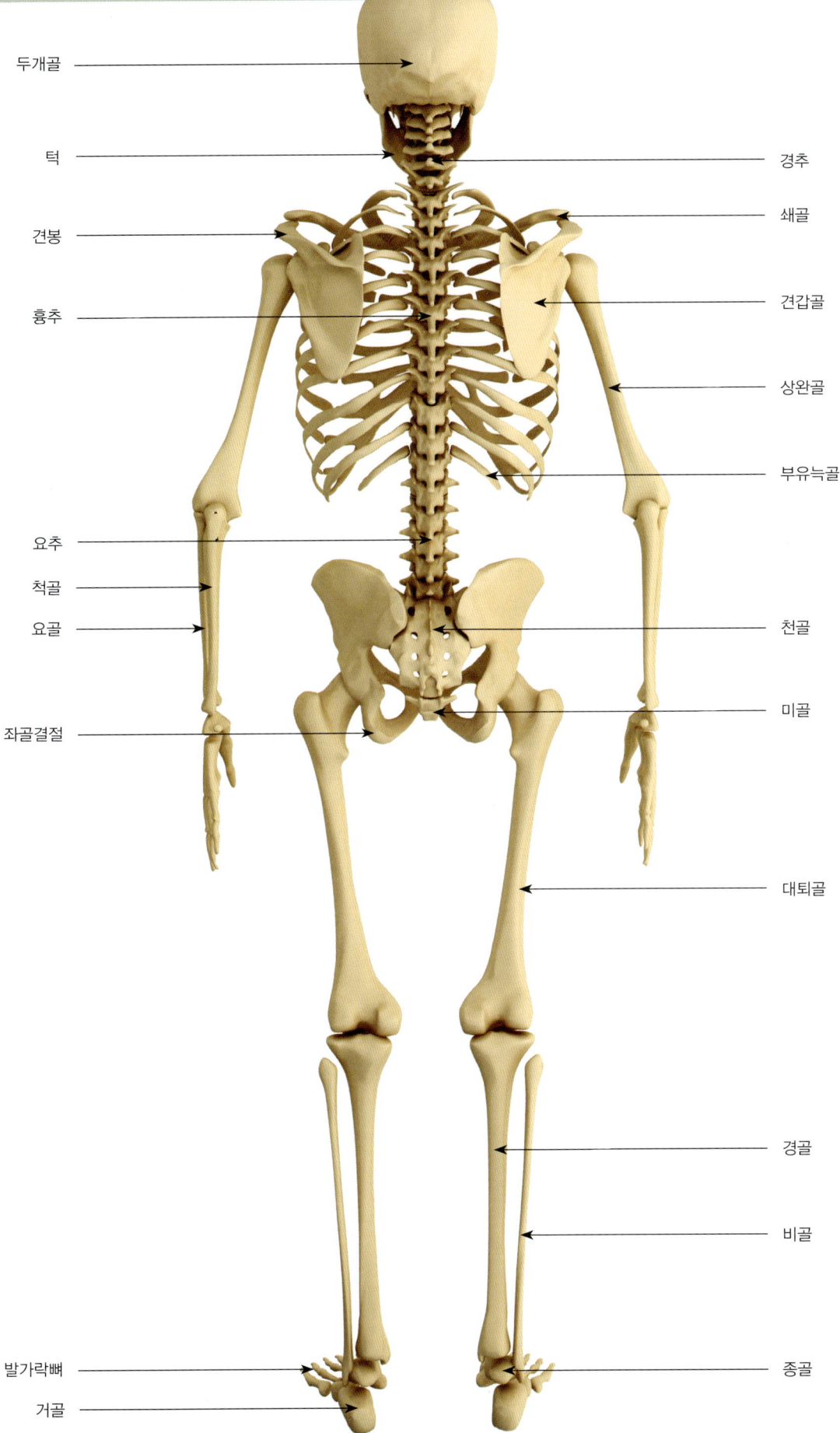

해부도감. 근육

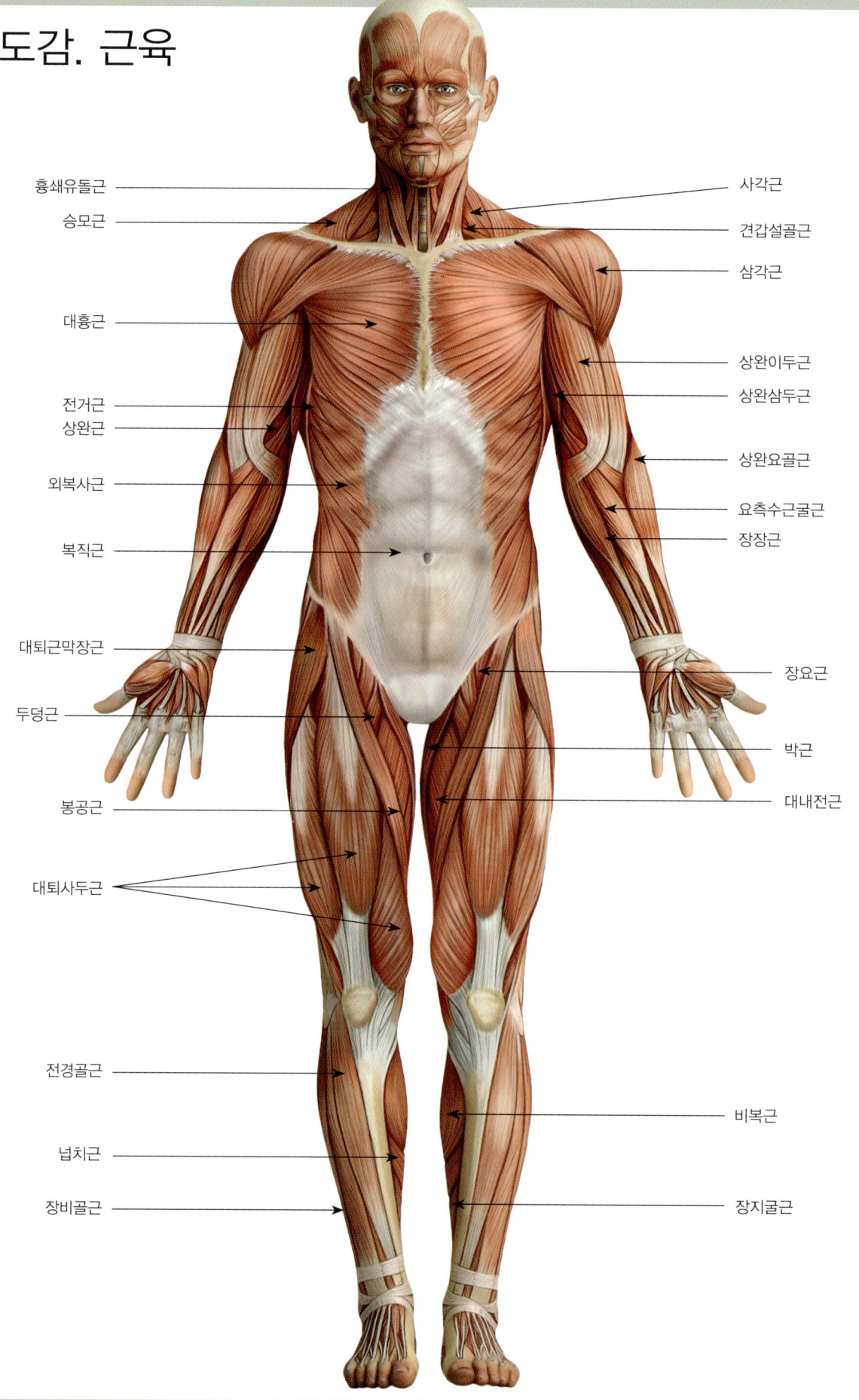

시니어 스트레칭 해부학

해부도감. 근육

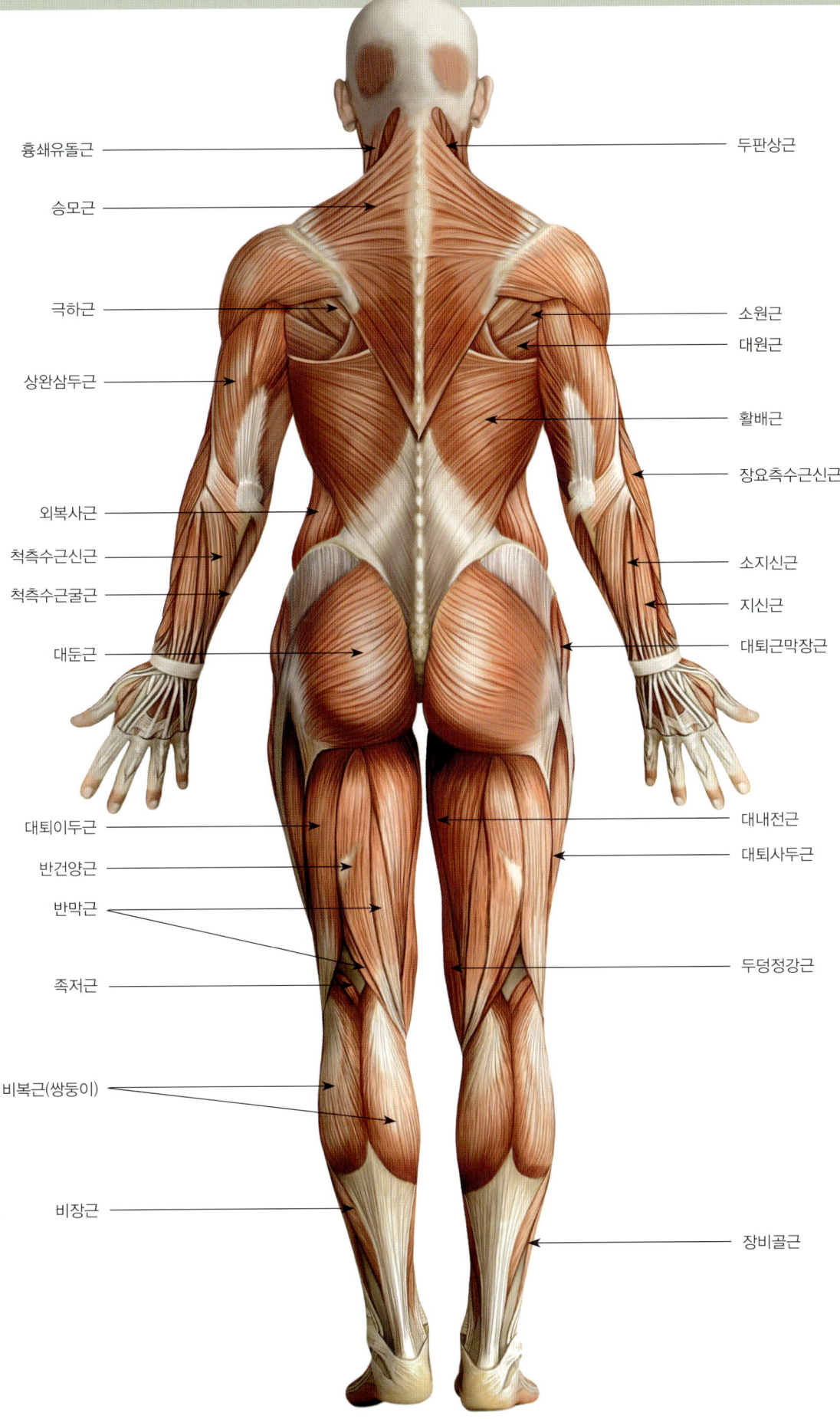

Anatomía & Estiramientos para la tercera EDAD

해부학적 평면과 움직임

해부학적 자세

기본 해부학적 자세는 인체의 공간적 기준, 축 및 평면을 설명하는 역할을 한다. 해부학적 자세는 발을 벌리고 정면을 바라보며 서 있고, 머리를 똑바로 세우고 양팔은 몸 옆으로 뻗어 손을 펴고 손바닥이 앞을 향하게 하는 자세다.

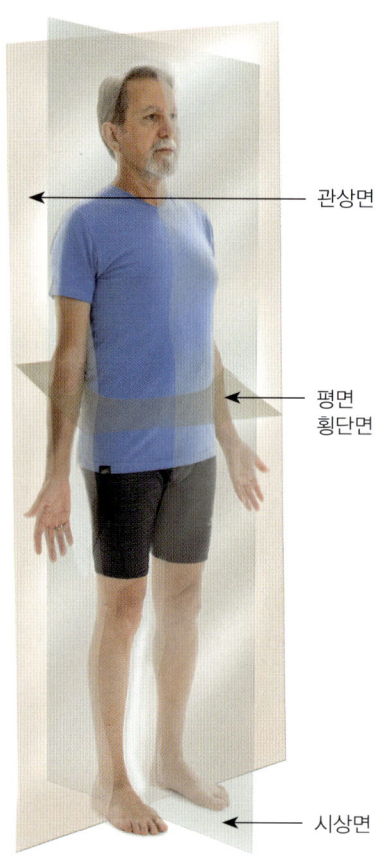

평면

인체는 3차원이며 신체의 다양한 구조를 찾고 수행할 수 있는 다양한 동작을 설명하는 데 사용되는 세 가지 주요 평면으로 나눌 수 있다.

시상면 몸을 오른쪽과 왼쪽 대칭 두 부분으로 나눈다.
관상면 몸을 앞쪽 뒤쪽 즉 전후로 나눈다.
횡단면 몸을 상하로 두 부분으로 나눈다.

해부학적 움직임

다양한 신체의 움직임은 세 개의 면 중에 하나로 이루어져있다.

관상면

이 평면에서는 정면에서 볼 수 있는 움직임이 수행된다.

외전 한쪽 팔다리가 몸의 정중선에서 멀어지면 두 부위 사이의 각도는 커진다.
내전 한쪽 팔다리가 몸의 정중선에 가까워지면 두 부분 사이의 각도가 줄어든다.
측면 기울이기 머리와 목 또는 몸통이 왼쪽이나 오른쪽으로 미끄러진다.
상승 및 하강 상승에서 어깨는 위로 이동하고, 하강에서는 아래로 이동한다. 중립 위치에서는 하강을 할 수 없다.

시상면

옆모습으로 보이는 움직임은 이 평면에서 수행된다.

굴곡 신체의 일부가 해부학적 위치보다 앞으로 이동한다.
신전 신체의 일부가 해부학적 위치보다 뒤로 이동한다.
전인 앞으로 움직일 때 어깨가 구부러지는 것이다.
후인 뒤로 움직일 때 어깨가 확장되는 것이다.
발등 굽힘 발을 위로 올릴 때 발생한다. 발목이 구부러지는 것이다.
발바닥 굴곡 발을 아래쪽으로 가져올 때 발생한다. 발목을 확장하는 것이다.
골반 전방 골반이 앞으로 회전하면서 전만증이 더욱 강조된다.
골반 후방 골반이 뒤로 회전하여 전만증이 사라진다.

관상면 움직임

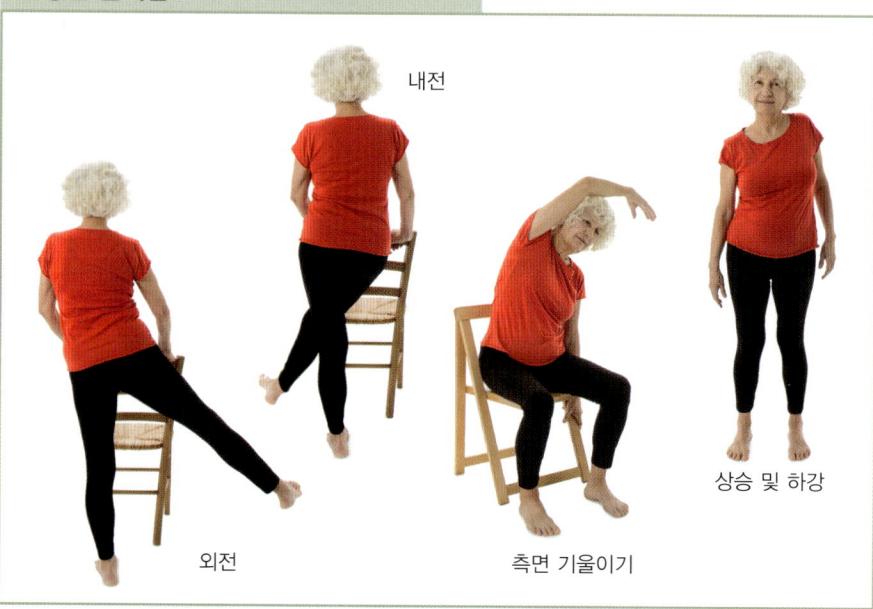

해부학적 평면과 움직임

시상면 움직임

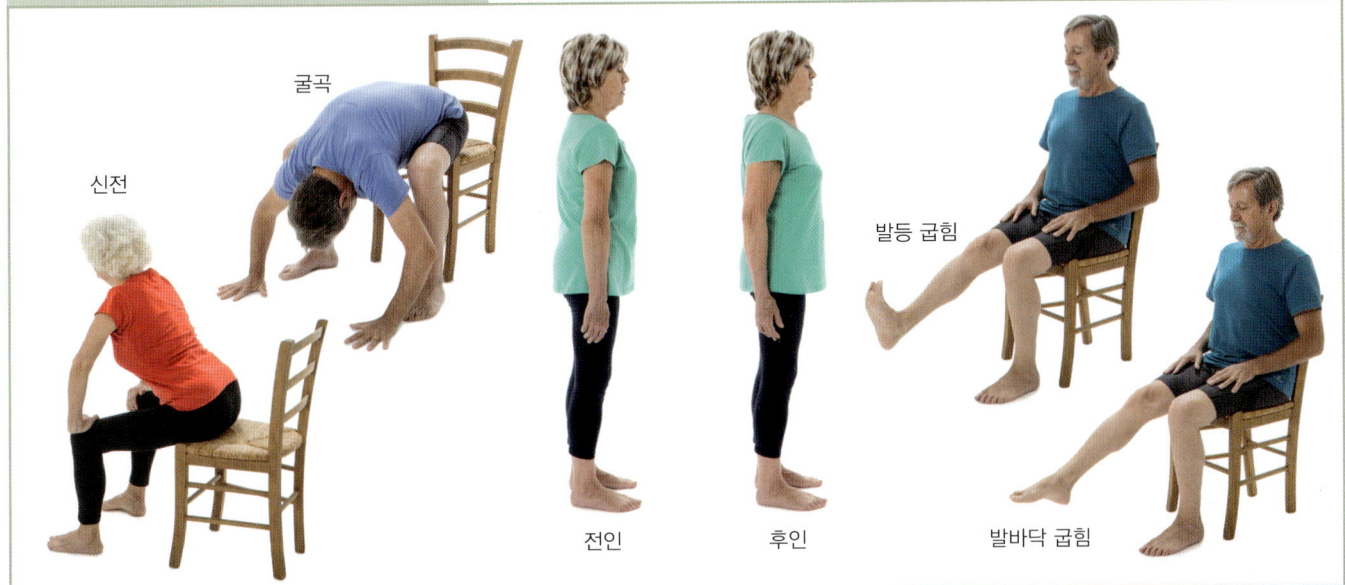

횡단면

이 평면에서는 윗부분과 아랫부분의 움직임이 보인다.

외회전 신체 부위가 자체 축을 중심으로 회전하면서 바깥쪽으로 이동한다.

내회전 신체 부위가 자체 축을 중심으로 회전하면서 안쪽으로 이동한다.

손바닥을 아래로 한 자세 손바닥이 아래를 향하고 손등이 위를 향하도록 하고 팔뚝을 안쪽으로 돌려 내부 회전을 한다.

손바닥을 위로 한 자세 손바닥이 위를 향하고 손등이 아래를 향하도록 하고 팔뚝을 바깥쪽으로 돌려 외부 회전을 한다.

관상면과 시상면

휘돌림 굴곡, 신전, 외전, 내전이 결합된 신체 부위의 원형 움직임이다.

횡단면 움직임

관상면과 시상면 움직임

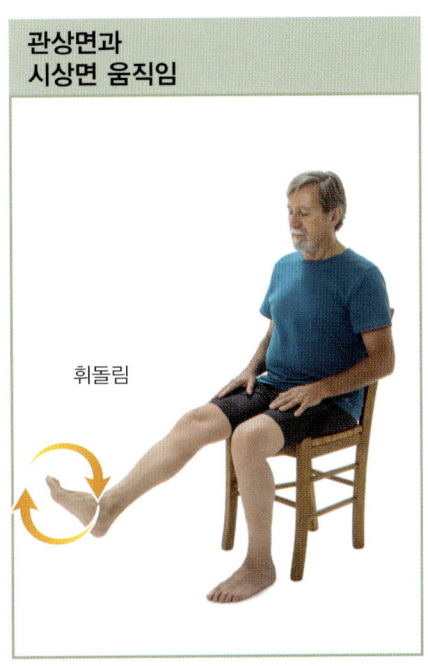

Anatomía & Estiramientos para la tercera EDAD

올바른 자세의 중요성

시간이 지남에 따라 사람들은 잘못된 신체 자세를 취하는 경향이 있는데, 이는 노화로 인한 것 외에도 움직임과 활력을 떨어뜨리는 원인이 된다. 잘못된 자세는 유아기 이후 후천적으로 형성되며, 앉아서 하는 활동이 많아지고 신체 활동에 소요되는 시간이 줄어듦에 따라 만들어진다. 몸이 기울어지기 시작하고 등이 구부러지고 가슴이 내려앉고 머리가 앞으로 나가는 등의 변화가 발생한다. 이러한 모든 변화에는 폐활량이 감소하고 소화 과정이 느려지고 일부 추간판과 신경이 압력을 받아 처음으로 불편함과 통증이 나타나기 시작한다.

경추 신체 자세의 핵심 요소로, 한편으로는 지지대 역할을 하고 다른 한편으로는 척수를 보호하는 두 가지 중요한 기능을 수행한다. 척추는 두개골에서 골반까지 이어지며 척추뼈라고 하는 33개의 뼈로 구성되어 있다. 척추뼈는 각각 경추 7개, 흉추 12개, 요추 5개, 천추와 미추(각 5개, 4개)를 바탕으로 한 네 부분으로 구성되어 있다. 척추뼈는 추간판으로 서로 분리되어 있지만 천추와 미추는 서로 융합되어 있다. 추간판은 척추뼈를 이어주는 쿠션으로, 척추뼈가 미세하게 움직일 수 있게 하고 완충 기능을 제공한다.

척추에는 돌기라고 하는 뼈의 돌출부가 있는데, 이 돌기는 척수를 보호하고 중요한 근육을 삽입하는 역할을 한다.

척추에는 세 가지 자연스러운 곡선이 있어 등은 곧은 형태가 아니고 경추 및 요추전만증과 흉추후만증을 보인다. 이러한 만곡이 심해져 심각한 과전만증 또는 과후만증이 발생하지 않는 한, 만곡을 줄이거나 제거하려고 시도해서는 안 된다.

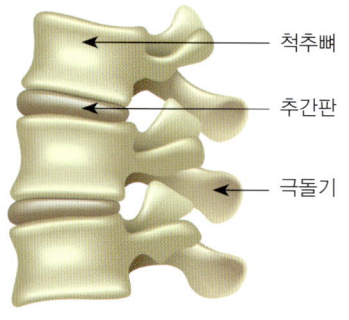

척추뼈
추간판
극돌기

경추전만증
흉추후만증
요추전만증

등의 올바른 배열

몸에는 자체적인 무게중심이 있어 균형을 유지하는 데 도움이 된다. 대부분의 사람들은 자연적인 정자세를 회복하기 위한 자세 정렬 교육이 필요하다.

신체를 올바르게 배치하면 몸의 다양한 부위가 무게중심을 기준으로 정렬된다.

먼저 스스로를 관찰하여 자신의 신체 위치를 인식해야 하지만, 종종 다른 사람의 도움, 즉 외부의 시선으로 보는 부분들을 교정할 수 있도록 하는 도움이 필요하기도 하다.

골반

볼기뼈, 엉치뼈, 꼬리뼈로 구성되어 있다. 한쪽으로는 척추와 연결되고 다른 한쪽으로는 하반신과 연결된다. 골반이 약간 뒤로 젖혀진 중립 자세인 올바른 자세 정렬에 필수적인 역할을 수행한다.

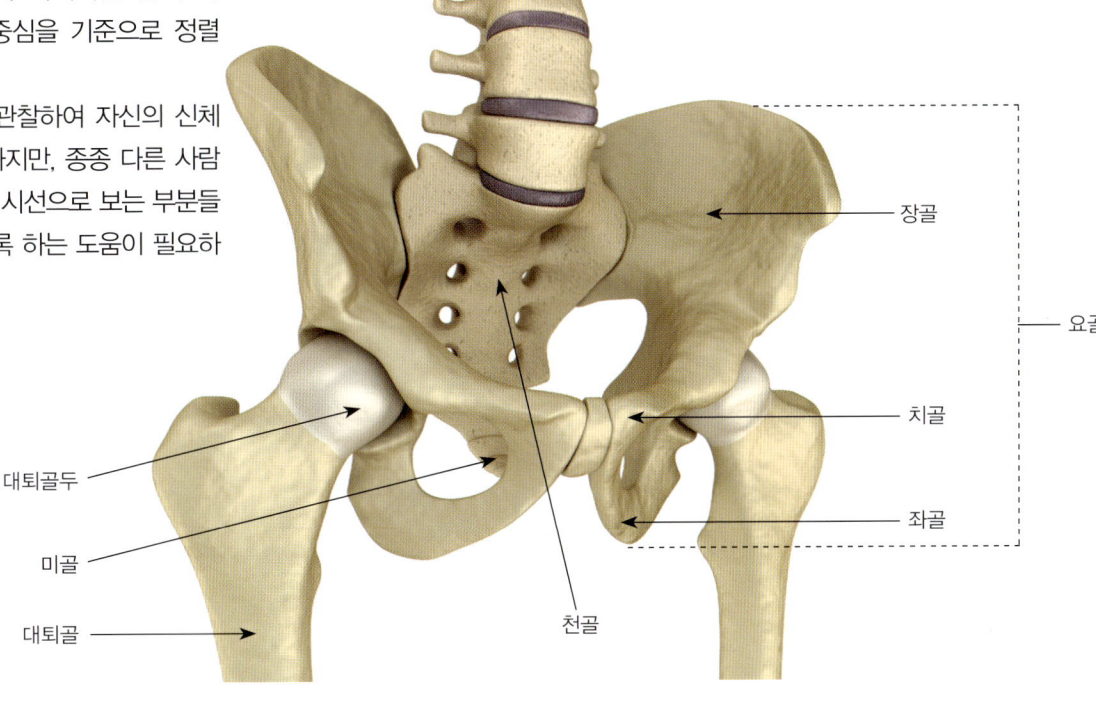

척추, 장골, 요골, 치골, 좌골, 천골, 대퇴골두, 미골, 대퇴골

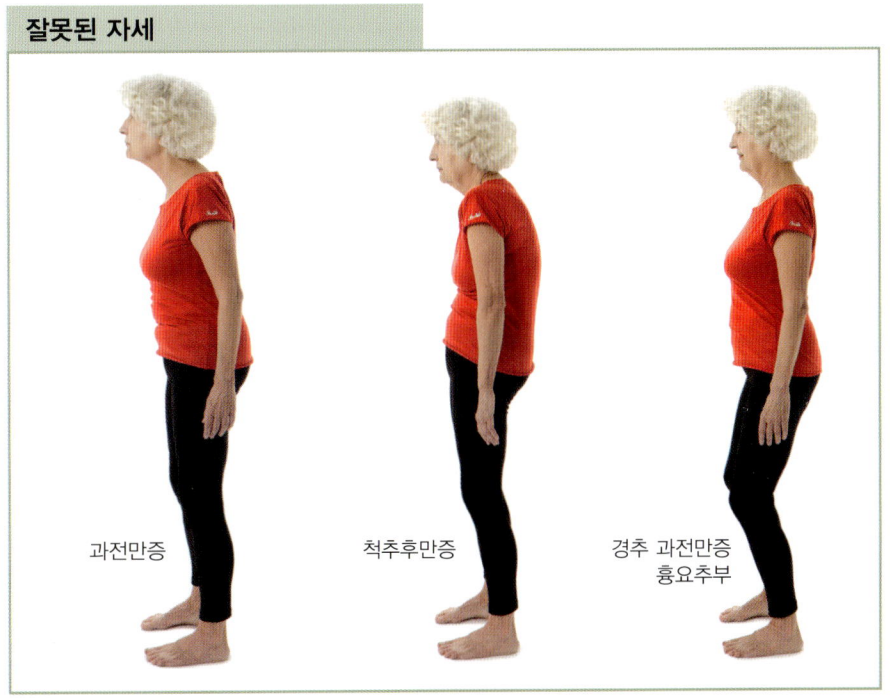

올바른 자세 | 잘못된 자세 (과전만증, 척추후만증, 경추 과전만증 흉요추부)

스트레칭 시작 자세

올바른 신체 자세는 서 있을 때 취할 수 있는 자세뿐만 아니라 서 있을 때, 앉아 있을 때, 누워 있을 때도 적용된다. 스트레칭을 할 때는 동작의 효율을 높이고 부상을 피하기 위해 올바른 자세에서 시작하는 것이 중요하다.

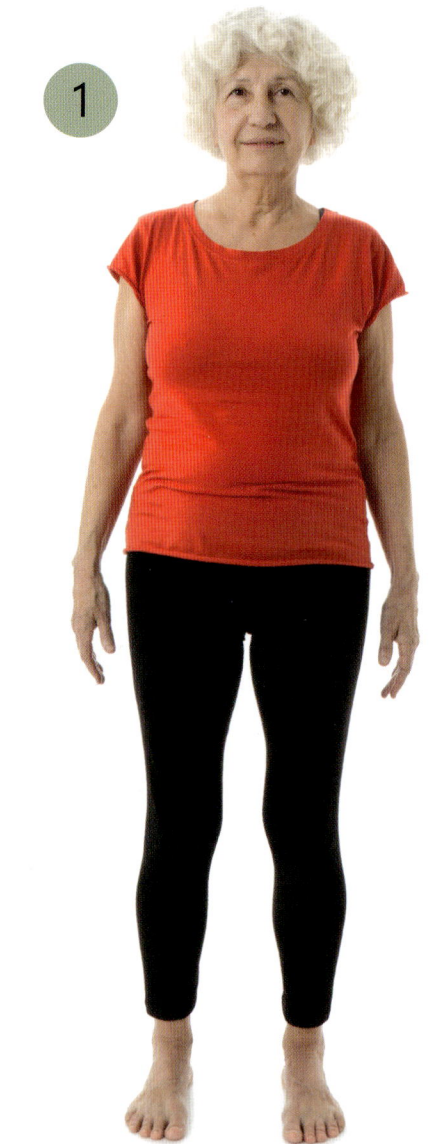

1. 스탠딩 스트레칭의 시작 자세

▶ 머리는 몸의 올바른 정렬을 유지하는 데 필수적인 부분이다. 머리의 위치를 확인하는 것부터 시작한다. 머리는 뒤나 앞으로 또는 양쪽 어느 쪽으로도 떨어지지 않아야 하며, 항상 턱 끝을 약간 집어넣은 상태로 중앙에 위치하도록 한다. 입술은 벌리고 턱은 느슨하게 유지하며 목과 얼굴의 긴장을 푼다.

▶ 다음으로 발이 어떻게 위치하고 있는지를 보고, 발은 엉덩이 너비로 벌린 채 평행하게 앞을 향하도록 한다.

▶ 그다음은 상반신과 하반신을 연결하는 가장 중요한 부위인 골반에 집중한다. 무릎을 약간 구부린 상태에서 엉덩이는 일직선이자 약간 뒤로 젖혀진 중립 자세를 만든다.

▶ 마지막으로 팔은 몸의 양옆으로 편안하게 떨어뜨리고 손은 다리 중앙선에 가깝게 두고 어깨는 일직선이 되도록 한다.

3. 누운 자세에서의 스트레칭 시작 자세

▶ 얇은 매트리스, 두꺼운 매트 또는 담요를 깔고 바닥에 누운 자세로 스트레칭을 한다. 필요한 경우, 머리 아래에 베개나 받침대를 놓는다.

▶ 다리는 무릎을 구부려서 지지할 수 있게 하고, 허리 부분을 바닥에 내린다.

▶ 발과 무릎을 엉덩이 너비만큼 벌리고 발은 앞쪽을 향하고 서로 평행하게 유지한다.

▶ 팔은 양옆에 내려둔다.

▶ 턱 끝을 부드럽게 안으로 집어넣고 턱은 느슨하게 하고 입술은 벌린다.

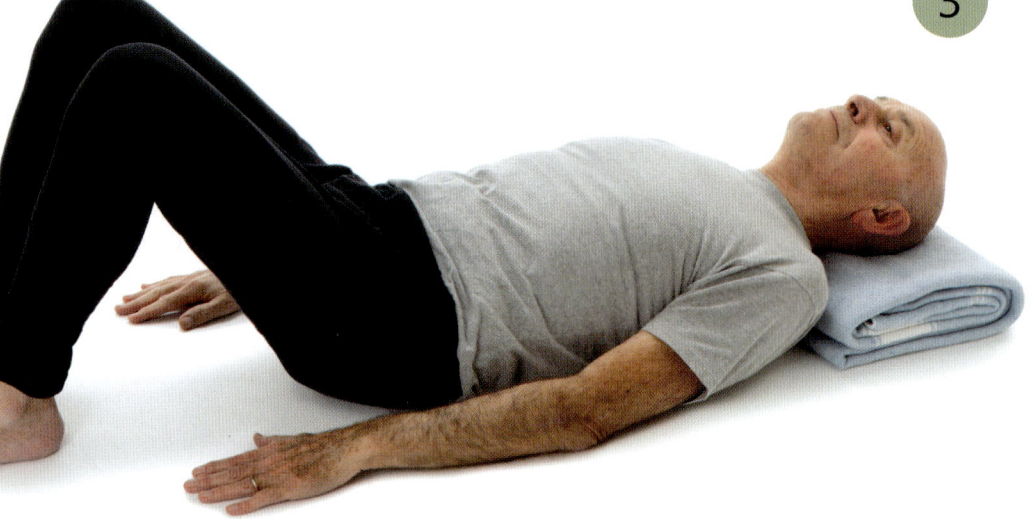

2. 의자에 앉은 상태에서의 스트레칭 시작 자세

▶ 허리를 곧게 펴고 등받이에 기대어 앉아 골반은 약간 뒤로 젖혀진 상태에서 좌골을 지탱한다.

▶ 머리는 몸통과 일직선이 되도록 똑바로 세우고 턱 끝은 살짝 집어넣는다.

▶ 발은 정면을 향한 채 서로 평행하게 두고 약간 벌린다. 발이 바닥에 닿지 않으면 발 아래에 단단한 쿠션을 놓아도 좋다.

▶ 손은 허벅지 위에 올려놓는다.

▶ 입술은 벌리고 턱은 느슨하게 한다.

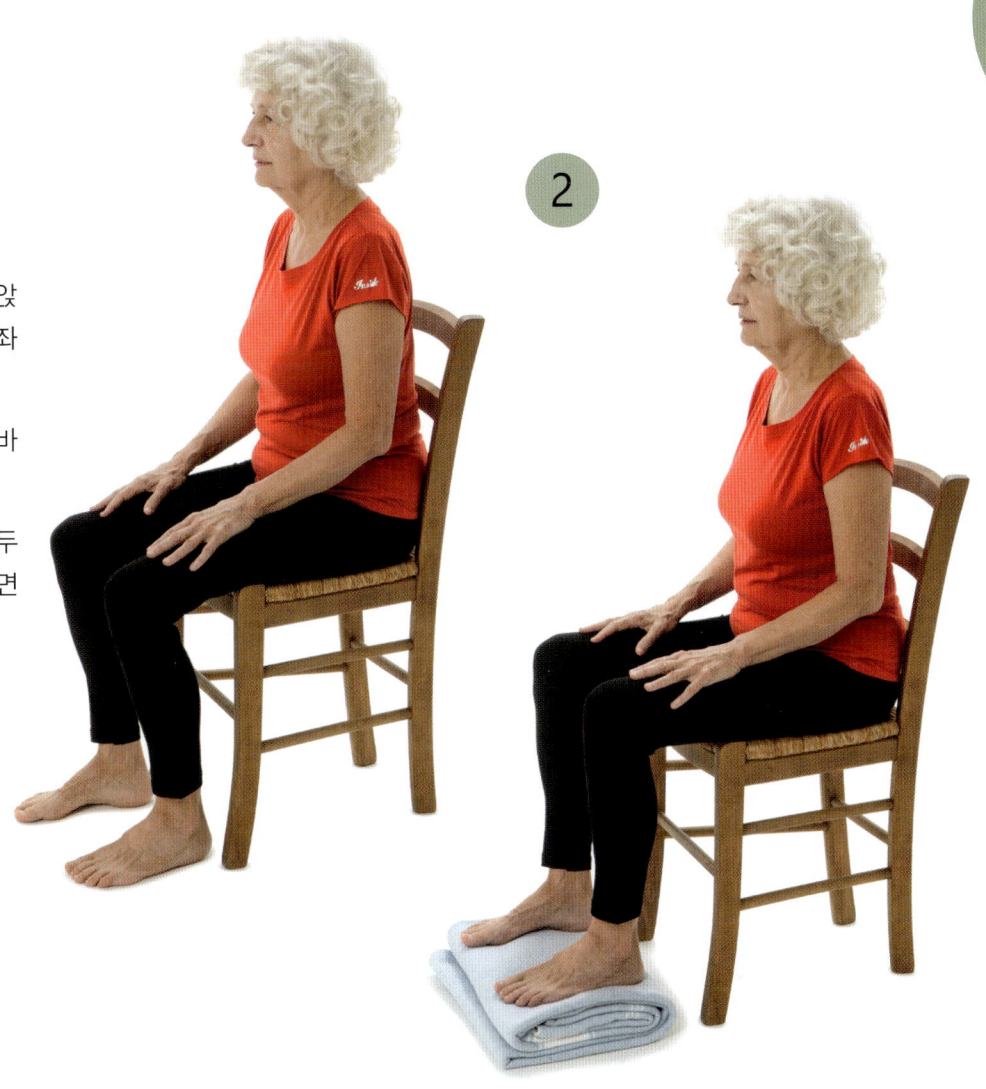

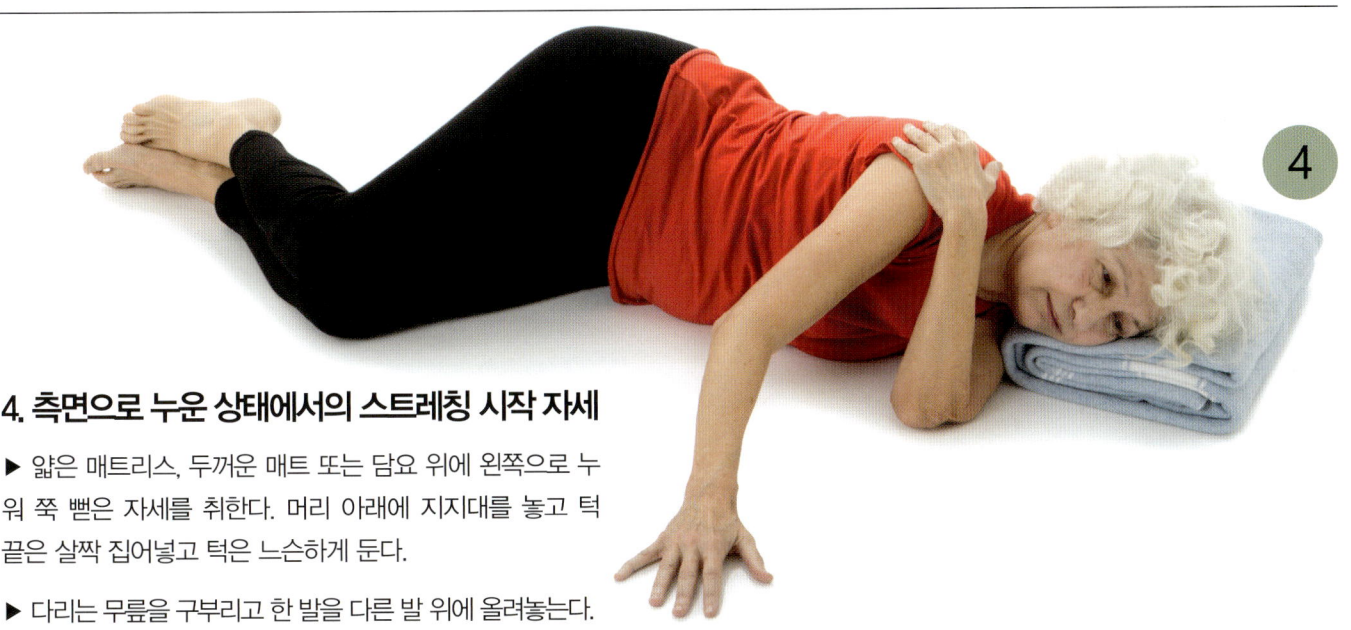

4. 측면으로 누운 상태에서의 스트레칭 시작 자세

▶ 얇은 매트리스, 두꺼운 매트 또는 담요 위에 왼쪽으로 누워 쭉 뻗은 자세를 취한다. 머리 아래에 지지대를 놓고 턱 끝은 살짝 집어넣고 턱은 느슨하게 둔다.

▶ 다리는 무릎을 구부리고 한 발을 다른 발 위에 올려놓는다.

▶ 오른손을 가슴 앞쪽 바닥에 놓는다.

스트레칭

신체가 유연하다는 것은 쉽게 움직이고, 구부리고, 다양한 자세를 부상 없이 쉽게 취할 수 있다는 것이다.

스트레칭은 신체의 모든 부위를 사용하고 유연성을 향상시키는 운동이다. 스트레칭은 여러 요인에 따라 달라지는데, 주로 근육의 탄력성, 근육의 신축성 및 수축 능력, 관절이 수행할 수 있는 가동범위에 따라 달라진다.

근육은 힘줄에 의해 뼈에 부착되어 있으며 자체 근육 조직과는 별도로 근막이라는 섬유질 결합 조직막으로 싸여 있는데, 근막은 일종의 껍질로 가장 먼저 늘어나는 부분이기 때문에 스트레칭에 매우 중요하다.

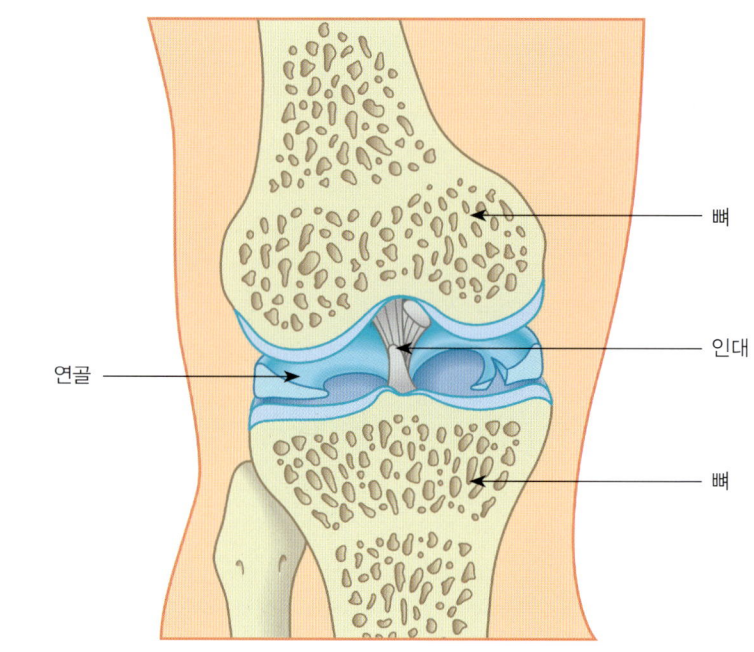

관절은 서로 연결된 두 개의 뼈로 구성되어 있으며, 대부분 움직일 수 있고 이 중에서 연골이 매우 중요한 역할을 한다. 연골은 반유연성 구조로 뼈의 끝을 덮어 뼈를 보호하는 역할을 하며 또한 이를 둘러싼 벽인 관절낭은 마찰을 적게 해주고 움직임을 원활하게 하는 활액을 내부에서 분비한다. 반면에 뼈와 뼈를 서로 연결하는 섬유질 끈인 인대는 관절의 생리적 움직임을 허용하는 동시에 해로울 수 있는 움직임을 제한하기 때문에 스트레칭 기능에 중요한 역할을 한다.

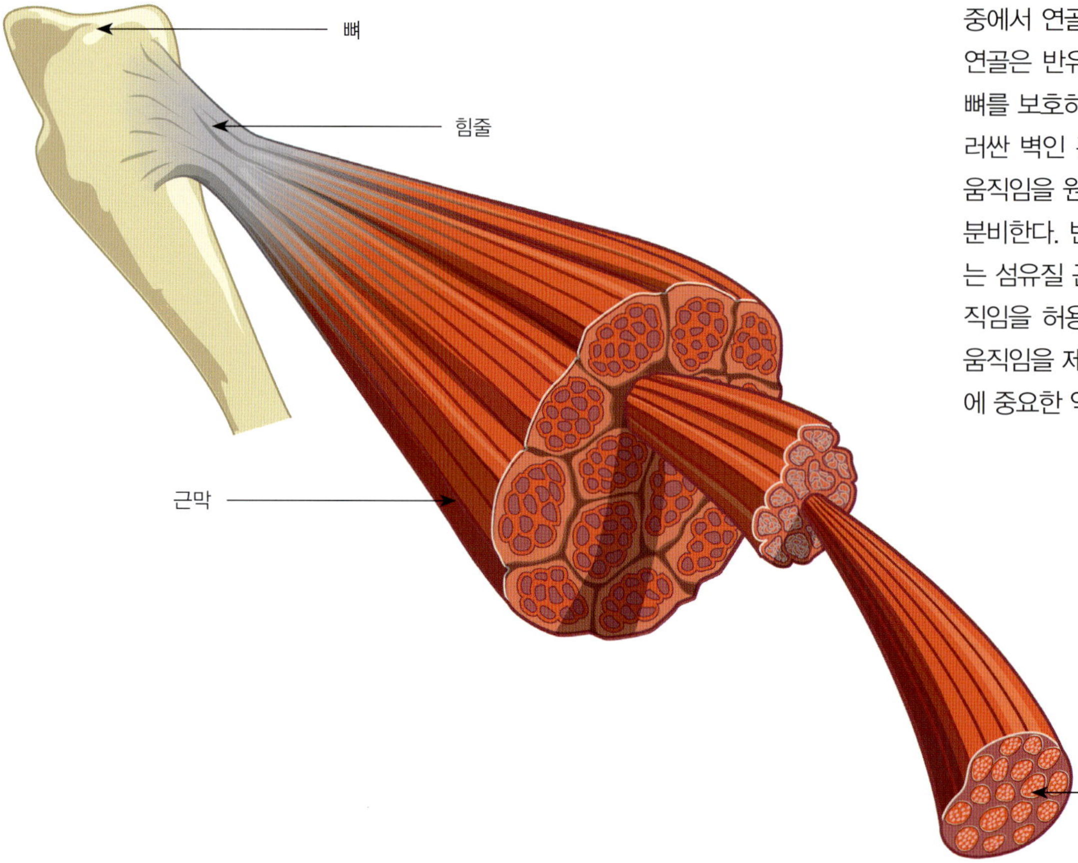

스트레칭 방법

자신의 한계를 넘어서는 수준으로 스트레칭할 경우, 해로울 수 있다는 점을 기억하며 부드럽고 천천히 진행해야 한다.

스트레칭을 할 때 몸이 보내는 신호에 귀를 기울여야 하며, 통증이 느껴지지 않아야 하고 통증이 나타난다는 것은 스트레칭이 제대로 이루어지지 않거나 개인적인 문제가 있음을 의미하므로 스트레칭에 약간의 변형을 적용하여 더 부드럽게 진행하거나 운동을 변경해야 한다.

스트레칭을 더 효과적으로 하기 위해서는 자신의 몸과 호흡을 인식하는 것이 중요하다.

모든 스트레칭에는 시작, 전개, 끝이라는 과정이 있으며, 이 단계들을 건너뛰지 않고 유지 시간과 운동 반복 횟수를 고려하는 것이 중요하다.

먼저 동적 스트레칭을 수행하여 몸을 풀고 준비한 다음 정적 스트레칭을 수행하는 것이 좋다.

준비물

- ▶ 편안한 옷, 너무 꽉 끼지 않는 양말(맨발 권장)
- ▶ 매트 또는 담요(표면이 단단한 재질)
- ▶ 쿠션 또는 패드
- ▶ 등받이가 낮은 안정적이고 단단한 의자

긍정적인 효과

- ▶ 유연성과 가동성을 높인다.
- ▶ 근육의 불편함과 통증을 줄인다.
- ▶ 근육, 관절 및 조직에 영양을 공급한다.
- ▶ 혈액 순환을 촉진한다.
- ▶ 폐활량을 증가시킨다.
- ▶ 장 운동과 소화를 촉진한다.
- ▶ 신경계를 이완시켜준다.
- ▶ 기분전환을 가능케 한다.
- ▶ 삶에 활력을 불어넣고 삶의 질을 향상시킨다.

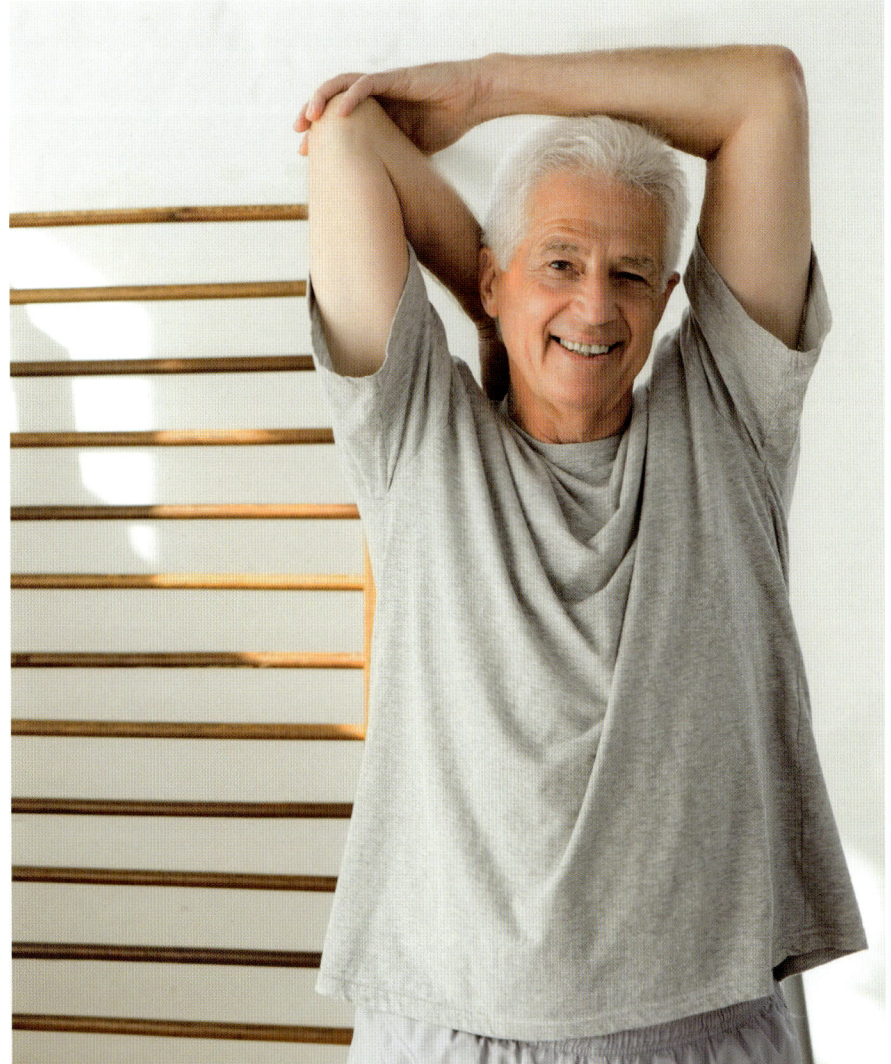

스트레칭은 유연성을 개선하고 신체적·정서적 행복을 도모하는 등 많은 이점이 있다.

스트레칭의 종류

이 책에서는 시니어에게 적합한 스트레칭으로 동적 스트레칭과 정적 스트레칭 두 가지 유형을 소개한다.

여러 챕터에서 신체의 다양한 부위를 대상으로 한 동적 스트레칭을 먼저 보여주고 그 다음에 정적 스트레칭을 보여주는데, 전자는 후자를 위한 워밍업 단계로 활용되기도 한다.

상지를 먼저 스트레칭한 다음 몸통, 엉덩이, 하지를 차례로 스트레칭한다. 팔다리 스트레칭은 손, 발, 손가락과 발가락 운동으로 진행된다.

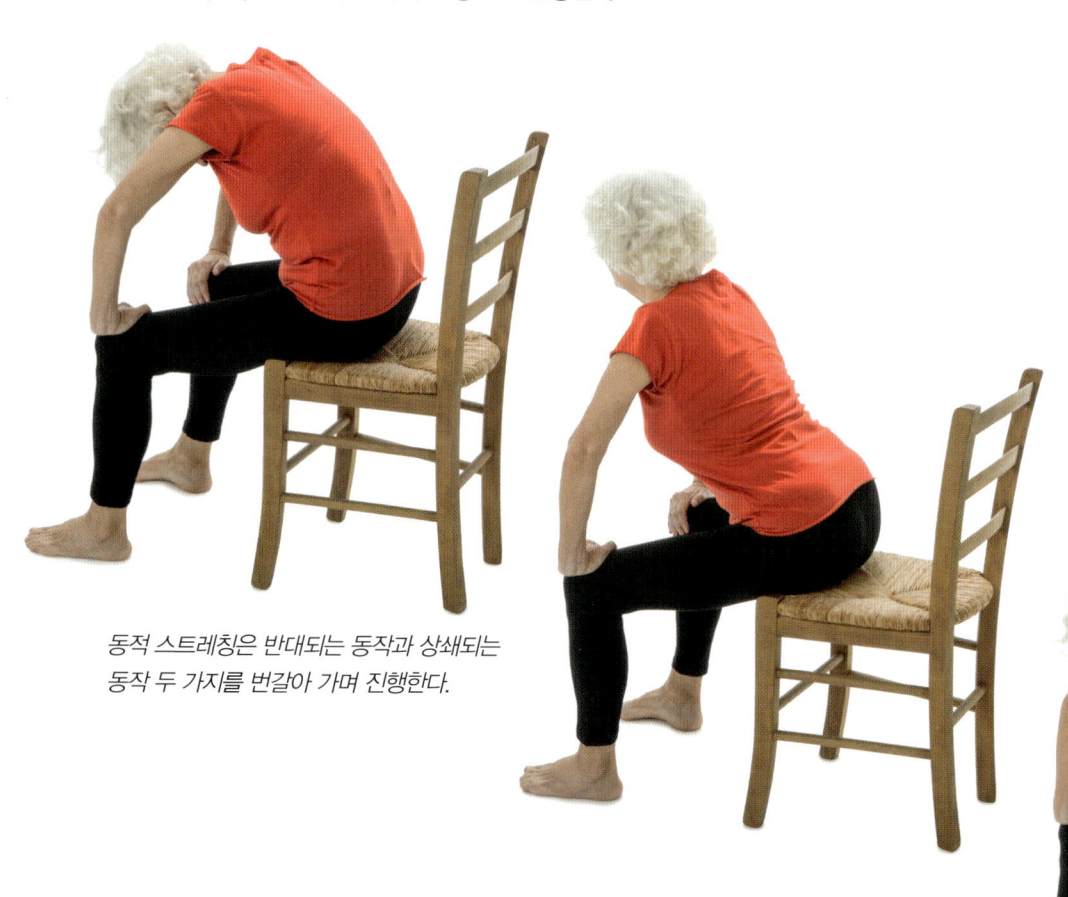

동적 스트레칭은 반대되는 동작과 상쇄되는 동작 두 가지를 번갈아 가며 진행한다.

동적 스트레칭

이러한 유형의 스트레칭에는 긴 유지 단계가 없지만, 이 책에 제안된 운동은 속도가 특징인 다른 운동과 달리 부드럽고 속도가 느리며 연속적이다. 연속성에도 불구하고 각 동작 사이에는 항상 잠시 멈추는 순간이 있어 의식적이고 차분한 방식으로 스트레칭을 수행하는 동시에 호흡과의 연결을 촉진할 수 있다.

동적 스트레칭에서는 일반적으로 두 가지 반대되는 동작이 결합되고 두 가지 다른 스트레칭이 반복해서 진행된다.

힘을 들이지 않아도 되는 쉬운 운동으로, 몸을 따뜻하게 하고 근육을 풀어주며 동작을 유지해야 하는 조금 더 복잡한 스트레칭 또한 수행할 수 있도록 도와준다.

정적 스트레칭

동적 스트레칭과 마찬가지로 시작, 전개, 마무리의 세 단계로 진행된다. 이 단계에서는 스트레칭 강도에 따라 몇 초에서 30초까지 일정 시간 동안 자세를 유지해야 하는데, 이는 스트레칭의 강도에 따라 달라진다. 움직임이 발생하는 첫 번째와 마지막 부분에서는 느리고 부드럽게 움직인다.

스트레칭은 휴식에서부터 시작되며, 신체가 긴장하지 않고 근육이 편안하게 눈에 띄지 않는 방식으로 늘어나도록 도와주는 이완 동작이다.

반복 횟수는 개인의 수준과 상태에 따라 다르지만, 전체 스트레칭을 세 번 더 반복하는 것이 좋다.

근육이 늘어날 때 길항근이 동시에 수축한다는 점을 명심해야 한다.

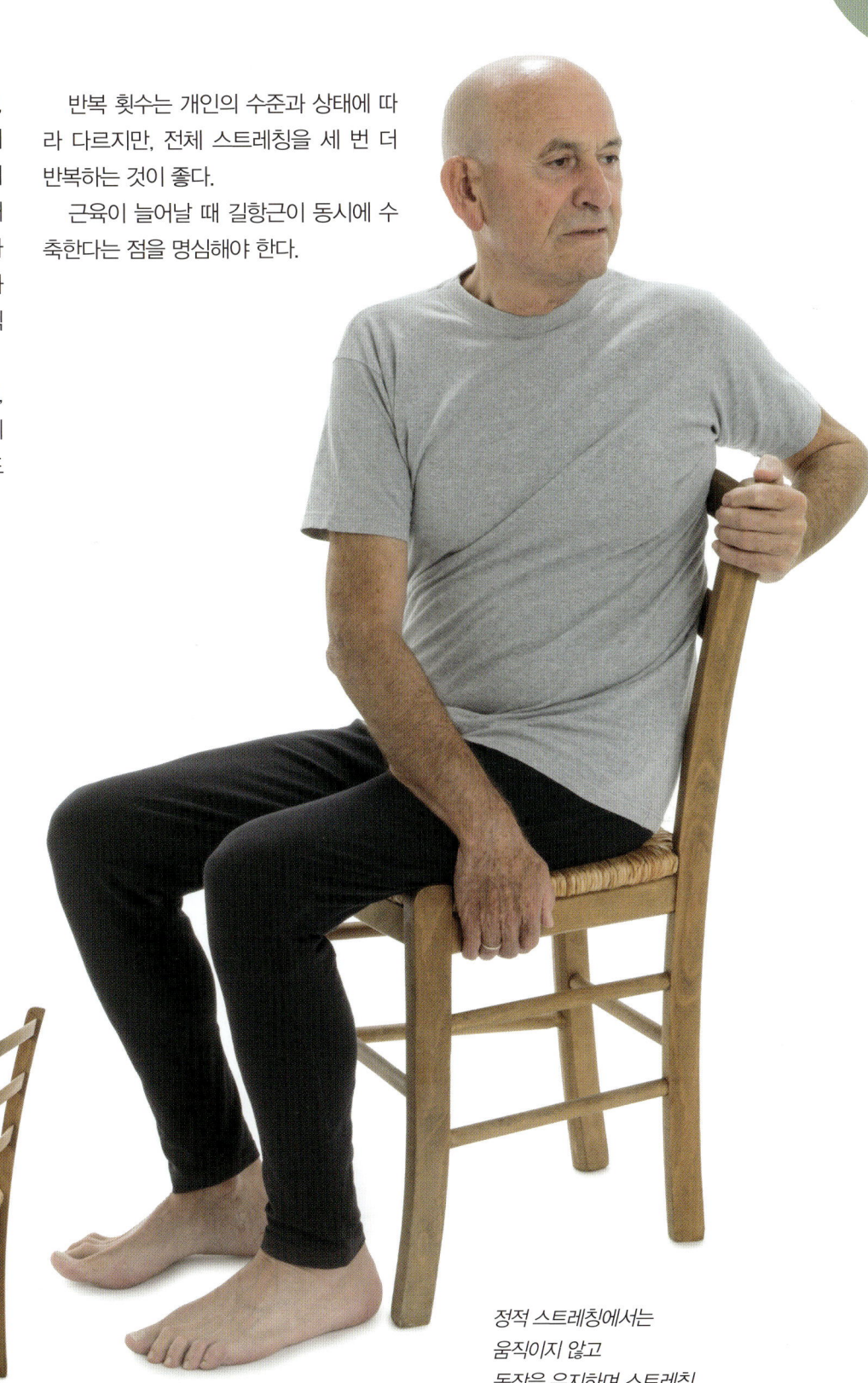

정적 스트레칭에서는 움직이지 않고 동작을 유지하며 스트레칭 정도와 범위를 늘린다.

스트레칭 시의 호흡

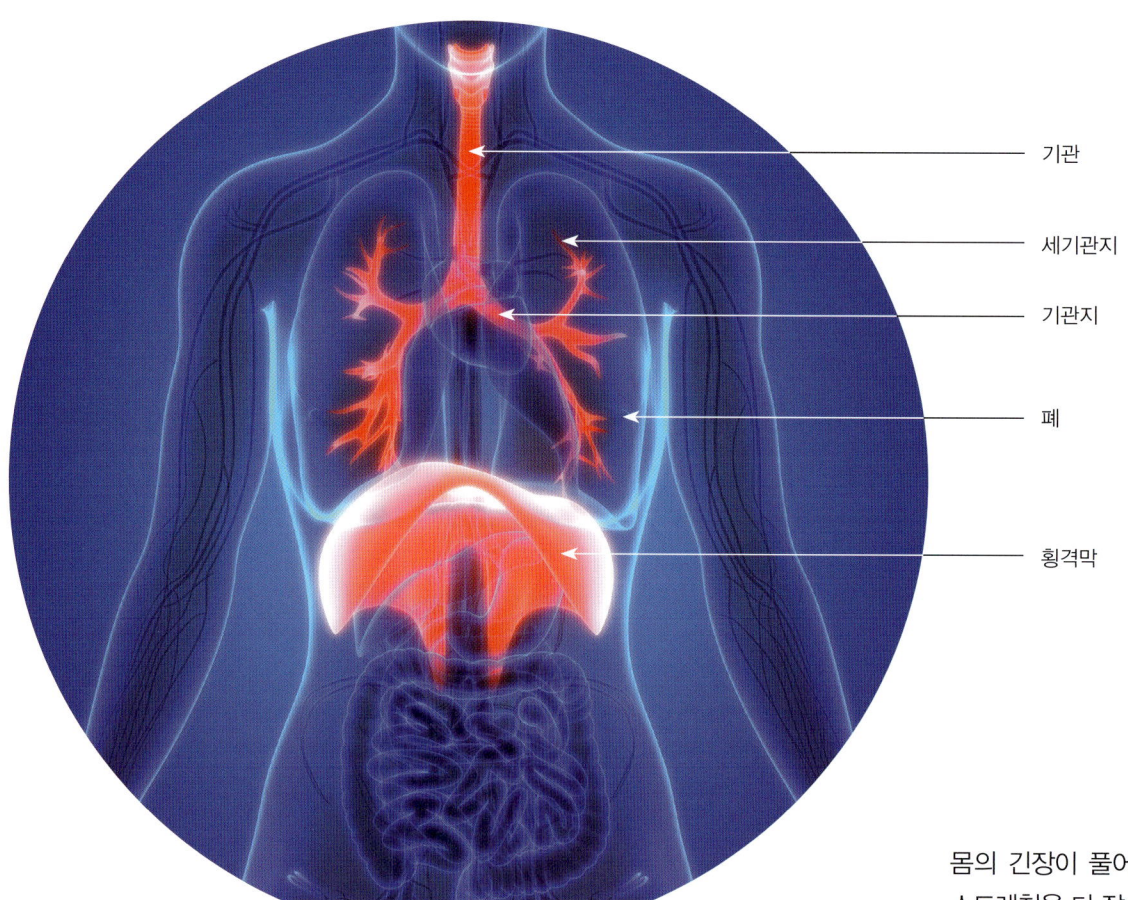

기관
세기관지
기관지
폐
횡격막

호흡의 발전

사람의 호흡은 무의식적인 과정이다. 호흡은 두 단계에 걸쳐 이뤄진다.

1. 공기가 폐로 들어가 산소를 흡입하는 흡기 단계다.

2. 공기가 폐를 떠나 이산화탄소를 내뱉는 호기 단계다.

공기는 기도를 통해 우리 몸에 들어와 먼저 비강을 통과한 다음 인두, 후두, 기관 및 기관지를 거쳐 폐로 들어간다.

횡격막

흉곽과 복부에 포함된 장기를 분리하고 폐를 지탱함과 동시에 소화 기관 장기를 덮는 커다란 돔 모양의 근육이다. 산소의 양은 흡기 길이에 따라 달라지고, 주로 폐활량과 횡격막의 위치에 따라 결정되며, 이는 호흡의 핵심 요소가 된다.

호흡의 중요성

스트레칭을 효과적이고 효율적으로 하려면 자신의 호흡에 주의를 기울여야 한다. 숨이 가빠지면 근육이 경직되고 관절이 굳어져 몸이 뻣뻣해지고 스트레칭을 수행하기 어려워진다. 천천히 심호흡을 하면 몸의 긴장이 풀어지고 근육이 이완되어 스트레칭을 더 잘 수행할 수 있다.

신체 자세는 휴식에도 영향을 미친다. 몸을 똑바로 세우고 정렬하면 횡격막이 올바른 위치에 정렬되어 호흡 능력이 향상된다.

전체 스트레칭 과정에서 호흡이 수반되고 수행되는 움직임 유형에 따라 하나 또는 다른 호흡 단계가 사용된다.

예를 들어 몸통을 구부리는 동안 길고 부드러운 날숨을 쉬어 흉부를 수축할 때 공기를 더 잘 밀어내게 되어 굴곡이 더 쉬워진다. 반대로 몸통이 확장되면 흉곽이 확장되어 공기를 더 쉽게 흡입할 수 있기 때문에 숨을 들이마시는 것이다. 호흡과 몸의 움직임을 조율하면 스트레칭이 더 쉬워진다. 다른 동작, 특히 몸통이 관여하지 않는 동작에서는 부드럽고 리드미컬한 호흡을 수행하는 것만으로도 충분하다.

횡격막 호흡

복식 호흡이라고도 하는 이 호흡은 전체 호흡 과정에서 횡격막의 움직임에 완전히 관여할 수 있기 때문에 가장 자연스럽고 적절한 호흡으로 간주된다.

여기서 횡격막은 호흡을 담당하는 주요 근육이며 흉곽의 팽창과 수축을 관찰하고 복부의 움직임에 초점을 맞춘다.

횡격막의 움직임은 복부의 움직임에 따라 느껴지기 때문에 복식 호흡이라고도 한다. 정상적이고 얕은 호흡에서는 복부의 움직임이 거의 눈에 띄지 않는다. 심호흡을 하면 복부의 팽창과 수축의 움직임이 더 명확하게 관찰된다. 때때로 복부 근육을 사용하여 복숨을 들이마시면 횡격막이 내려가고 복부가 확장된다. 바깥쪽으로 밀고 안쪽으로 수축하여 이 복부 균형을 잡으려는 실수를 저지르는데 그 결과는 호흡을 더 많이 차단하기 때문에 올바르지 않다. 마찬가지로 횡격막 호흡을 할 때 복 만 움직이려고 하면 호흡 과정이 방해를 받는다. 복부의 움직임이 흉곽의 움직임과 상호 연결되어 있고 확장 및 수축하는 것은 폐이기 때문에 이것은 또 다른 잘못된 방법인 것이다.

횡격막 호흡의 단계

숨을 들이마시면 횡격막이 수축하고 내려가 복부에 있는 장기를 옮겨 복부를 부드럽게 넓히는 동시에 흉곽이 확장되고 공기가 폐로 들어간다. 이 위치의 횡격막은 폐가 더 많은 공간을 확장할 수 있도록 해준다. 숨을 내쉴 때 횡격막이 이완되어 올라가고 폐가 수축하여 공기가 배출되고 복부가 안쪽으로 들어간다.

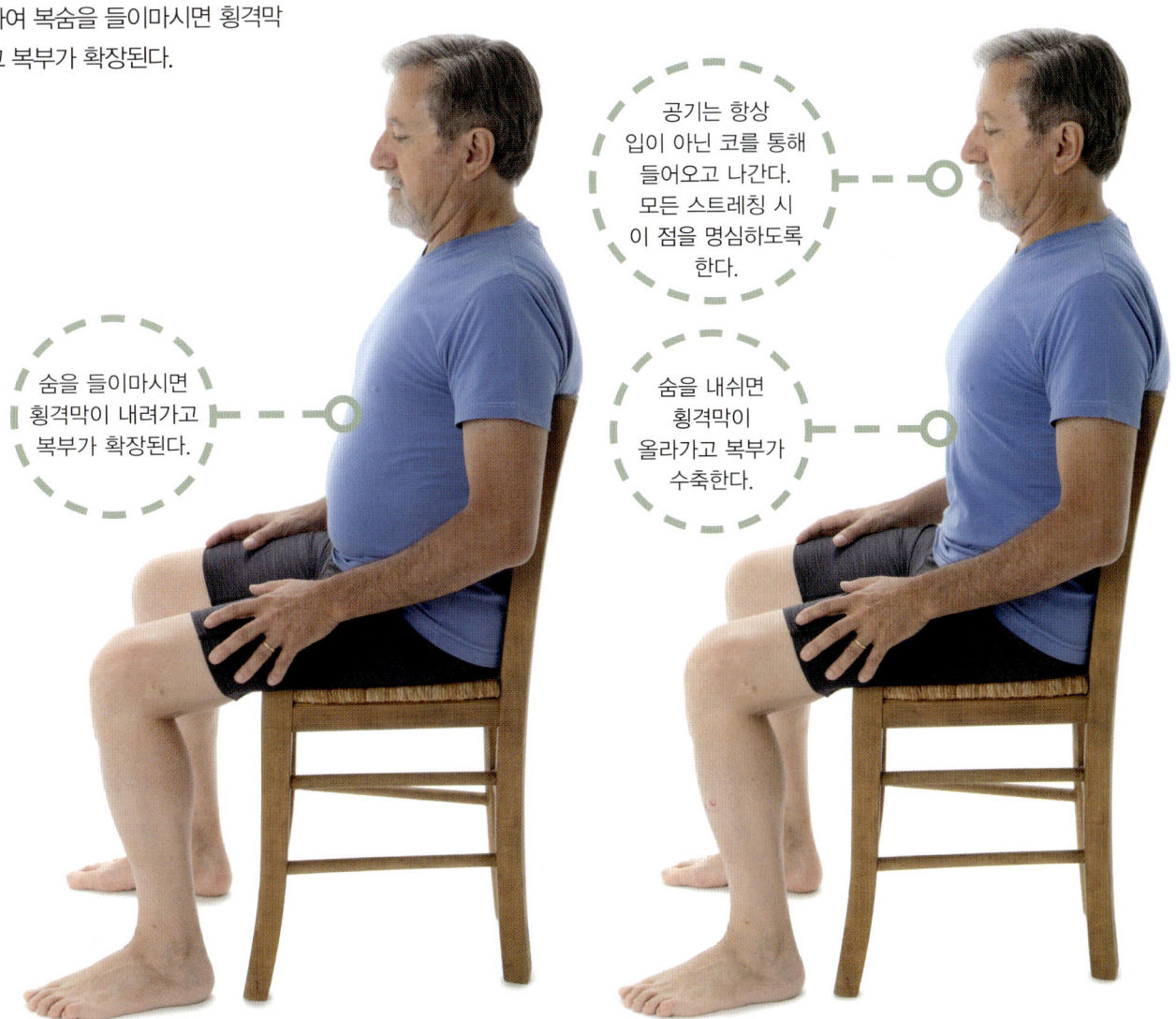

스트레칭 단계

스트레칭은 시작, 전개, 마무리 단계가 있는 느리고 점진적인 과정이다.

1. 시작

스트레칭을 시작하기 전에 시간을 내어 신체에 유익하고 운동을 쉽게 할 수 있는 올바른 자세로 만들어 시작 자세를 취하는 것이 좋다.

횡격막 호흡을 의식하며 편안해지도록 호흡을 관찰한다.

스트레칭을 유지하는 동작을 천천히 수행하기 시작하고(동적 스트레칭에서는 몇 초, 정적 스트레칭에서는 더 오래 지속됨), 필요한 경우, 호흡 단계, 들이마시기 또는 내쉬기를 적용한다.

2. 전개

전개 단계는 스트레칭의 유지를 의미하며, 주로 정적 스트레칭에 중요한 단계다.

스트레칭 유지 단계에서는 호흡에 개입하지 않고 자발적이고 차분한 방식으로 숨을 들이쉬고 내쉬면서 호흡을 관찰하여 신체가 이완되도록 도우며 스트레칭 자세를 유지한다.

유지 시간은 몇 초에서 30초 이상 지속될 수 있으며, 동적 스트레칭에서는 매우 짧고 정적 스트레칭에서는 진정한 스트레칭이라고 할 수 있을 만큼 진행된다.

처음 정적 스트레칭을 시행할 때 유지 단계에서 조용히 초를 세는 것을 추천하나 이후에는 이미 시간을 세는 방법을 학습했으므로 굳이 동일하게 수행하지 않아도 된다.

연습을 통해 유지 시간을 연장할 수 있다.

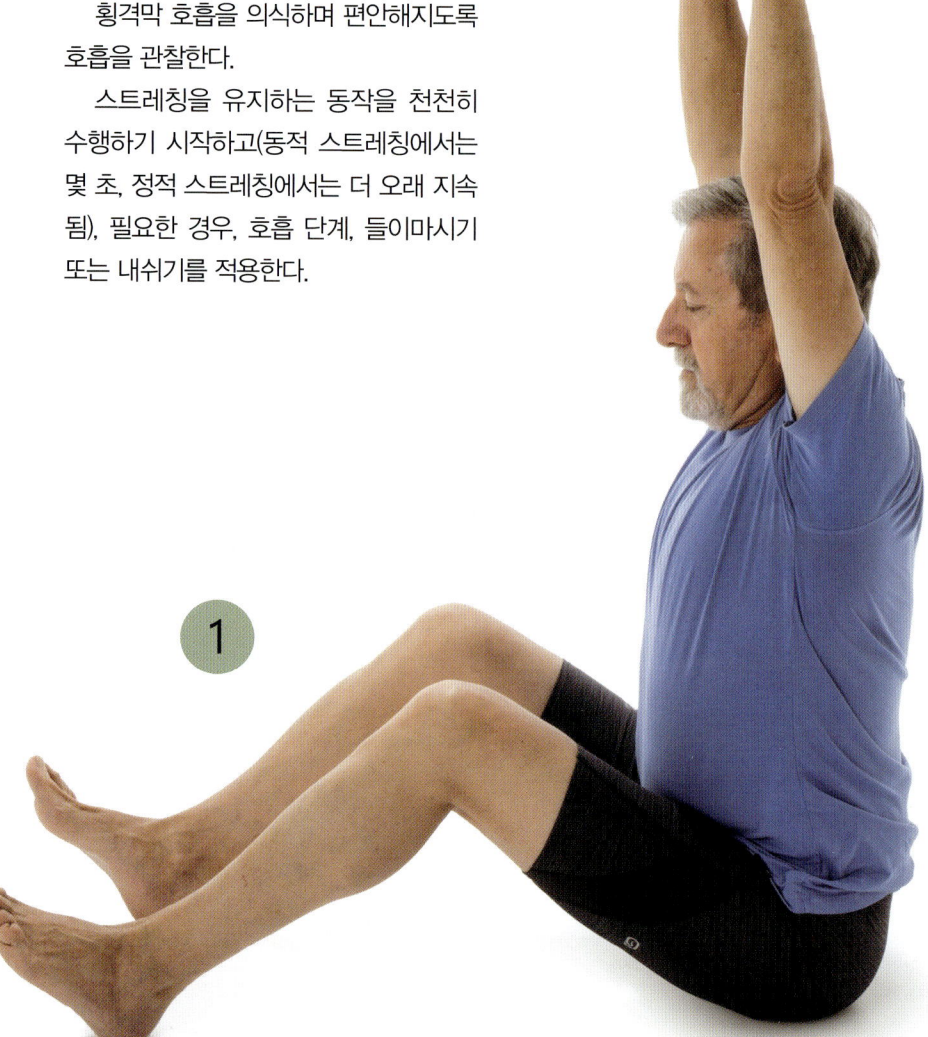

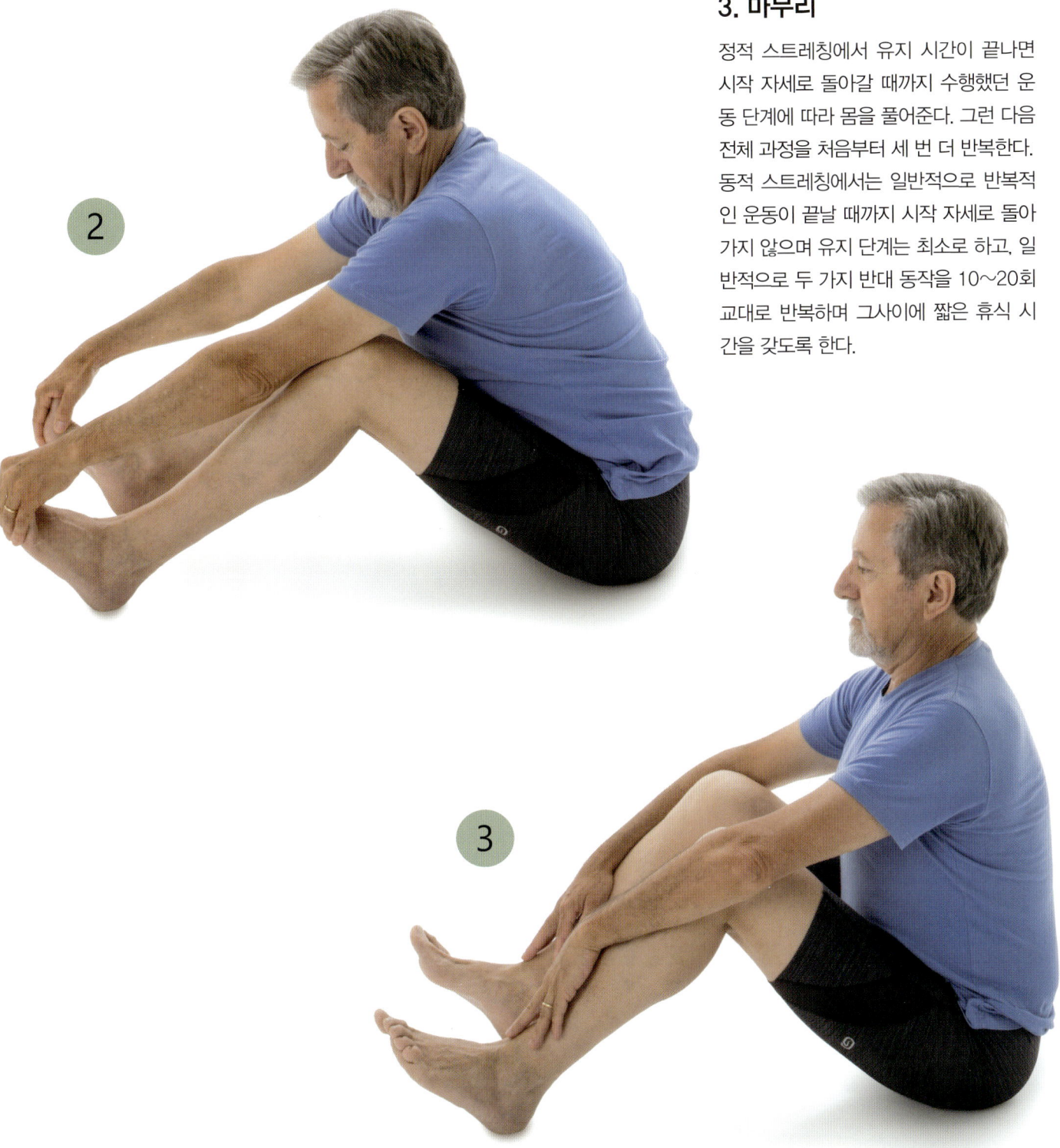

3. 마무리

정적 스트레칭에서 유지 시간이 끝나면 시작 자세로 돌아갈 때까지 수행했던 운동 단계에 따라 몸을 풀어준다. 그런 다음 전체 과정을 처음부터 세 번 더 반복한다. 동적 스트레칭에서는 일반적으로 반복적인 운동이 끝날 때까지 시작 자세로 돌아가지 않으며 유지 단계는 최소로 하고, 일반적으로 두 가지 반대 동작을 10~20회 교대로 반복하며 그사이에 짧은 휴식 시간을 갖도록 한다.

시니어를 위한 스트레칭의 특징

노년기에 접어들면 사람들은 여러 가지 활동을 중단하고, 때로는 칩거 생활을 하며 활동적인 일을 하지 않게 되기도 한다.

노화는 특정 시작 연령이 정해져 있지 않으며, 각 개인의 유전적 특성, 살아온 방식, 어떤 운동을 했는지, 어떤 삶을 살았는지 등에 따라 달라진다.

어릴 때부터 신체가 노화의 징후를 보이기 시작할 수 있으며, 이에 대해 어떻게 대처할지 결정하는 것은 개인에게 달려 있다. 세월의 흐름에 따라 변화와 상실을 받아들이거나 운동 및 생활 방식을 통해 노화를 늦추도록 하든지 결정하는 것이다.

인간의 모든 단계와 마찬가지로 노년기에도 여러 가지 특징이 있다. 서구 문화와 서구 사회는 이 시기를 바람직하지 않고 피해야 할 시기로 여기며 부정적인 측면만 보고 젊음과 관련된 모든 것을 과대평가하는 경향이 있다.

모든 변화와 도전과 함께 그것을 환영하고 받아들이는 방법을 안다면 노년기는 인생에서 가장 풍요롭고 성취감 넘치는 순간이 될 수 있다. 업무 활동에 대한 노력과 걱정을 줄일 수 있고, 더 이상 누군가에게 증명할 것도 없으며, 자신의 삶을 되돌아보고 경험한 모든 교훈에서 배울 시간이 더 많은 시기다. 또한 이전에는 시간 부족으로 인해 하지 못했던 활동을 시작할 수 있는 시기이기도 하다.

적당한 운동은 건강한 라이프스타일을 위해 필수이며, 스트레칭은 노화의 부정적인 영향을 지연시키는 데 크게 기여할 수 있는 훌륭한 보조 수단이다.

시니어를 위한 스트레칭은 노인뿐만 아니라 자신의 몸을 존중하고 부드러운 운동을 선호하는 모든 사람에게 이상적이다.

노화의 영향 중 하나는 유연성의 상실로, 조직이 늘어나는 능력을 잃고 저항력이 약해지는 것이다. 연골이 마모되고 탈수되기 시작하여 미세한 작은 골절이 생긴다.

스트레칭을 할 때 이 점을 염두에 두는 것이 중요하다. 부드러운 가지는 휘도록 구부려도 부러지지 않지만, 마른 가지는 부러질 수 있다. 부상을 방지하려면 시니어를 위한 스트레칭의 주요 특징을 기억하는 것이 중요하다.

주요 특징

▶ 노화되거나 제한이 생긴 신체를 고려하여 가장 취약하고 약한 부위를 보호하도록 한다.

▶ 다양한 요구 사항에 맞게 조정이 가능하다.

▶ 한계 수준을 넘으려 하거나 경쟁적으로 하지 않는다.

▶ 호흡의 단계를 고려하여 호흡을 관찰한다.

▶ 천천히, 부드럽게 스트레칭을 수행한다.

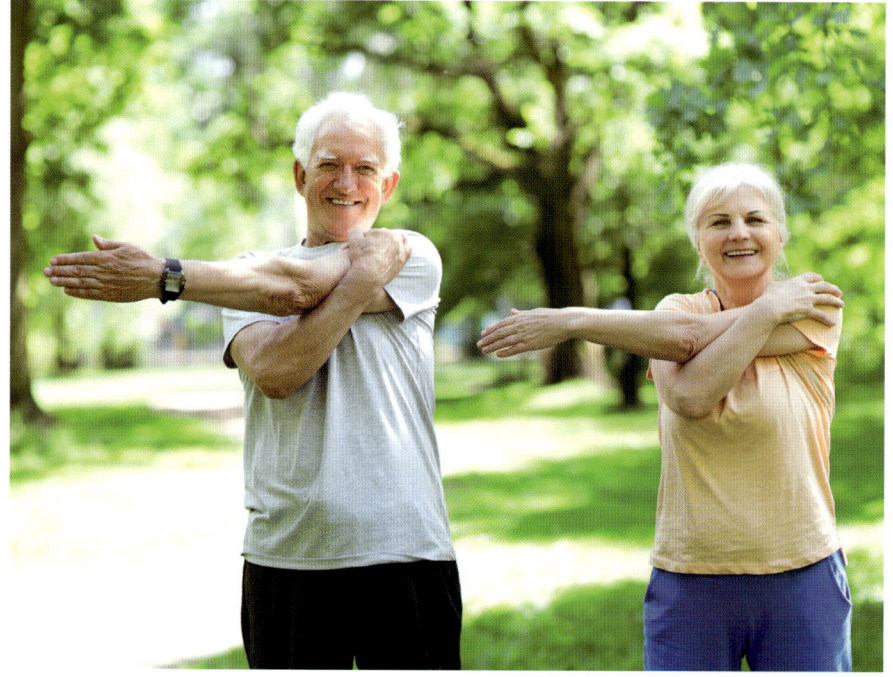

시니어를 위한 스트레칭은 자신의 한계를 넘어서는 것이 아니라 자신의 한계를 존중하는 것이다.

시니어를 위한 스트레칭의 특징

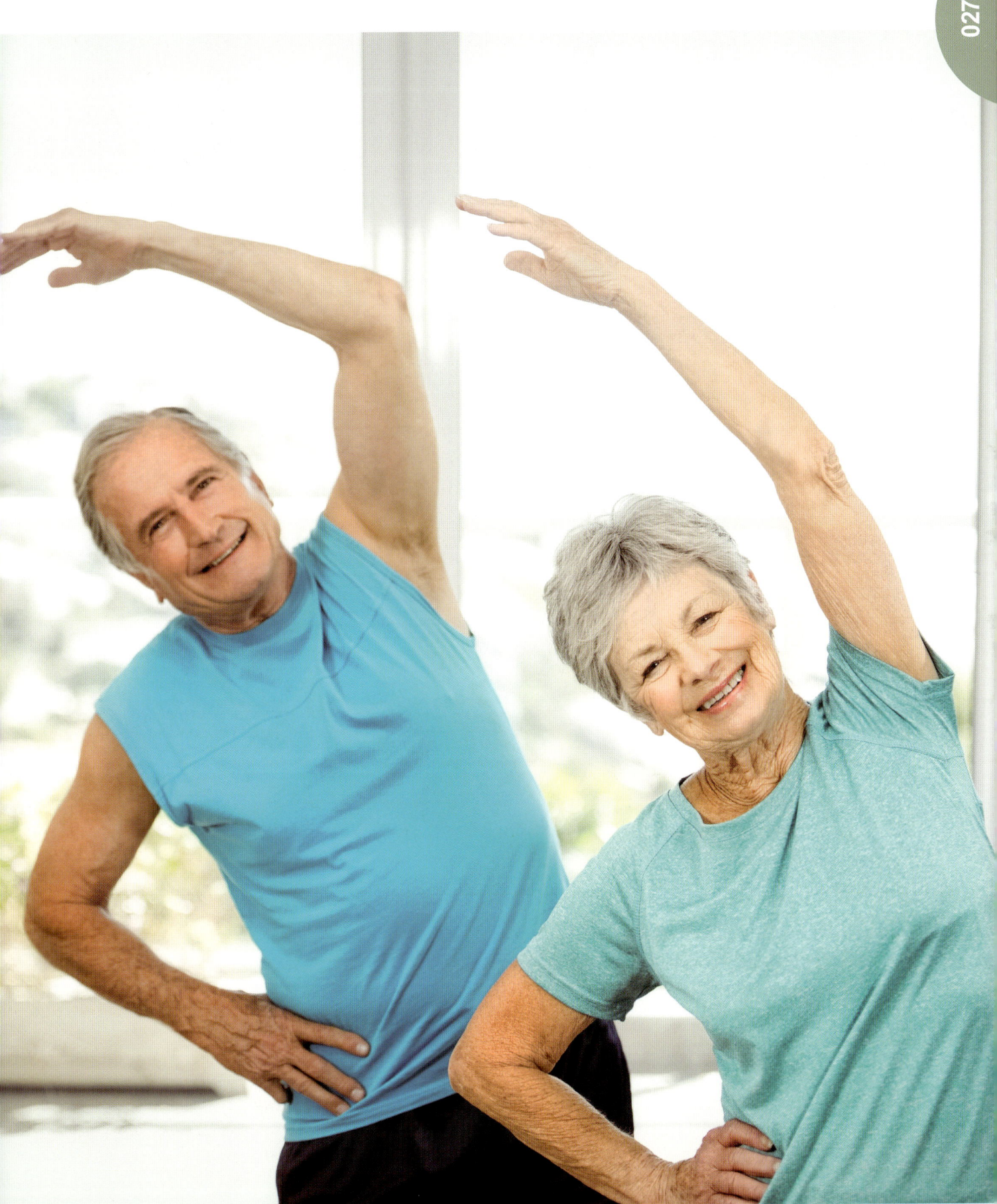

Anatomía & Estiramientos para la tercera EDAD

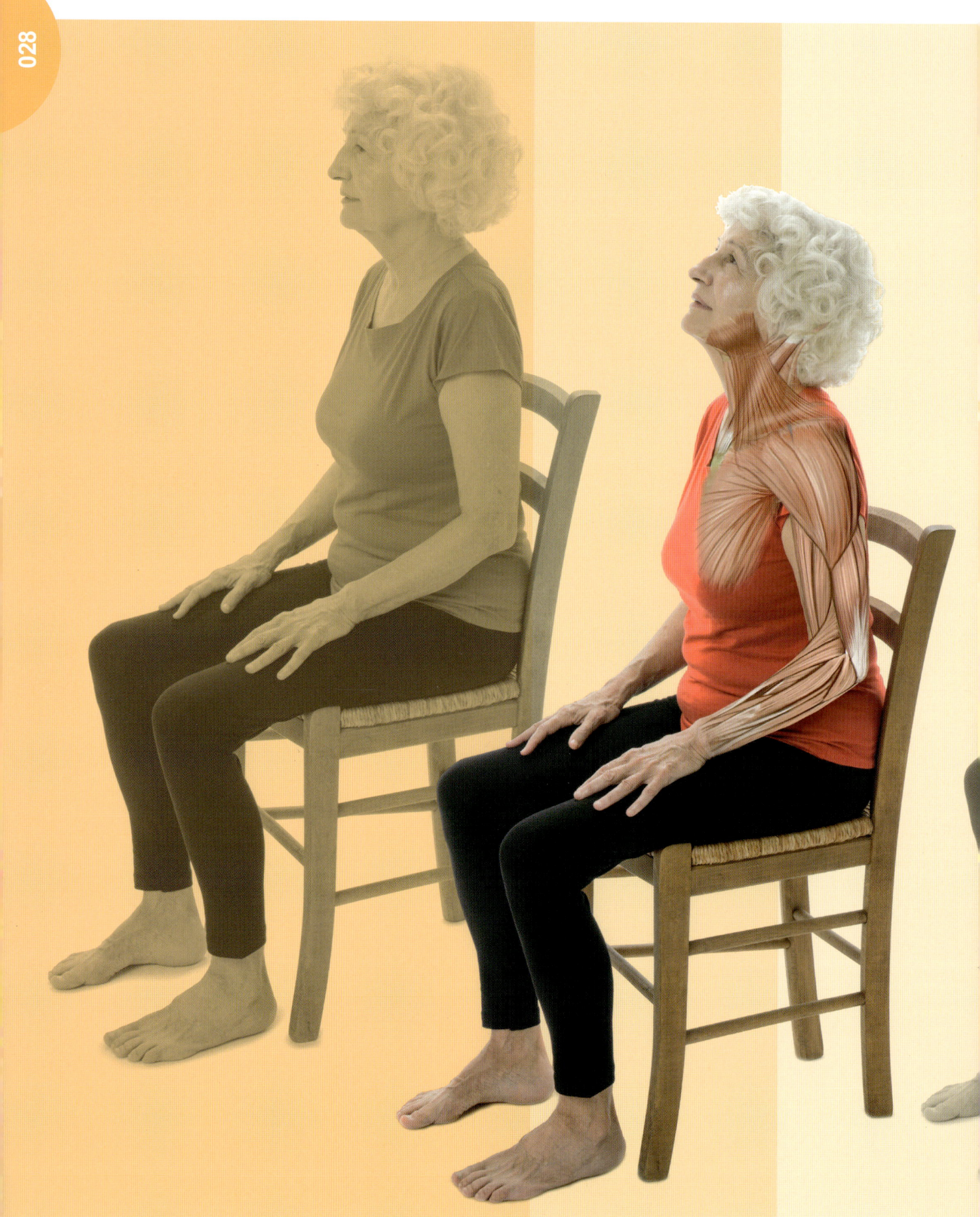

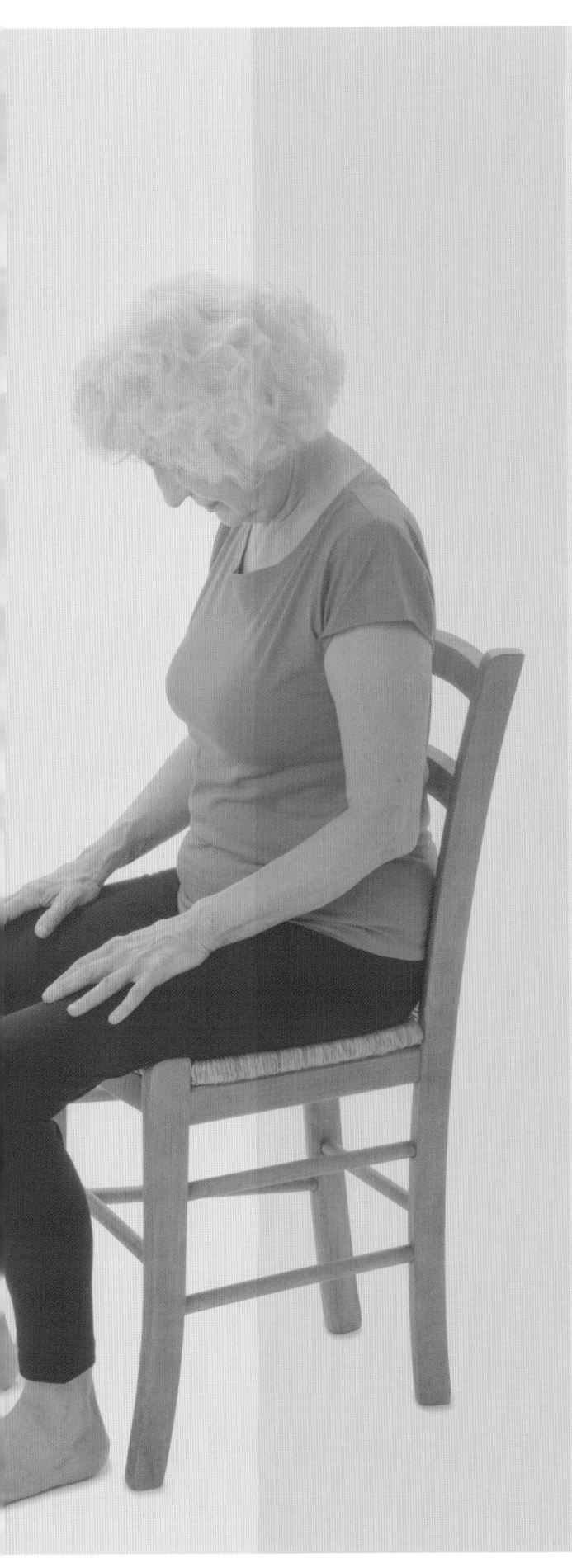

목 스트레칭

머리의 위치가 몸의 위치를 결정하므로 머리와 몸통의 정렬은 올바른 자세 교정을 위한 기본이다. 경직되고 유연하지 않은 목과 너무 오랫동안 같은 자세를 유지한 머리는 결국 경추와 목 근육에 다양한 문제를 일으킬 수 있다.

이 챕터에서 소개하는 스트레칭은 목의 긴장을 완화하고, 목의 가동성을 높이며, 목을 강화하고, 더 유연하게 만드는 데 도움이 된다.

이 챕터에는 목 근육의 긴장도를 개선하고 목 부위의 부상을 예방하거나 회복하는 데 기본이 되는 등척성 수축 운동이 포함되어 있다.

Anatomía & Estiramientos para la tercera EDAD

목의 동적 스트레칭. 굴곡과 신전

시작 자세
▶ 2번 시작 자세를 취한다.

테크닉
▶ 숨을 들이마시고 내쉬면서 등은 움직이지 않고 턱을 가슴 쪽으로 가져오며 고개를 아래로 기울인다.

▶ 다음으로 숨을 들이마시면서 힘은 주지 않고 편안하다고 느껴지는 지점까지 고개를 들어 올린다.

▶ 내쉬는 숨에 고개를 다시 가슴 쪽으로 내린다. 전체 과정을 6~10회 반복한다.

이점
모든 목 스트레칭에 적합하다.

▶ 목과 경부 통증을 완화하고 같은 부위를 이완시키고 근육을 강화한다.

▶ 턱을 이완하고 두통을 예방한다.

주의사항
▶ 현기증이나 어지러움을 느끼는 경우, 눈을 감고 스트레칭을 하는 것이 좋다.

▶ 스트레칭은 절대 강제로 해서는 안 된다. 경추에 문제가 있는 경우, 스트레칭 최대 지점까지 늘리지 말고 더 부드럽게 진행해야 한다.

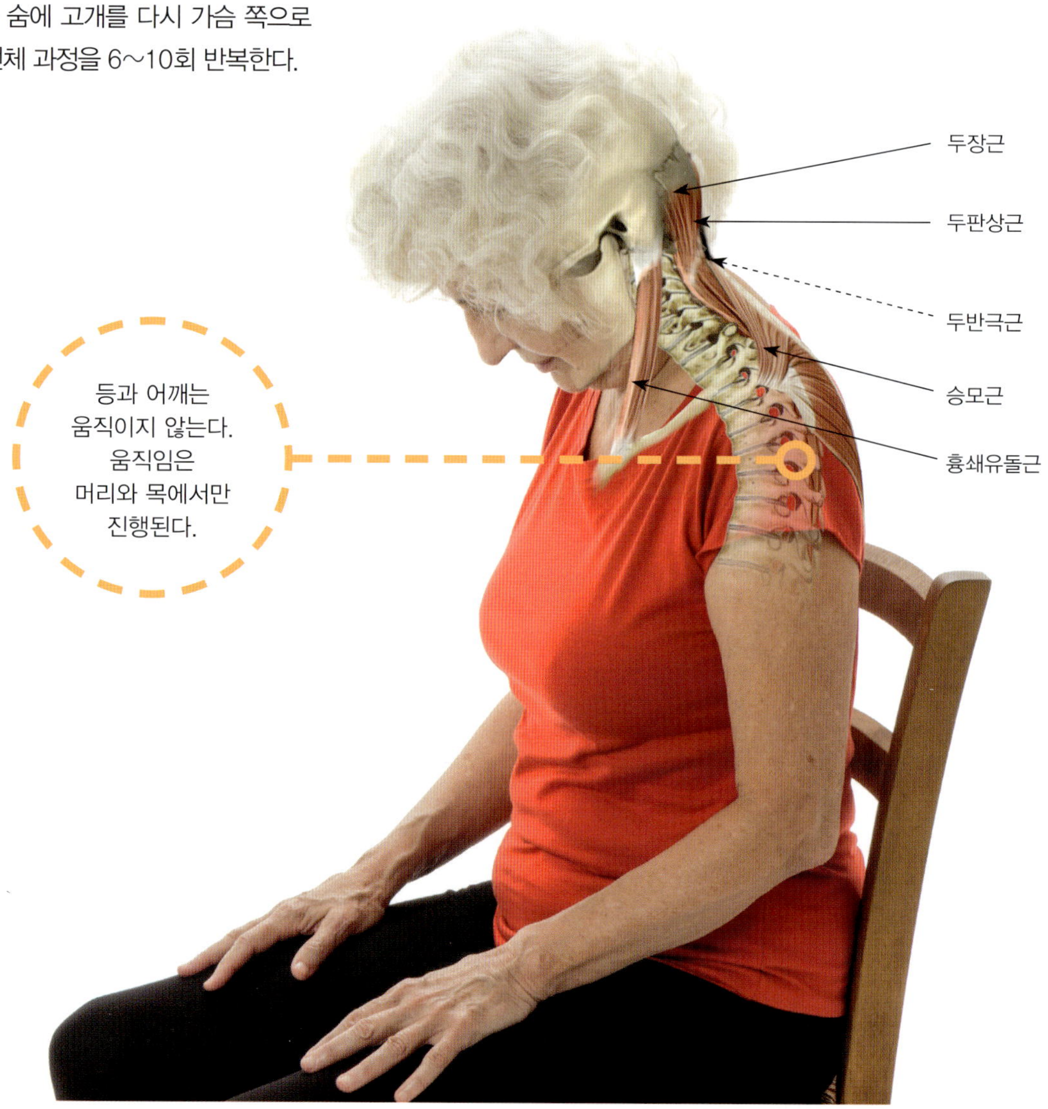

등과 어깨는 움직이지 않는다. 움직임은 머리와 목에서만 진행된다.

- 두장근
- 두판상근
- 두반극근
- 승모근
- 흉쇄유돌근

목의 동적 스트레칭. 굴곡과 신전

031

시퀀스

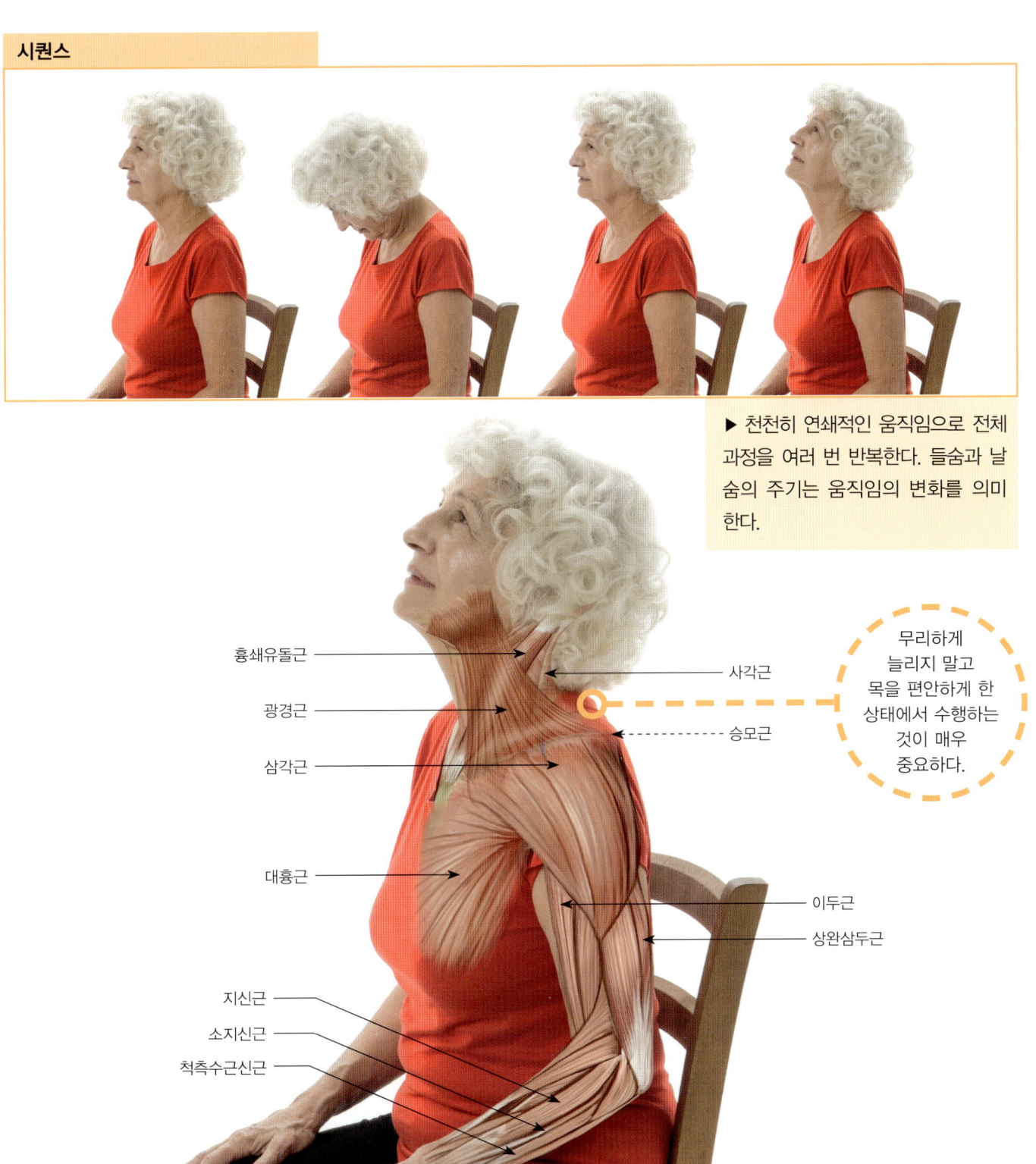

▶ 천천히 연쇄적인 움직임으로 전체 과정을 여러 번 반복한다. 들숨과 날숨의 주기는 움직임의 변화를 의미한다.

- 흉쇄유돌근
- 광경근
- 삼각근
- 대흉근
- 지신근
- 소지신근
- 척측수근신근
- 사각근
- 승모근
- 이두근
- 상완삼두근

무리하게 늘리지 말고 목을 편안하게 한 상태에서 수행하는 것이 매우 중요하다.

Anatomía & Estiramientos para la tercera EDAD

목 스트레칭

032 목의 동적 스트레칭. 측면 기울이기

시작 자세
▶ 2번 시작 자세를 취한다.

테크닉
▶ 정면을 향한 채 머리를 왼쪽으로 기울이고 목을 측면으로 구부려 귀가 어깨 쪽으로 향하게 하고 머리가 앞이나 뒤로 떨어지지 않도록 한다. 등과 어깨는 움직이지 않고 편안한 상태를 유지한다.

▶ 몇 초 후 고개가 다시 중앙으로 돌아올 때까지 머리를 들어 올린다. 이 자세에서 머리를 오른쪽으로 기울이고 시작 자세로 돌아갈 때까지 동일한 움직임을 수행한다.

▶ 천천히 침착하게 호흡한다.

▶ 전체 과정을 6~10회 반복한다.

주의사항
▶ 목에 긴장도가 있는 경우, 머리를 완전히 숙이지 않는다.

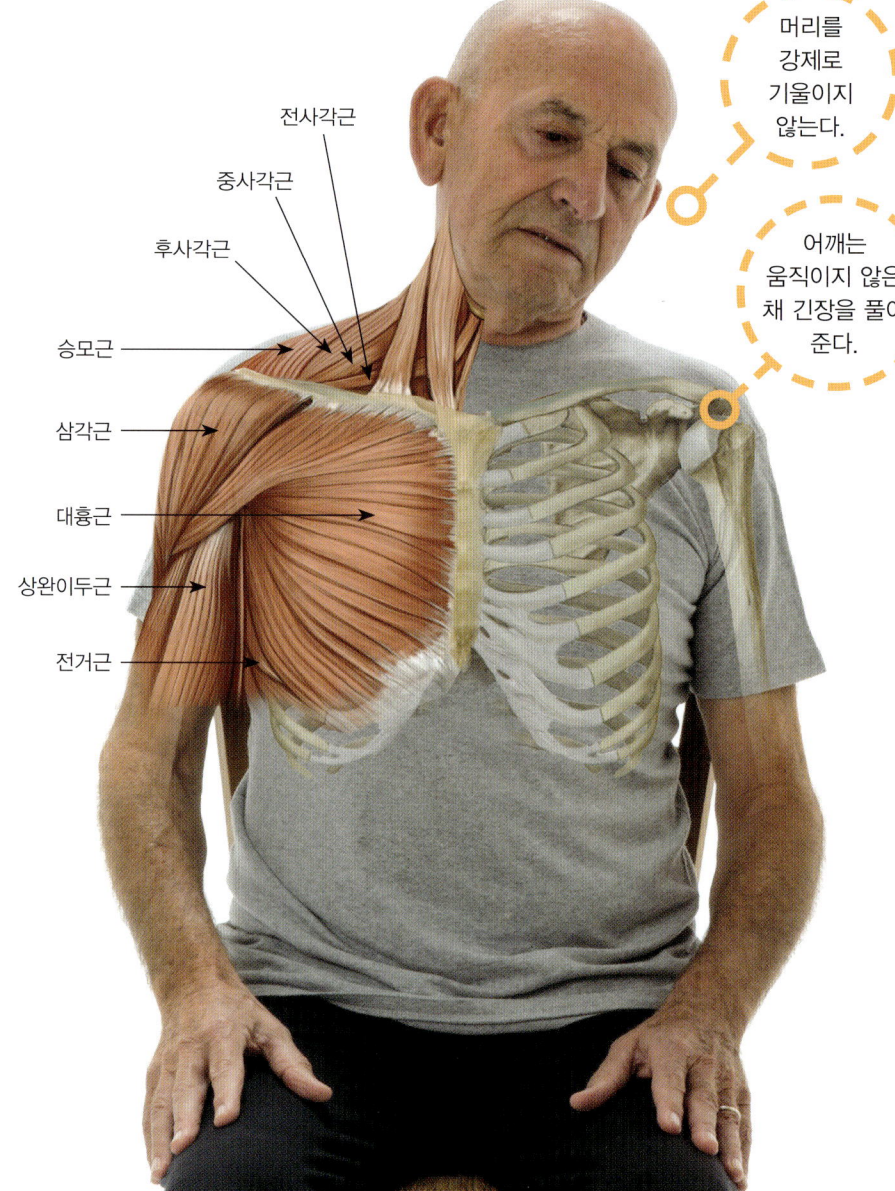

전사각근
중사각근
후사각근
승모근
삼각근
대흉근
상완이두근
전거근

머리를 강제로 기울이지 않는다.

어깨는 움직이지 않은 채 긴장을 풀어 준다.

시퀀스

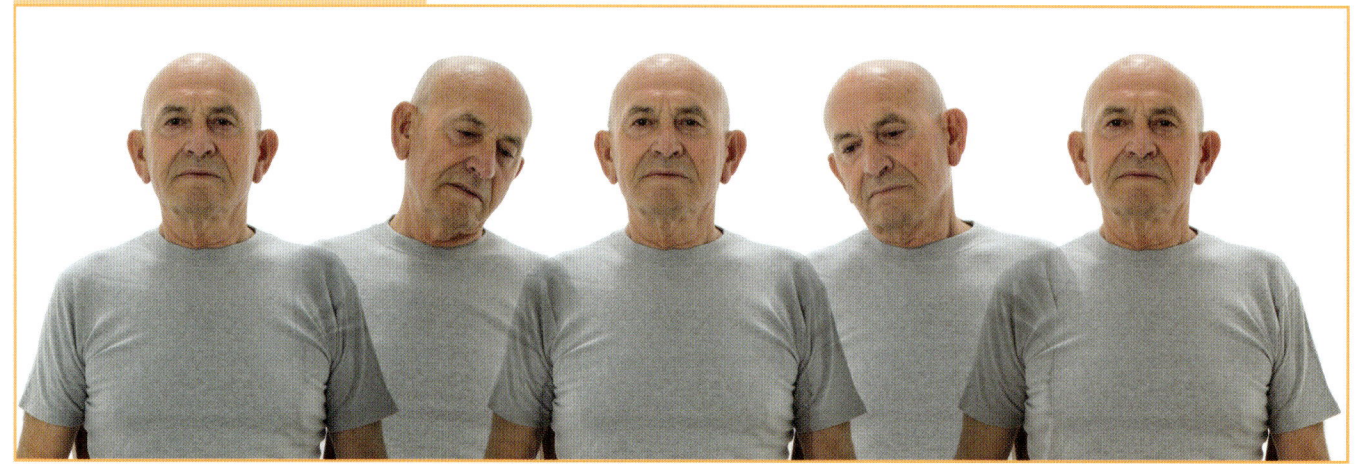

시니어 스트레칭 해부학

목의 동적 스트레칭. 측면 기울이기 및 회전

목의 동적 스트레칭. 회전

033

시작 자세

▶ 2번 시작 자세를 취한다.

테크닉

▶ 머리를 앞뒤로 떨어뜨리지 않고 왼쪽으로 돌린다. 등과 어깨는 움직이지 않는다.

▶ 몇 초 후 머리를 앞으로 가져와 오른쪽으로 돌리고, 시작 자세로 돌아갈 때까지 같은 동작을 반복한다.

▶ 천천히 침착하게 호흡한다.

▶ 전체 과정을 6~10회 반복한다.

주의사항

▶ 불편함이 느껴지면 편안한 자세에서 회전을 멈추도록 한다.

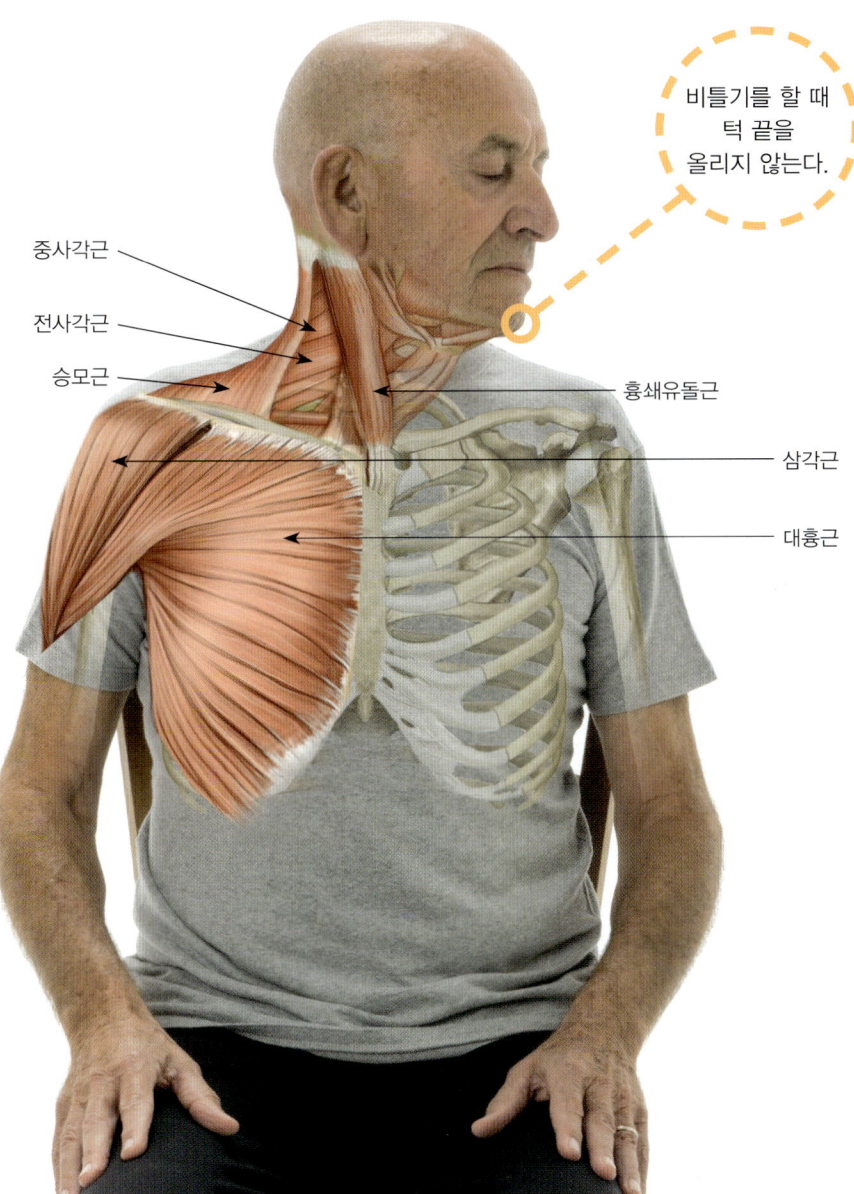

비틀기를 할 때 턱 끝을 올리지 않는다.

중사각근, 전사각근, 승모근, 흉쇄유돌근, 삼각근, 대흉근

시퀀스

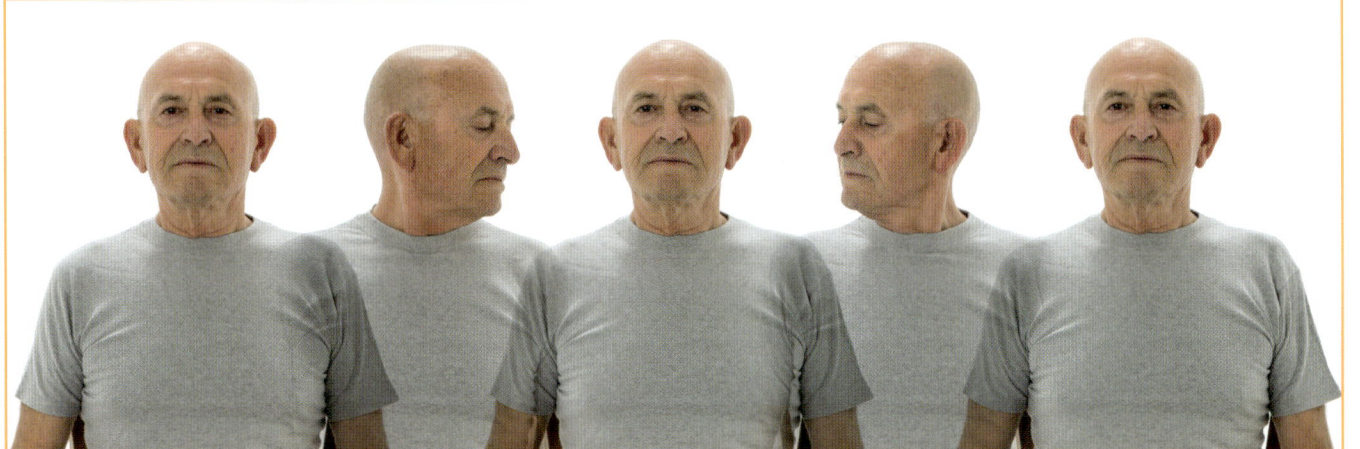

Anatomía & Estiramientos para la tercera EDAD

목 스트레칭

등척성 목 수축

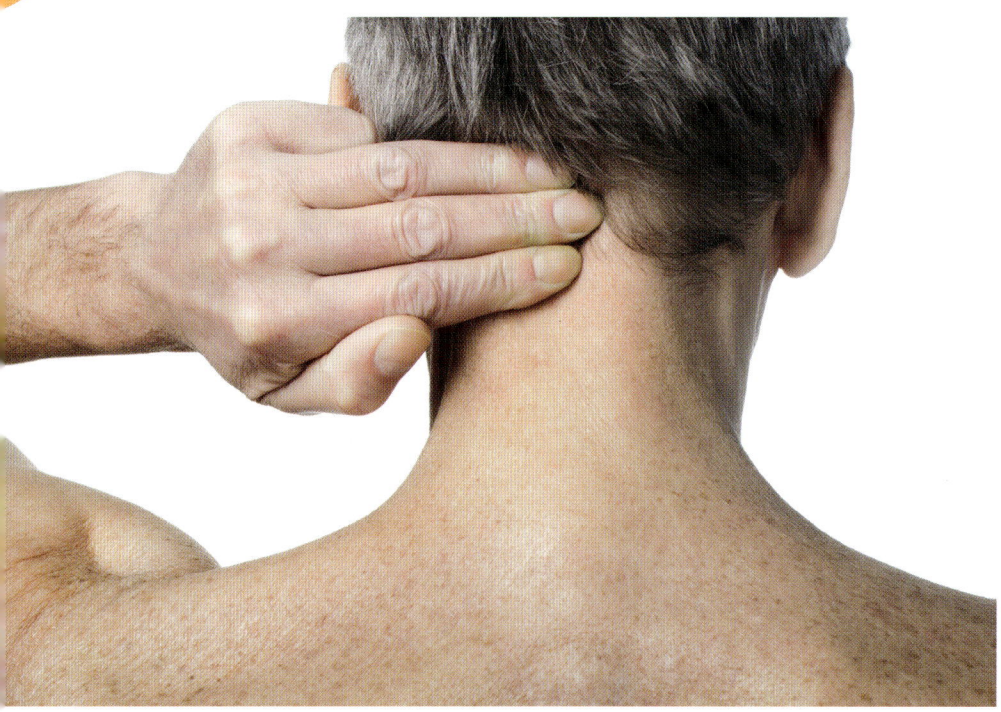

등척성 수축

등척성 수축은 근육 길이나 관절 움직임의 변화를 수반하지 않는 운동이다. 근육에서 발생하는 힘과 외부에서 가해지는 힘인 두 가지 힘이 발생하는데, 이는 스스로 만들어낼 수 있는 것이다. 이 섹션에서 설명하는 운동에서는 손과 팔을 사용하여 이 힘을 만들어낸다. 일부 근육이 수축하는 동시에 길항근도 함께 작용한다.

등척성 운동에서는 근육 및 골격 문제 재활에 도움이 되기도 하여 수축 후 이어지는 이완이 중요하다.

주의사항

세 가지 등척성 목 수축 운동

▶ 목 근육 수축을 유발할 수 있는 긴장을 피하기 위해 무리하지 않고 손으로 적당히 압력을 가한다.

▶ 목이 심하게 불편한 경우에는 머리로 가볍게 누르는 동작은 삼가고 손으로만 압력을 가하여 운동하는 것이 좋다.

▶ 수축하는 동안 호흡을 관찰하도록 한다. 숨을 참지 말고 항상 천천히 지속적으로 호흡한다. 이는 고혈압이나 혈관 질환을 앓고 있는 이들에게 특히 중요하다.

이점

세 가지 등척성 목 수축 운동

▶ 이 운동은 관절증, 관절염, 근육 수축 또는 염증으로 인해 목을 움직일 때 발생하는 급성 통증에 이상적이며, 수축 이후 이완을 통해 통증을 완화하는 효과를 볼 수 있다.

▶ 근긴장도를 개선하여 경추 및 근육 문제의 재활을 촉진한다.

등척성 수축. 관자놀이 위의 손

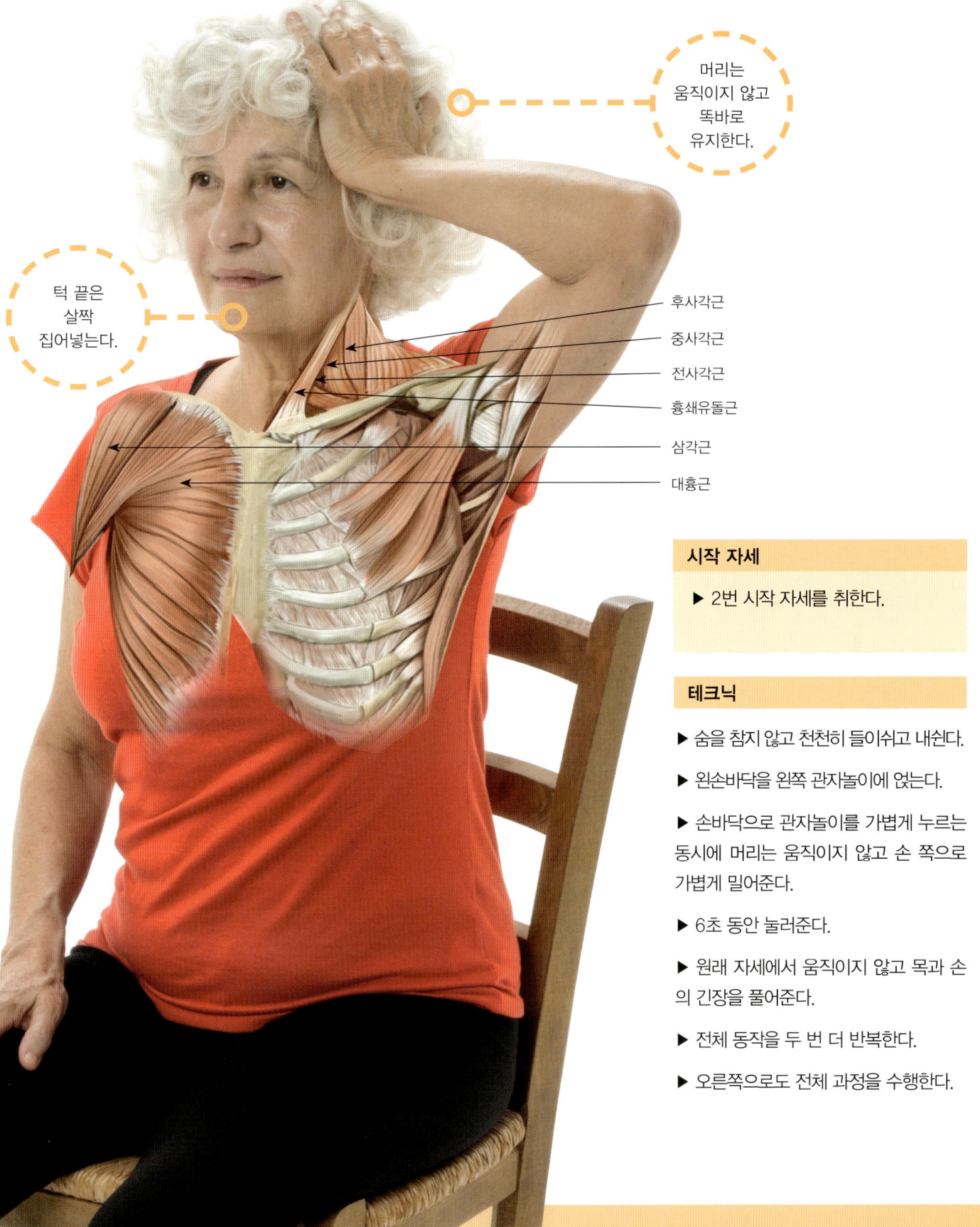

머리는 움직이지 않고 똑바로 유지한다.

턱 끝은 살짝 집어넣는다.

- 후사각근
- 중사각근
- 전사각근
- 흉쇄유돌근
- 삼각근
- 대흉근

시작 자세
▶ 2번 시작 자세를 취한다.

테크닉
▶ 숨을 참지 않고 천천히 들이쉬고 내쉰다.

▶ 왼손바닥을 왼쪽 관자놀이에 얹는다.

▶ 손바닥으로 관자놀이를 가볍게 누르는 동시에 머리는 움직이지 않고 손 쪽으로 가볍게 밀어준다.

▶ 6초 동안 눌러준다.

▶ 원래 자세에서 움직이지 않고 목과 손의 긴장을 풀어준다.

▶ 전체 동작을 두 번 더 반복한다.

▶ 오른쪽으로도 전체 과정을 수행한다.

목 스트레칭

등척성 수축. 이마에 손 얹기

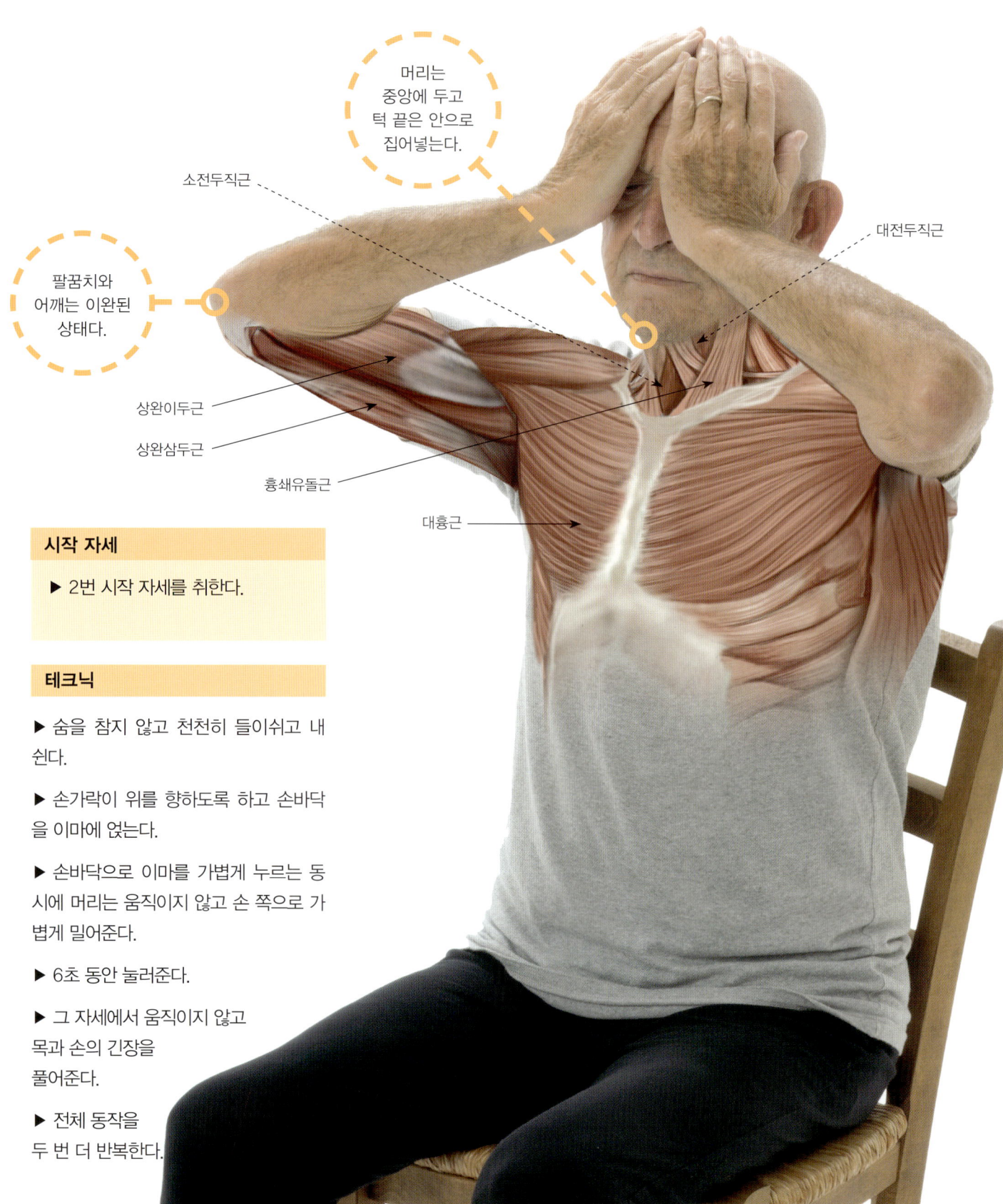

- 머리는 중앙에 두고 턱 끝은 안으로 집어넣는다.
- 팔꿈치와 어깨는 이완된 상태다.

소전두직근 · 대전두직근 · 상완이두근 · 상완삼두근 · 흉쇄유돌근 · 대흉근

시작 자세
▶ 2번 시작 자세를 취한다.

테크닉
▶ 숨을 참지 않고 천천히 들이쉬고 내쉰다.

▶ 손가락이 위를 향하도록 하고 손바닥을 이마에 얹는다.

▶ 손바닥으로 이마를 가볍게 누르는 동시에 머리는 움직이지 않고 손 쪽으로 가볍게 밀어준다.

▶ 6초 동안 눌러준다.

▶ 그 자세에서 움직이지 않고 목과 손의 긴장을 풀어준다.

▶ 전체 동작을 두 번 더 반복한다.

등척성 수축. 이마에 손 얹기와 머리 뒤에 손 얹기

등척성 수축. 머리 뒤에 손 얹기

037

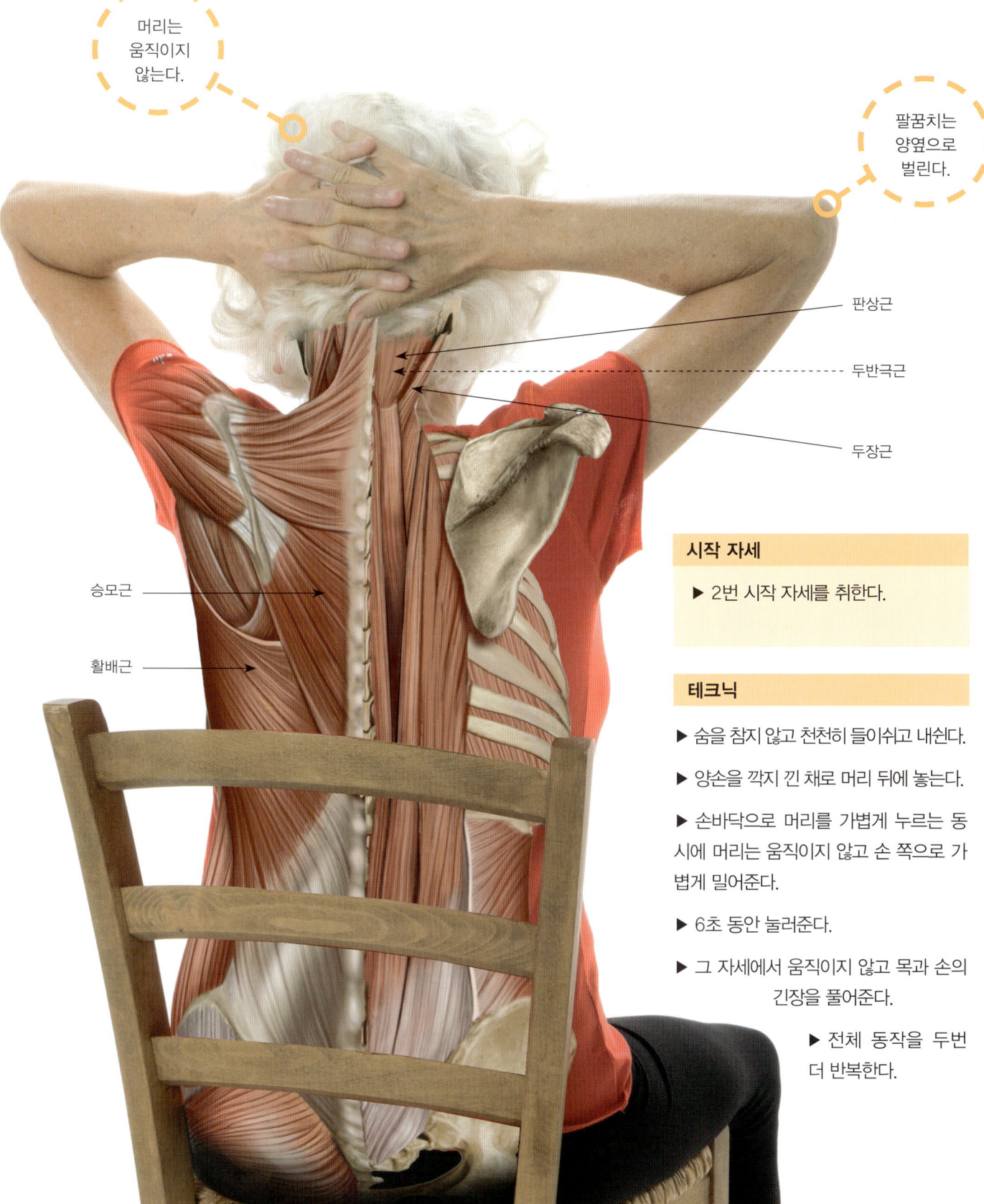

머리는 움직이지 않는다.

팔꿈치는 양옆으로 벌린다.

판상근

두반극근

두장근

승모근

활배근

시작 자세
▶ 2번 시작 자세를 취한다.

테크닉
▶ 숨을 참지 않고 천천히 들이쉬고 내쉰다.

▶ 양손을 깍지 낀 채로 머리 뒤에 놓는다.

▶ 손바닥으로 머리를 가볍게 누르는 동시에 머리는 움직이지 않고 손 쪽으로 가볍게 밀어준다.

▶ 6초 동안 눌러준다.

▶ 그 자세에서 움직이지 않고 목과 손의 긴장을 풀어준다.

▶ 전체 동작을 두번 더 반복한다.

Anatomía & Estiramientos para la tercera EDAD

목 스트레칭

목의 정적 스트레칭. 굴곡

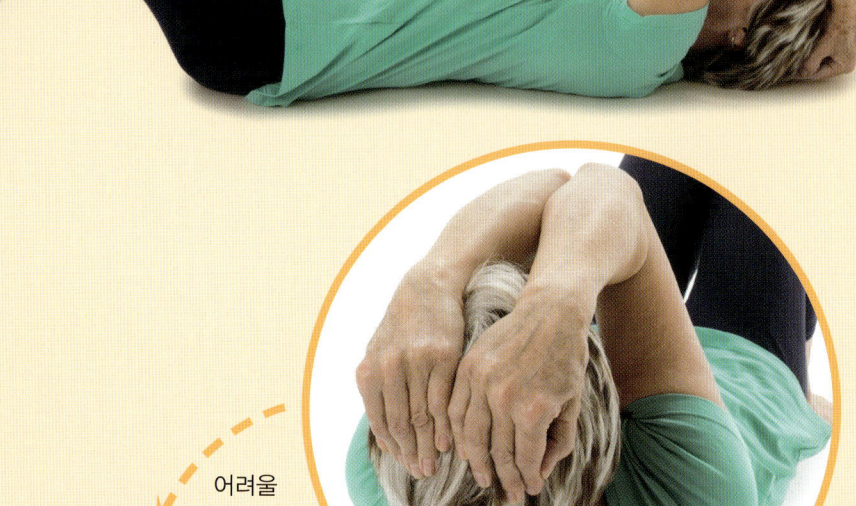

시작 자세

▶ 얇은 매트리스, 두꺼운 매트 또는 담요를 깔고 바닥에 누운 자세로 스트레칭을 한다.

▶ 무릎을 구부려 요추 부위가 편안히 바닥을 지지할 수 있도록 한다.

▶ 발과 무릎을 엉덩이 너비만큼 벌리고 발은 정면을 향하게 하여 서로 평행하게 유지한다.

▶ 손을 끌어올려 정수리를 잡고 팔꿈치, 팔뚝, 손의 바깥쪽 가장자리를 최대한 끌어올린다. 이 자세가 어려운 경우, 정수리 부근에서 손깍지를 껴서 잡는다.

▶ 입술은 벌리고 턱은 느슨하게 한다.

어려울 경우

이점

▶ 척추가 올바른 위치에 정렬되도록 하고 압착을 방지하여 경추 과전만증을 교정한다.

▶ 목 근육을 강화하여 목 부위의 긴장과 불편함을 줄여준다.

주의사항

▶ 손으로 견인력을 가해 고개를 들었다가 내릴 때 세심한 주의를 기울여야 하며, 부드럽고 천천히 동작을 수행하도록 한다.

▶ 경추 부위가 약한 경우, 스트레칭하는 동안 견인력을 사용하지 말고 손으로 머리만 지탱한다.

목의 정적 스트레칭. 굴곡

테크닉

▶ 시작 자세에서 숨을 들이마시고 내쉬면서 손의 견인력을 이용해 고개를 천천히 들고 앞으로 기울여 턱 끝을 가슴 쪽으로 가져온다.

▶ 흉요추 부위는 바닥에서 들어 올리지 않고 경추 부위만 들어 올린다.

▶ 5~10초 동안 천천히 숨을 들이쉬고 내쉬며 스트레칭을 유지한다.

▶ 숨을 들이마시면서 고개를 천천히 바닥으로 내린다. 손으로 머리를 잡고 계속 견인 동작을 수행하며, 턱 끝이 들어간 상태에서 경추 부위가 계속 늘어나면서 척추가 바닥에 안착되는 것을 느껴본다.

▶ 전체 동작을 세 번 더 반복한다.

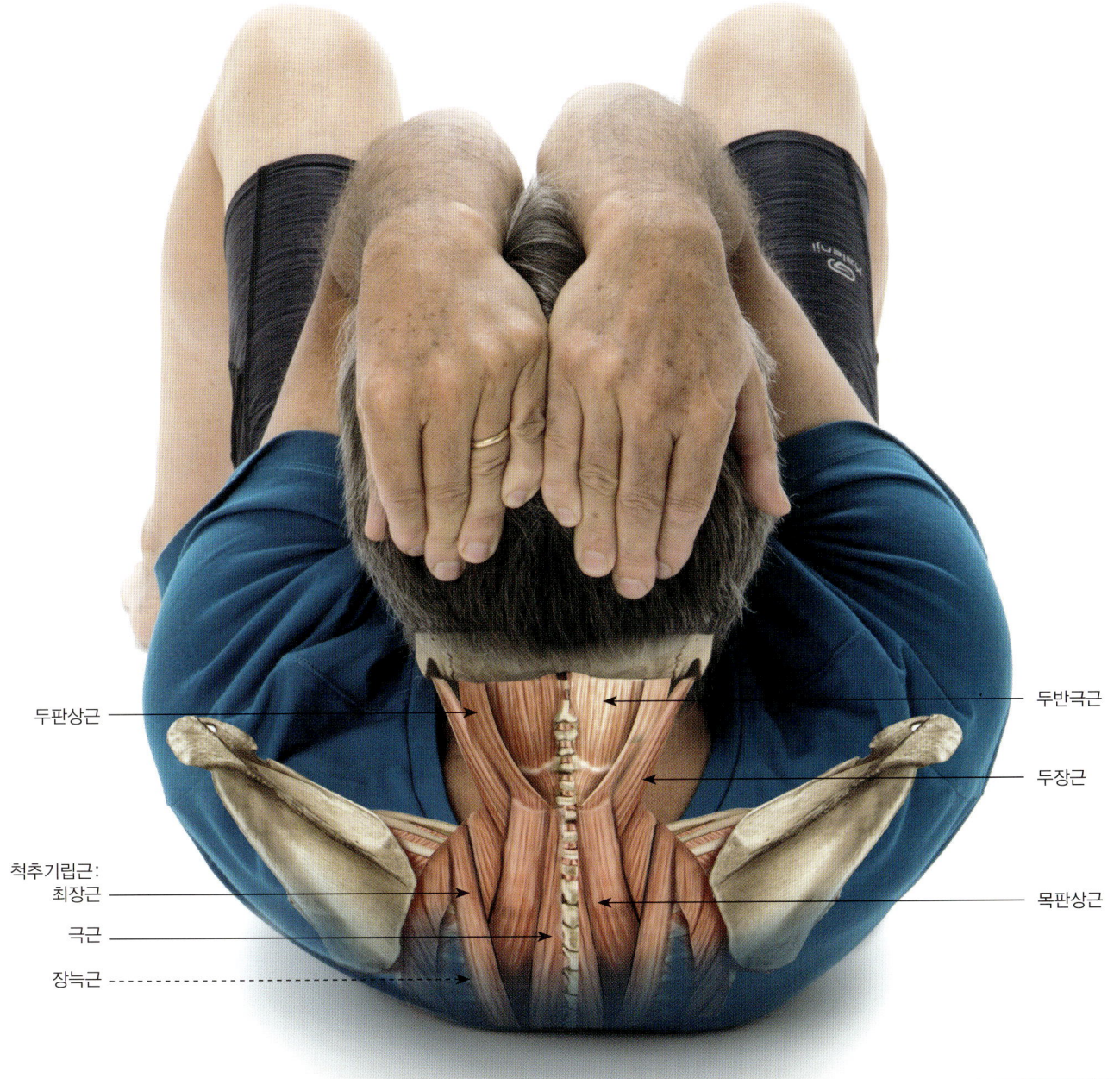

두판상근
척추기립근:
　최장근
　극근
　장늑근
두반극근
두장근
목판상근

Anatomía & Estiramientos para la tercera EDAD

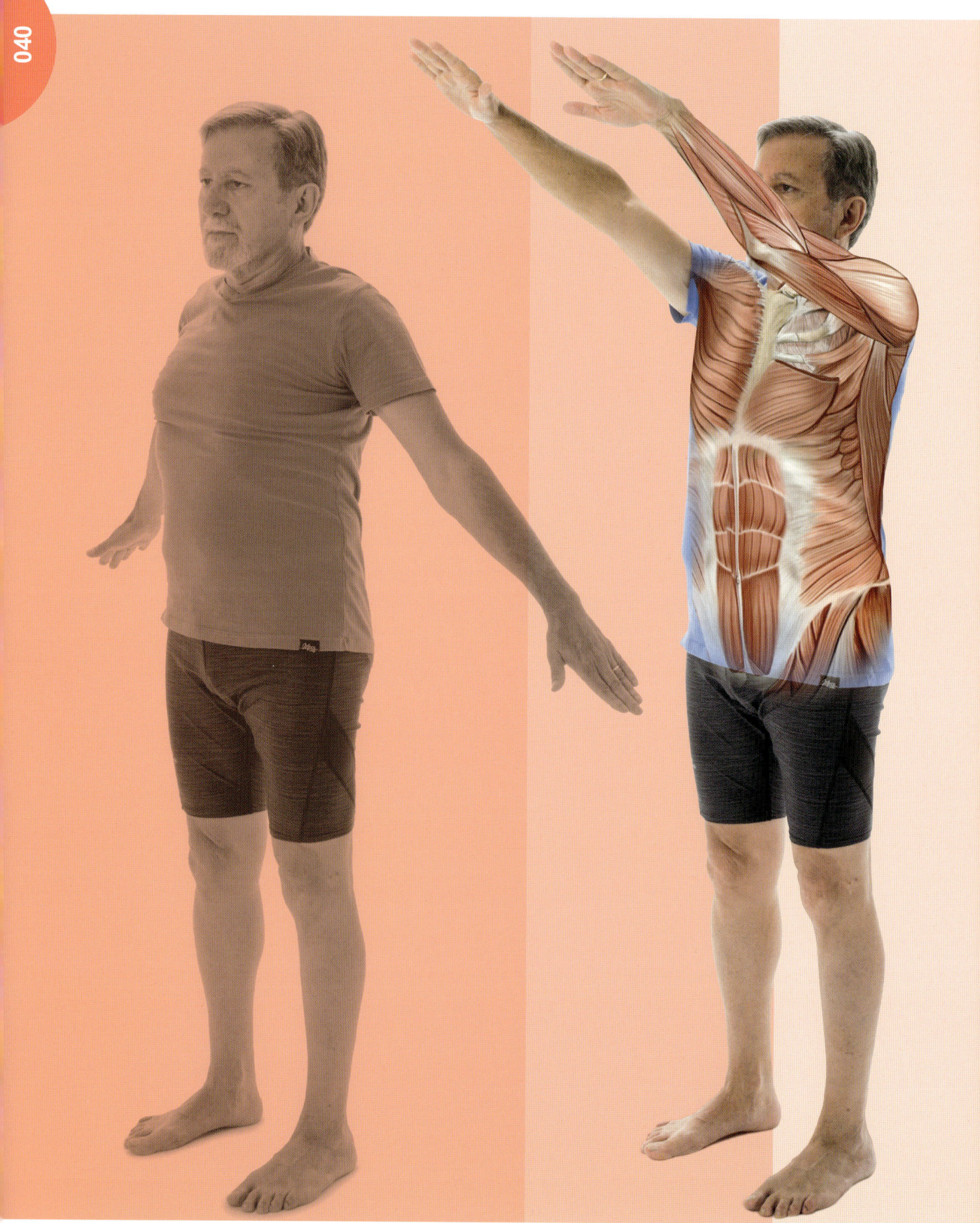

시니어 스트레칭 해부학

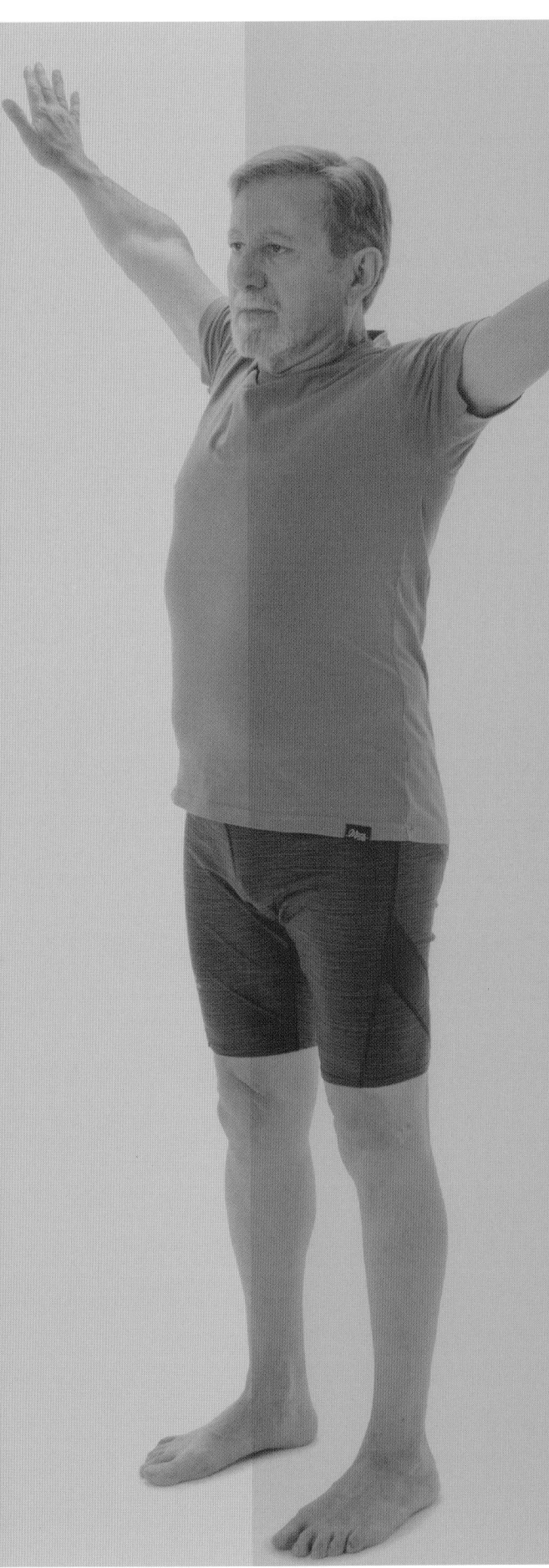

상체 스트레칭

어깨와 팔
어깨는 팔이 광범위한 움직임을 수행할 수 있게 해주며, 몸을 지탱하거나 힘을 발휘해야 할 때 안정성을 제공한다.

팔꿈치와 팔뚝
팔꿈치는 팔이 팔뚝을 축으로 회전하고 구부리고 펴는 동작을 가능하게 한다.

손목과 손
손목의 복잡한 구조 덕분에 손은 여러 가지 방식으로 쉽게 위치를 바꿀 수 있으며, 이에 따라 다양한 작업을 수행할 수 있다.

작은 손가락 관절은 손가락에 뛰어난 가동성을 제공하여 섬세한 동작부터 큰 동작까지 다양한 손짓과 움직임을 수행할 수 있도록 도와준다.

이 챕터에서 설명하는 스트레칭은 상지를 구성하는 여러 부위를 이완·강화하고 유연하게 만들어 그 기능을 촉진하고 발생 가능한 문제를 줄이는 데 도움을 준다.

Anatomía & Estiramientos para la tercera EDAD

상체 스트레칭

어깨의 동적 스트레칭. 상승 및 하강

시작 자세

▶ 1번 시작 자세를 취한다.

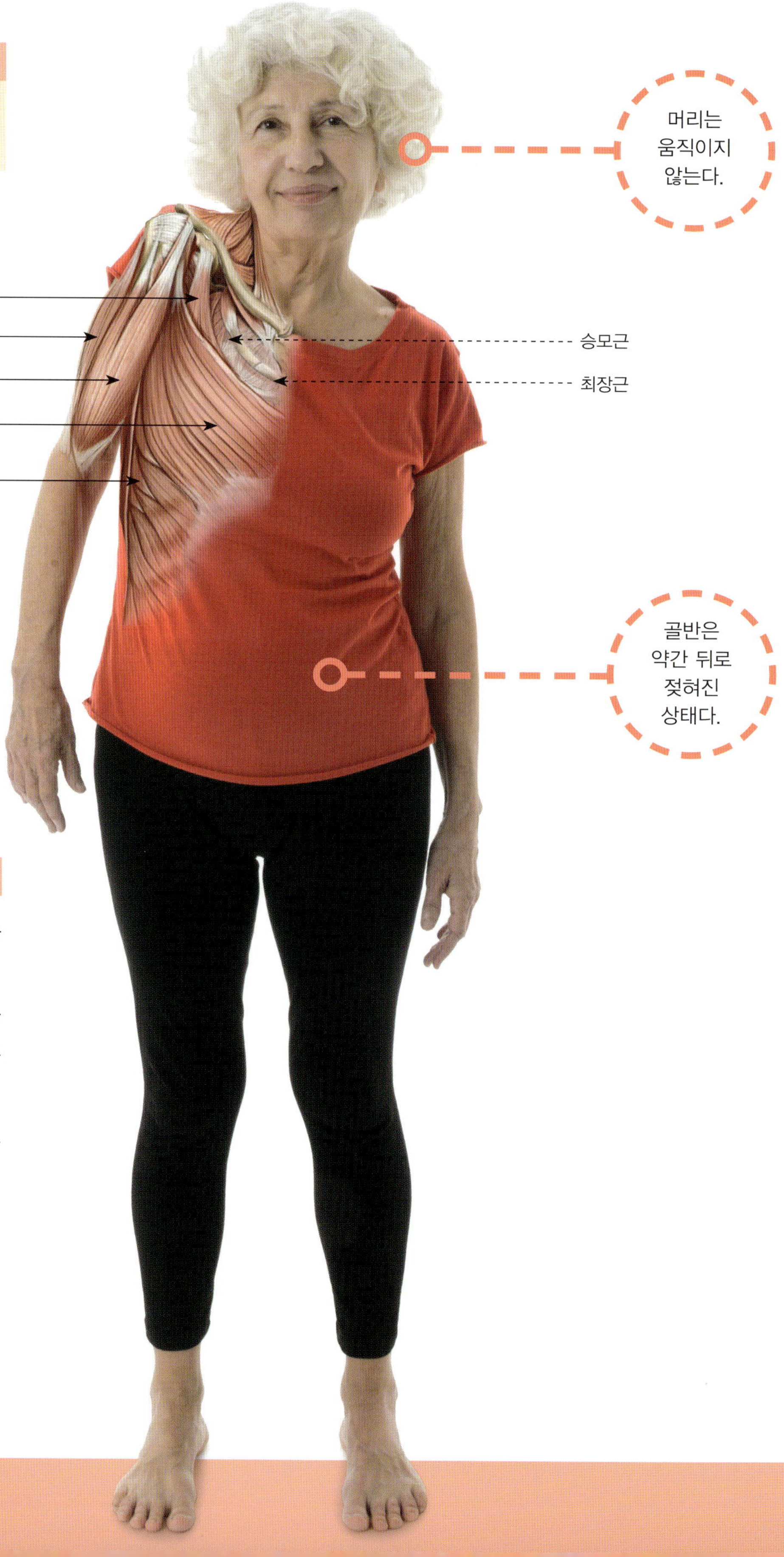

근육 레이블:
- 소흉근
- 상완삼두근
- 상완이두근
- 대흉근
- 전거근
- 승모근
- 최장근

자세 포인트:
- 머리는 움직이지 않는다.
- 골반은 약간 뒤로 젖혀진 상태다.

테크닉

▶ 왼쪽 어깨를 내리면서 오른쪽 어깨를 귀 쪽으로 들어 올린다.

▶ 몇 초간 스트레칭을 유지한 다음 그 반대로 오른쪽 어깨를 서서히 내리고 왼쪽 어깨를 들어 올린다.

▶ 전체 과정을 천천히 10~15회 반복한다.

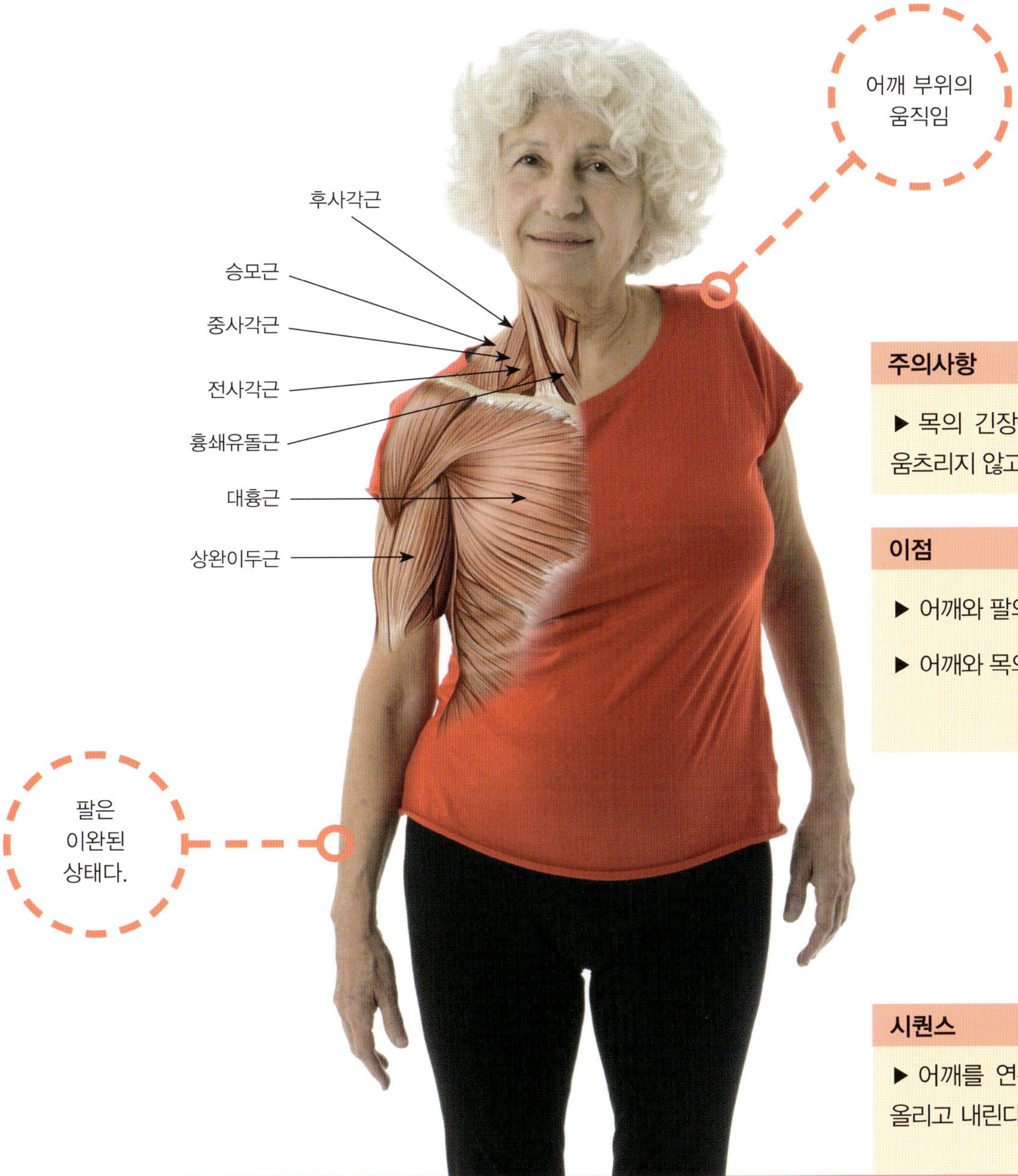

어깨의 동적 스트레칭. 상승 및 하강

043

- 후사각근
- 승모근
- 중사각근
- 전사각근
- 흉쇄유돌근
- 대흉근
- 상완이두근

어깨 부위의 움직임

팔은 이완된 상태다.

주의사항
▶ 목의 긴장을 피하기 위해 어깨를 움츠리지 않고 들어 올린다.

이점
▶ 어깨와 팔의 긴장을 풀고 이완한다.
▶ 어깨와 목의 불편함을 완화한다.

시퀀스
▶ 어깨를 연속적이고 리드미컬하게 올리고 내린다.

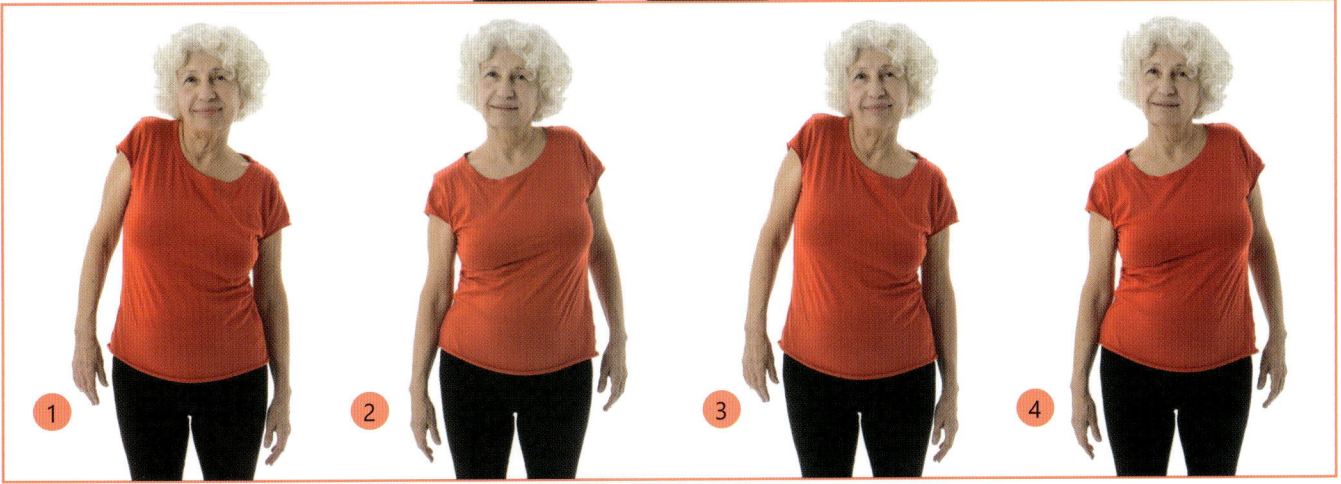

1 2 3 4

Anatomía & Estiramientos para la tercera EDAD

상체 스트레칭

어깨와 팔의 동적 스트레칭. 전인과 후인

시작 자세
▶ 1번 시작 자세를 취한다.

테크닉
▶ 숨을 들이마시고 내쉬면서 어깨를 들어 올리지 않고 앞쪽과 안쪽으로 움직이면서 전인 동작을 취한다. 이 동작은 팔이 아닌 어깨에서 시작하고 팔은 함께 움직인다.

▶ 숨을 들이마시면서 시작 자세로 돌아온 후 어깨를 들어 올리지 않고 뒤쪽과 바깥쪽으로 움직이면서 후인 동작을 한다.

▶ 숨을 내쉬며 시작 자세로 돌아와 전체 과정을 10~20회 반복한다.

이점
▶ 어깨의 긴장을 감소시켜 가동성을 높이고 근육 경직을 줄여준다.
▶ 어깨 관절 부상으로부터 회복을 돕는다.

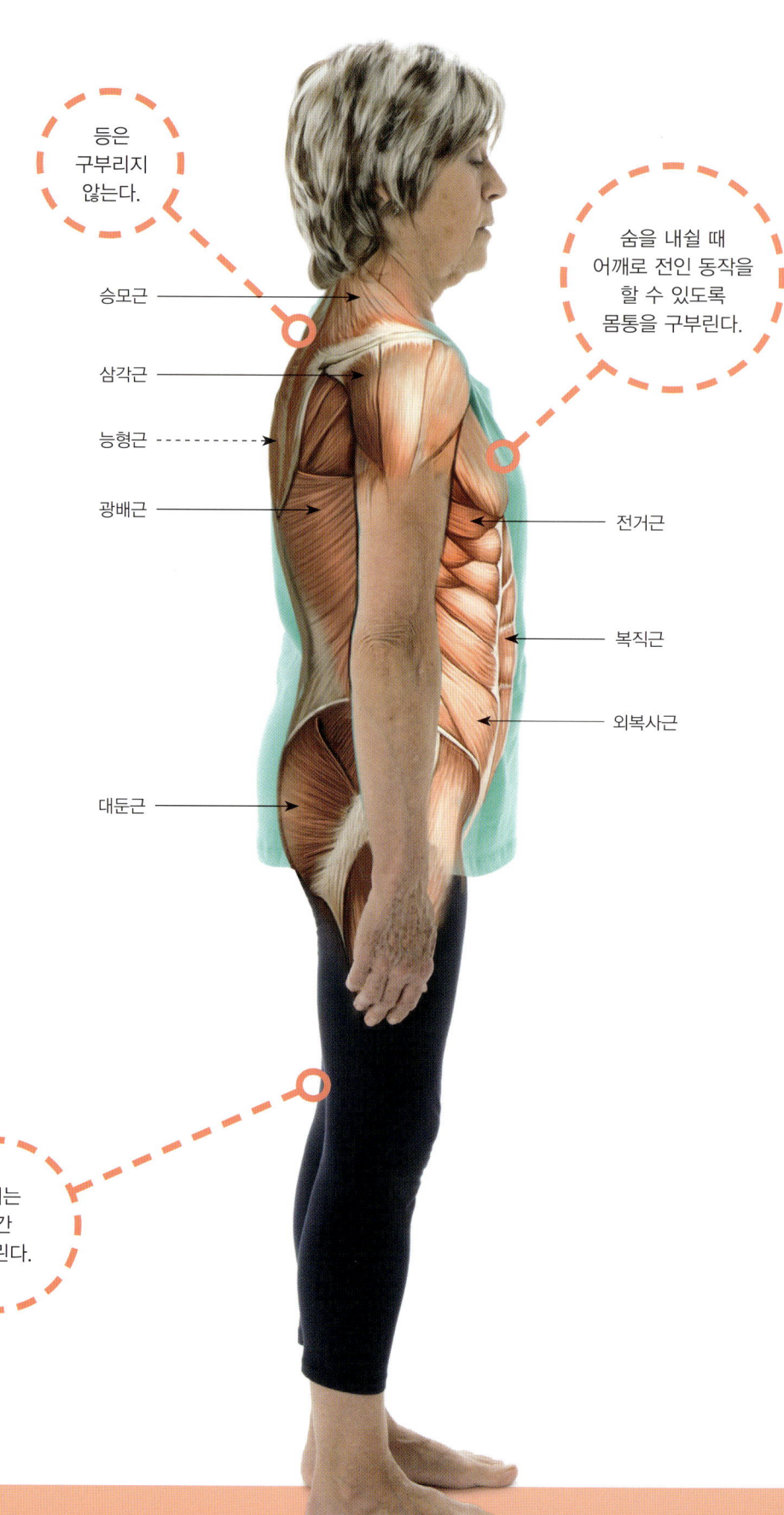

등은 구부리지 않는다.

숨을 내쉴 때 어깨로 전인 동작을 할 수 있도록 몸통을 구부린다.

승모근
삼각근
능형근
광배근
전거근
복직근
외복사근
대둔근

다리는 약간 구부린다.

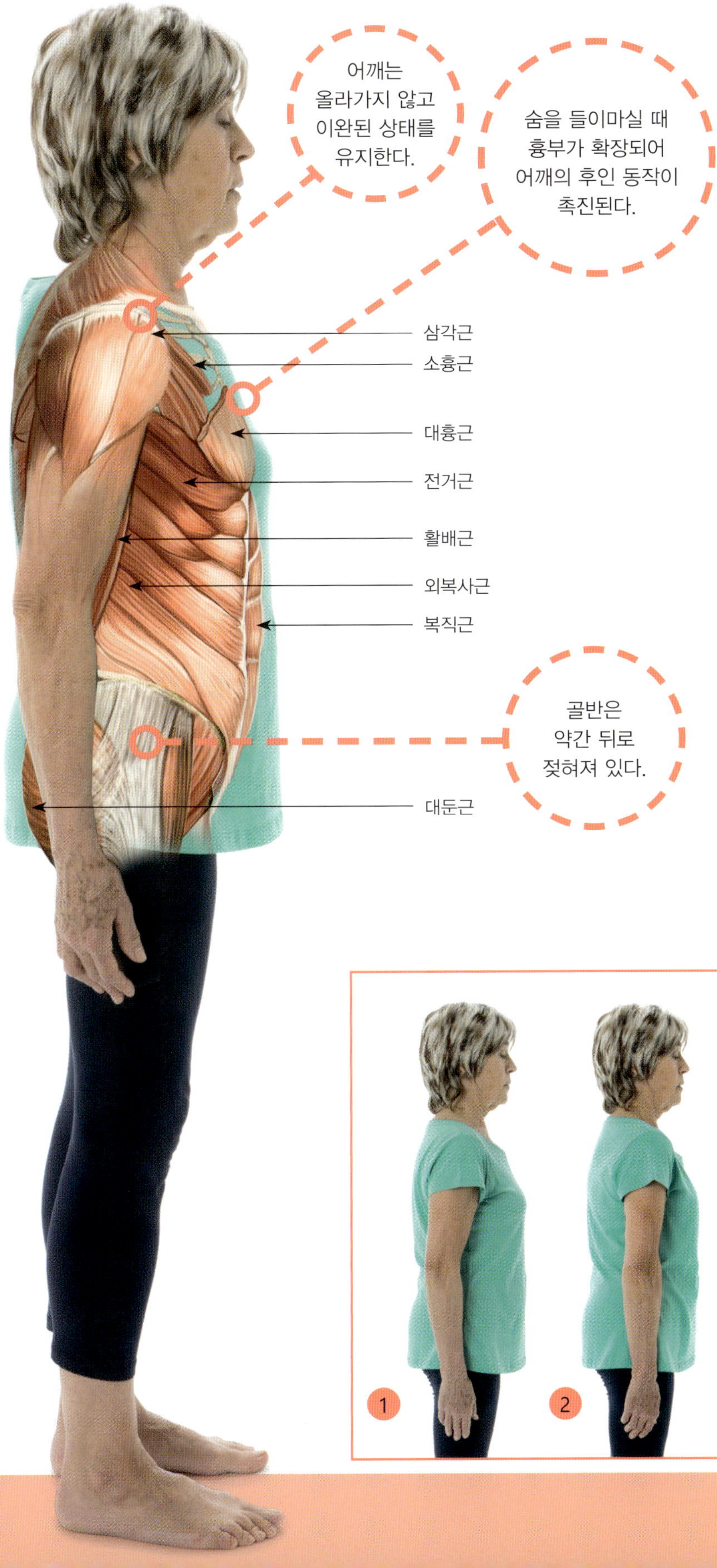

어깨와 팔의 동적 스트레칭. 전인과 후인

045

주의사항

▶ 어깨 관절에 불편함이 있을 경우, 강제로 후인 동작을 수행하지 않도록 한다.

시퀀스

▶ 각 동작에 해당하는 호흡의 단계에 따라 천천히 의식적으로 전인에서 후인 동작으로 전환한다.

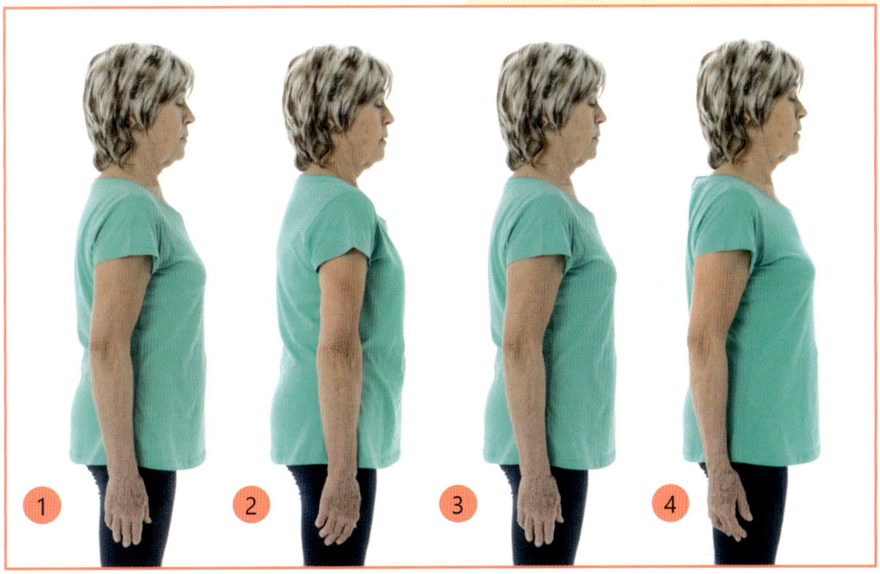

말풍선:
- 어깨는 올라가지 않고 이완된 상태를 유지한다.
- 숨을 들이마실 때 흉부가 확장되어 어깨의 후인 동작이 촉진된다.
- 골반은 약간 뒤로 젖혀져 있다.

근육 라벨:
- 삼각근
- 소흉근
- 대흉근
- 전거근
- 활배근
- 외복사근
- 복직근
- 대둔근

1 2 3 4

Anatomía & Estiramientos para la tercera EDAD

상체 스트레칭

어깨와 팔의 동적 스트레칭: 외회전과 내회전

시작 자세
▶ 1번 시작 자세를 취한다.

테크닉
▶ 팔을 들어 올려 옆으로 쭉 뻗어 몸통과 약 70°의 각도를 형성한다.

▶ 숨을 들이마실 때 손바닥을 위로 향하게 하고 손목을 서서히 바깥쪽으로 돌리면서 어깨와 팔의 외회전 동작을 한다.

▶ 내쉬는 숨에 손바닥을 아래로 향하게 하고 손목을 안쪽으로 돌리면서 어깨와 팔의 내회전 동작을 한다.

▶ 숨을 들이마시고 시작 자세로 돌아와 전체 과정을 10~15회 반복한다.

이점
▶ 어깨 관절을 부드럽게 하고 영양을 공급하여 마모를 방지한다.

▶ 어깨와 팔 근육을 강화하여 상완이두근을 강화하고 상완삼두근을 탄탄하게 하여 처짐을 방지한다.

주의사항
▶ 어깨에 불편함을 느끼는 경우, 팔을 몸통과 45° 각도로 유지하는 등 팔을 덜 들어 올린 상태에서 스트레칭하도록 한다.

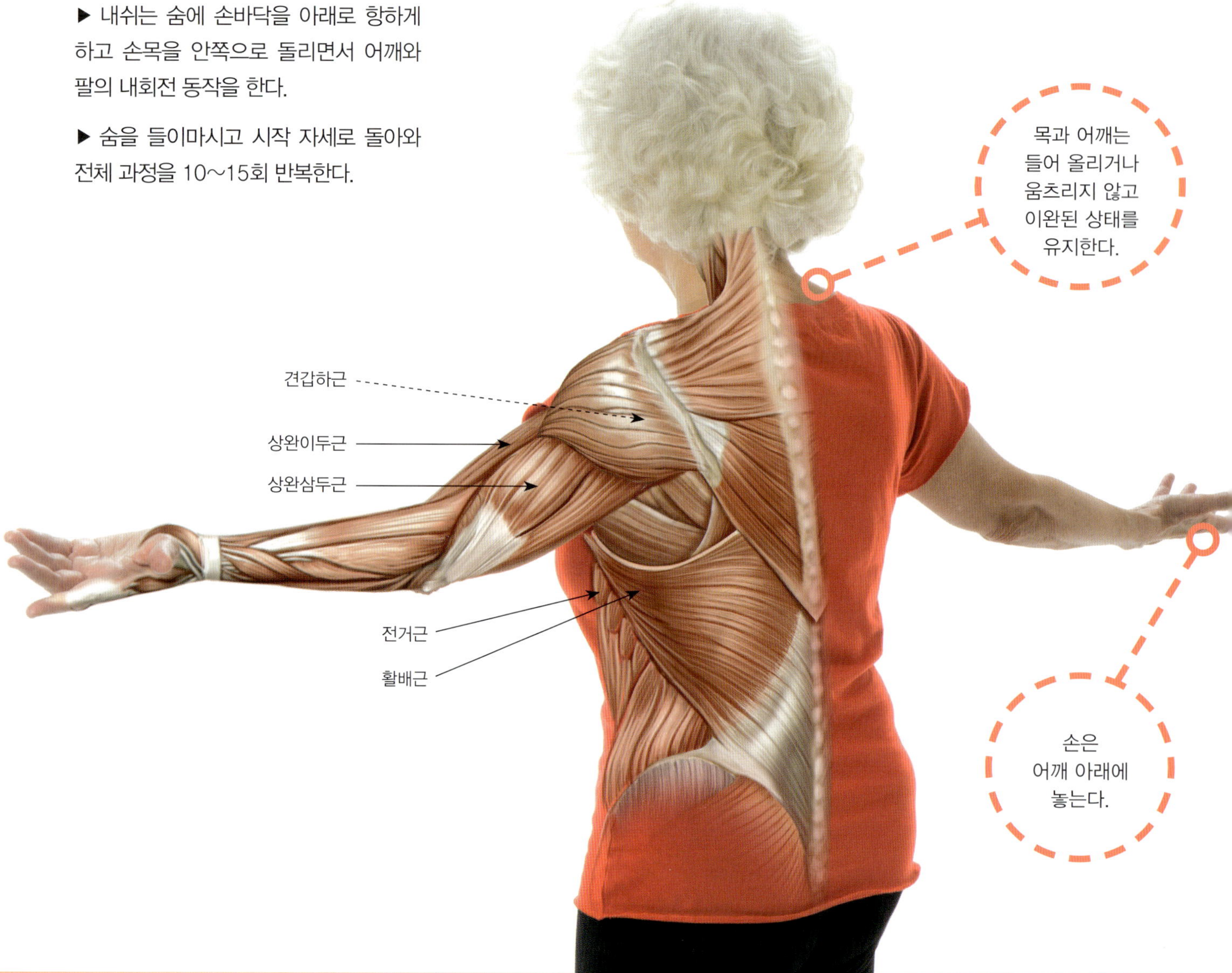

견갑하근
상완이두근
상완삼두근
전거근
활배근

목과 어깨는 들어 올리거나 움츠리지 않고 이완된 상태를 유지한다.

손은 어깨 아래에 놓는다.

시니어 스트레칭 해부학

어깨와 팔의 동적 스트레칭. 외회전과 내회전

047

시퀀스

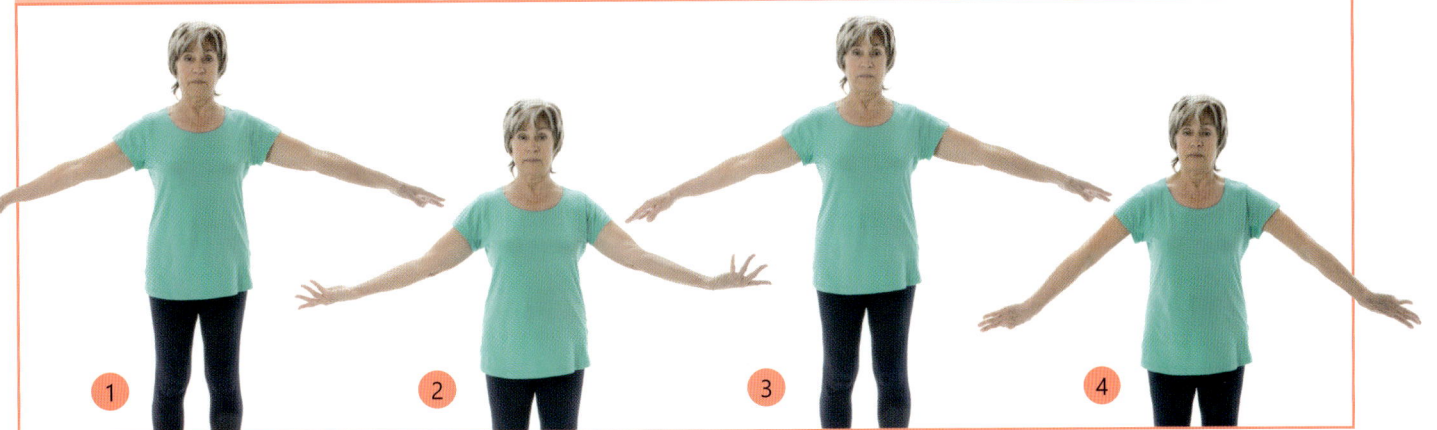

▶ 스트레칭 효과를 높이기 위해 손목을 가능한 한 최대치로 안쪽과 바깥쪽으로 돌리면서 회전을 수행한다.

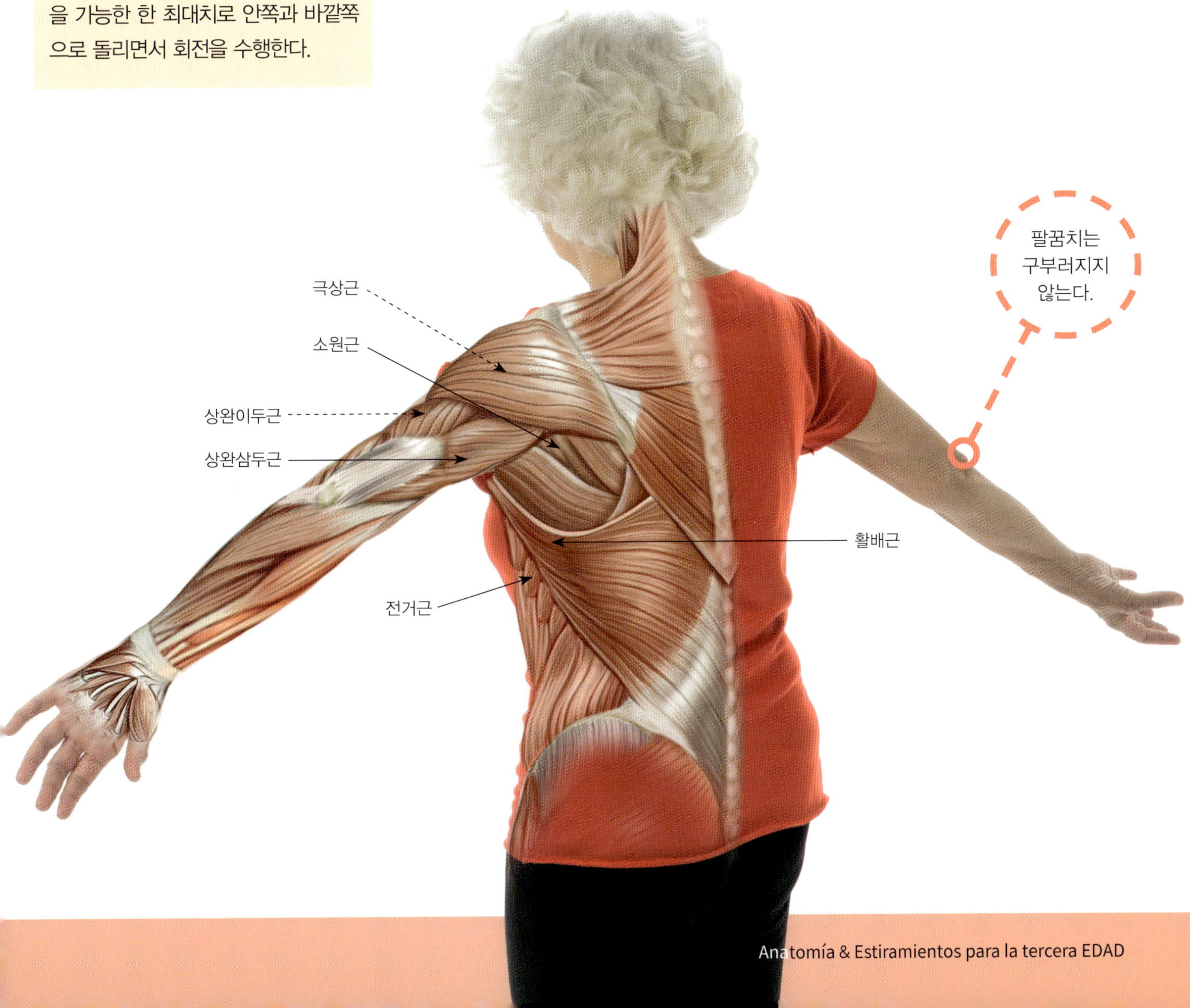

팔꿈치는 구부러지지 않는다.

- 극상근
- 소원근
- 상완이두근
- 상완삼두근
- 활배근
- 전거근

Anatomía & Estiramientos para la tercera EDAD

어깨와 팔의 동적 스트레칭. 굴곡과 신전

시작 자세
▶ 1번 시작 자세를 취한다.

테크닉
▶ 숨을 들이마시면서 몸 앞으로 뻗은 팔을 머리 옆으로 들어 올리면서 어깨 전인 동작과 굴곡 동작을 수행한다.

▶ 숨을 내쉬면서 팔을 서서히 내리고 시작 자세로 돌아올 때 팔을 뒤쪽과 위쪽으로 가져오며 어깨 후인 동작과 함께 신전 동작을 수행한다.

▶ 숨을 들이마시고 시작 자세로 돌아와 전체 과정을 10~15회 반복한다.

주의사항
▶ 어깨에 불편함이 있을 경우, 이 스트레칭을 조심스럽게 수행하도록 하며 팔을 덜 들어 올리도록 하고, 필요할 경우, 팔꿈치를 약간 굽힌 채로 진행한다.

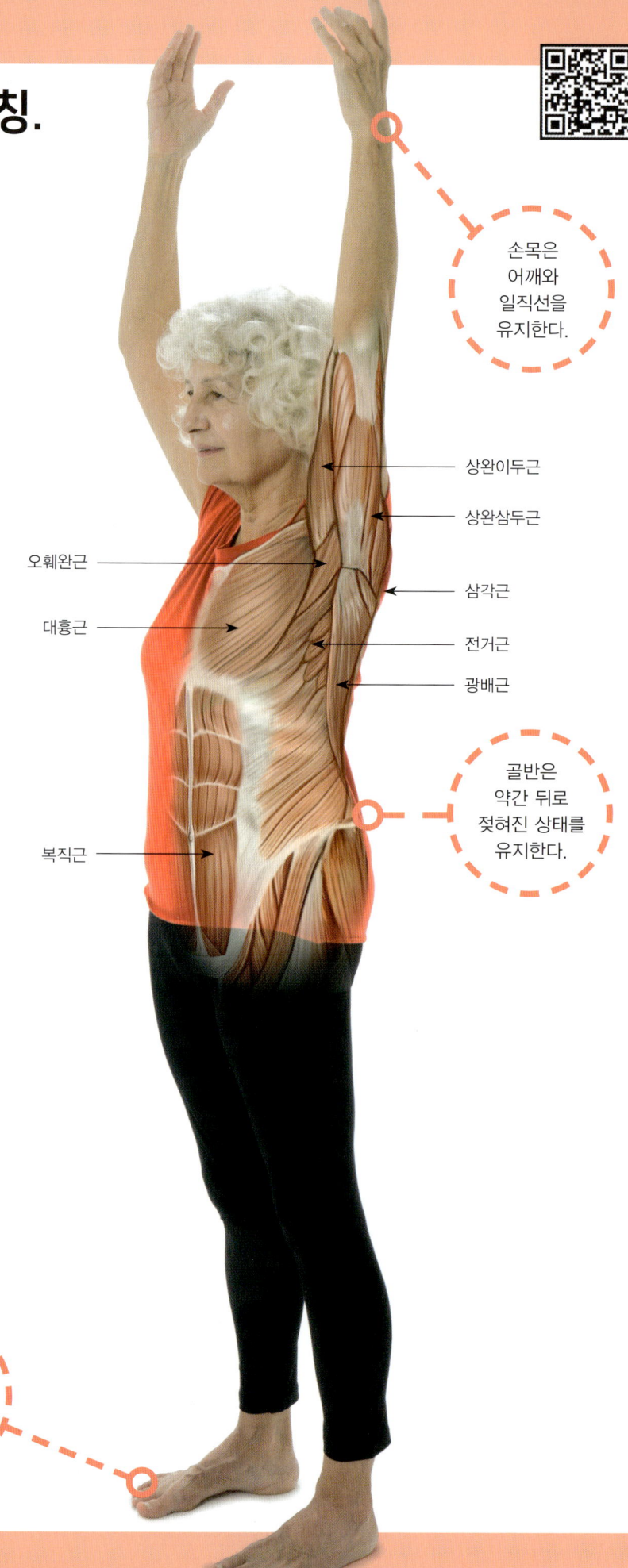

- 손목은 어깨와 일직선을 유지한다.
- 상완이두근
- 상완삼두근
- 오훼완근
- 삼각근
- 대흉근
- 전거근
- 광배근
- 복직근
- 골반은 약간 뒤로 젖혀진 상태를 유지한다.
- 발은 정면을 보고 있으며, 엉덩이와 정렬한다.

어깨와 팔의 동적 스트레칭. 굴곡과 신전

049

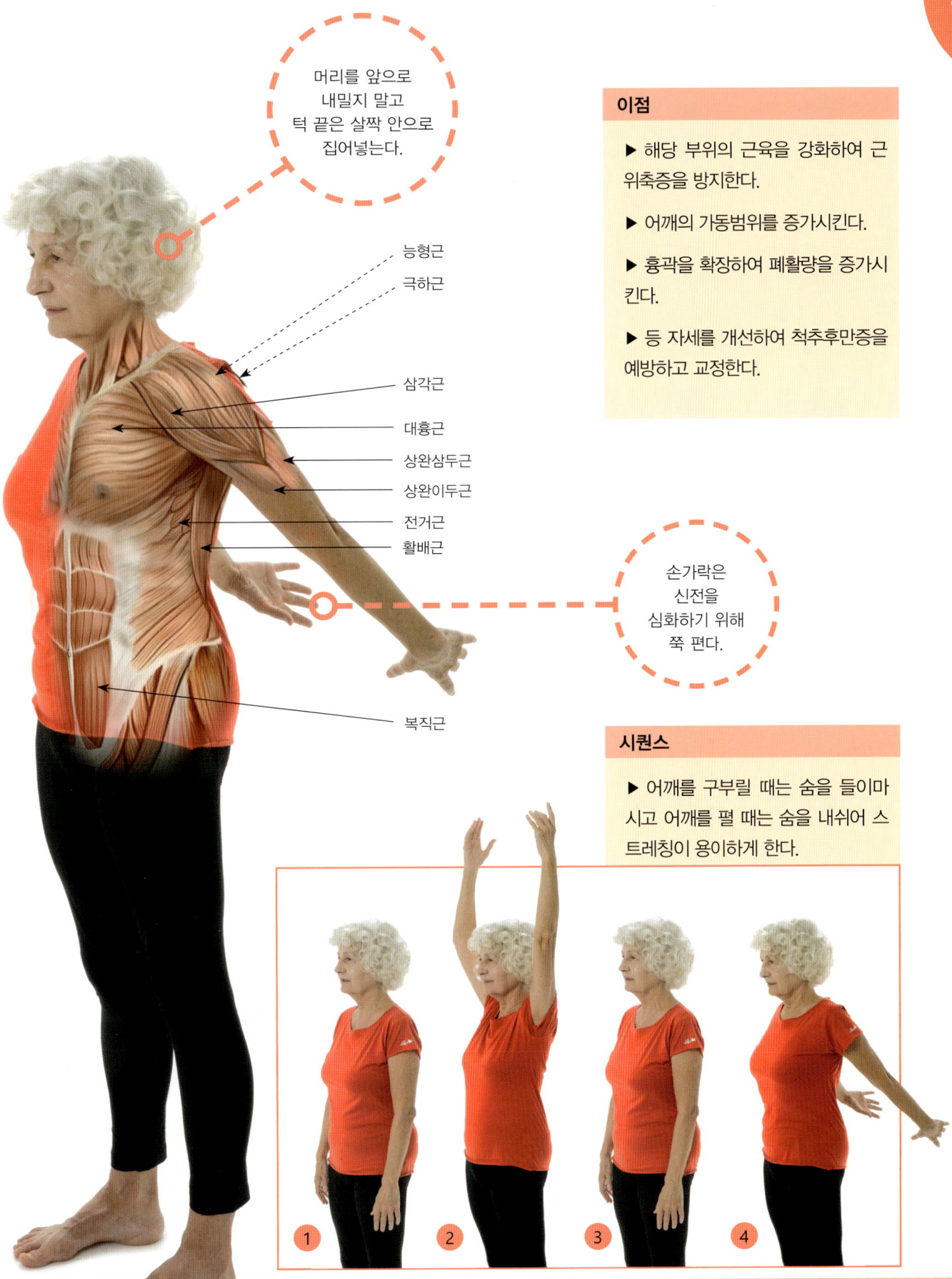

머리를 앞으로 내밀지 말고 턱 끝은 살짝 안으로 집어넣는다.

- 능형근
- 극하근
- 삼각근
- 대흉근
- 상완삼두근
- 상완이두근
- 전거근
- 활배근
- 복직근

손가락은 신전을 심화하기 위해 쭉 편다.

이점

▶ 해당 부위의 근육을 강화하여 근위축증을 방지한다.

▶ 어깨의 가동범위를 증가시킨다.

▶ 흉곽을 확장하여 폐활량을 증가시킨다.

▶ 등 자세를 개선하여 척추후만증을 예방하고 교정한다.

시퀀스

▶ 어깨를 구부릴 때는 숨을 들이마시고 어깨를 펼 때는 숨을 내쉬어 스트레칭이 용이하게 한다.

① ② ③ ④

Anatomía & Estiramientos para la tercera EDAD

상체 스트레칭

어깨와 팔의 동적 스트레칭.
뒤로 휘돌리기

시작 자세

▶ 1번 시작 자세를 취한다.

테크닉

▶ 숨을 들이마시면서 팔을 몸 앞으로 곧게 들어 올린다. 머리 옆에 올 때까지 어깨를 펴준다.

▶ 숨을 내쉬며 외전 동작으로 팔을 옆으로 벌리면서 내린다.

▶ 팔이 몸 옆에 올 때까지 뒤로 뻗었다가 내리고 내전 동작을 수행한다.

▶ 팔은 항상 곧게 유지한다.

▶ 전체 과정을 6회 더 반복한다.

시퀀스

▶ 모든 과정은 천천히 연속적으로 수행한다. 숨을 들이마실 때는 팔이 올라가고 내쉴 때는 팔이 내려가는 등 호흡의 단계에 따라 변화가 생긴다.

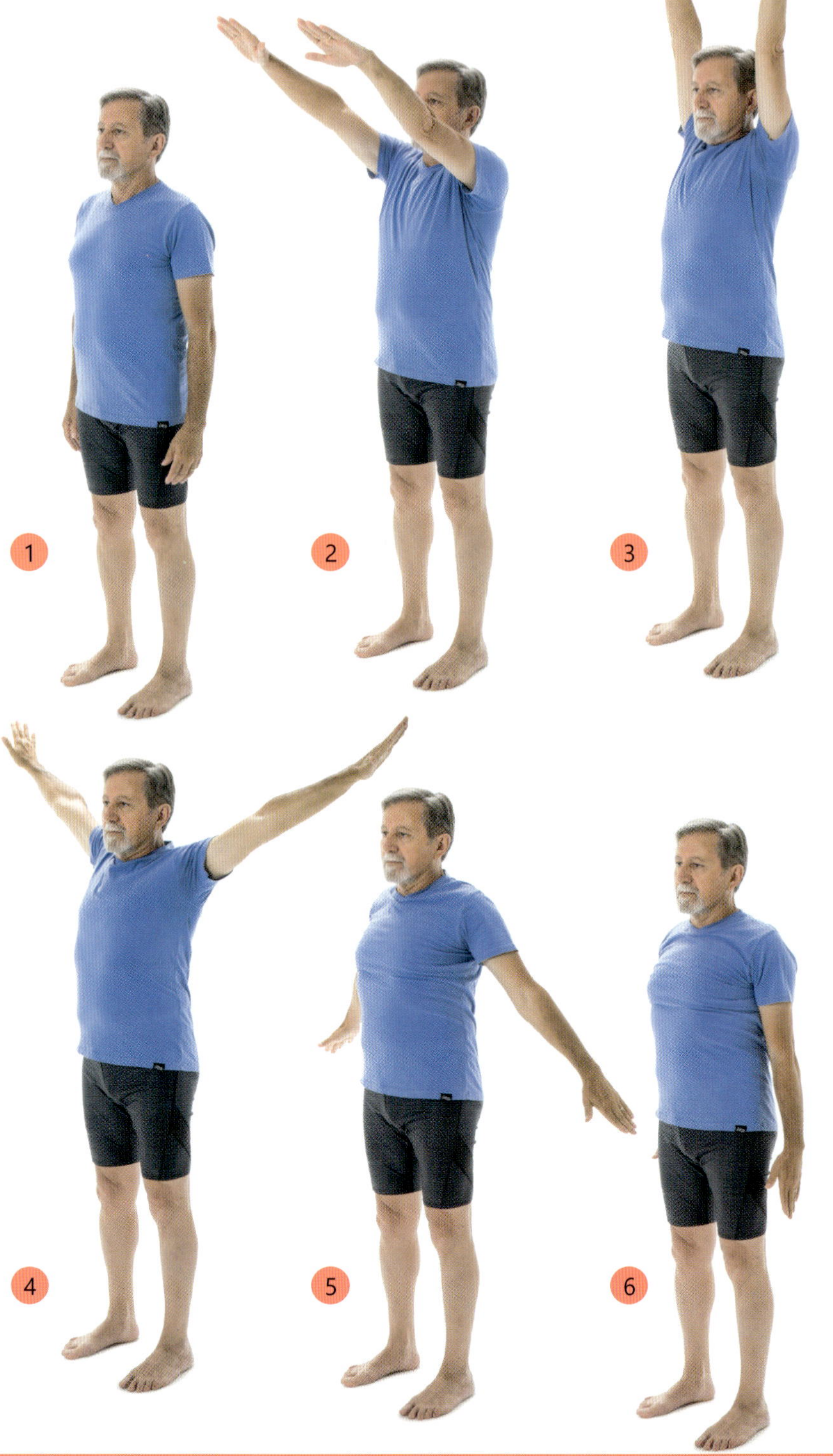

시니어 스트레칭 해부학

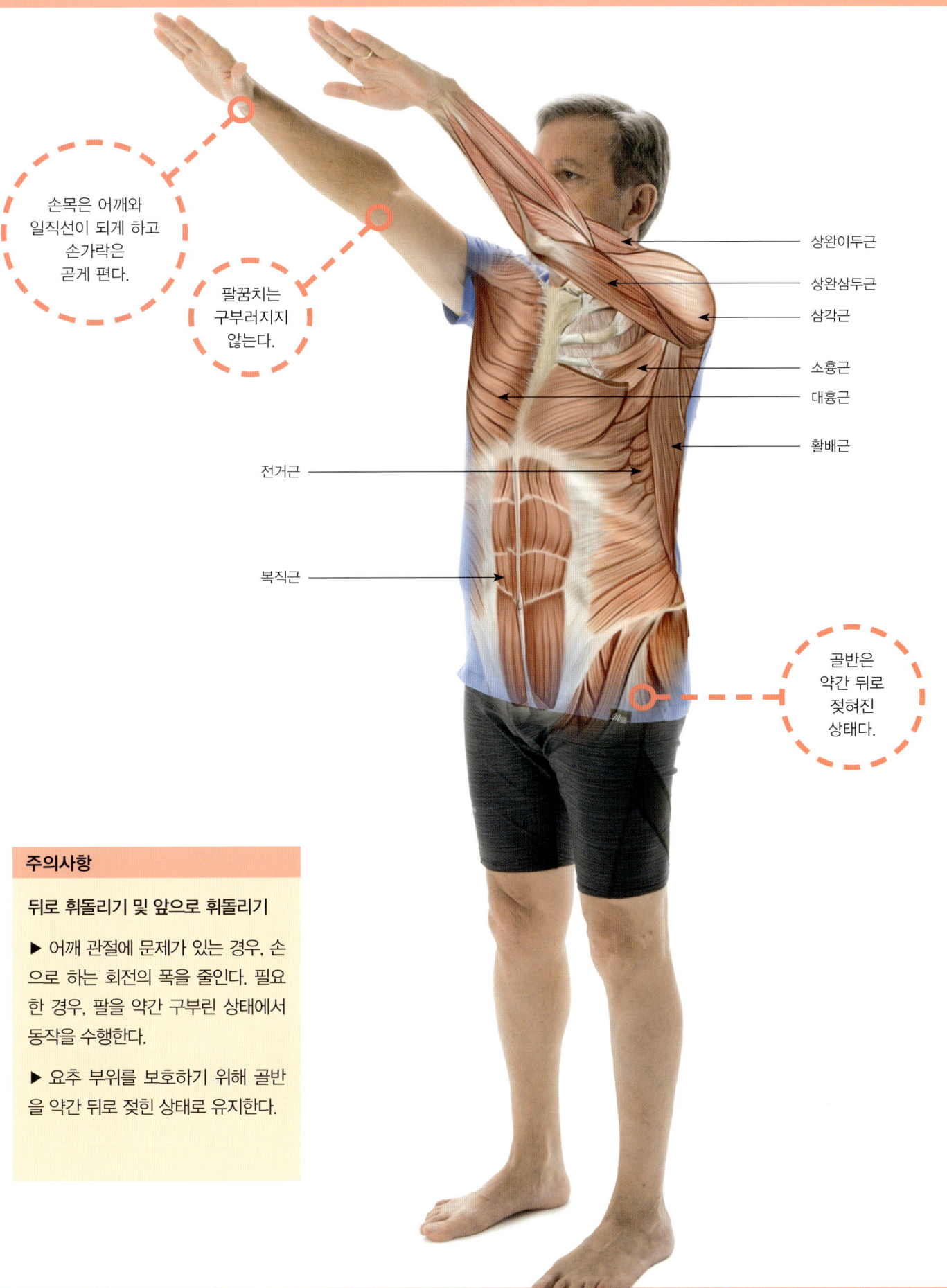

상체 스트레칭

어깨와 팔의 동적 스트레칭. 앞으로 휘돌리기

시작 자세
▶ 1번 시작 자세를 취한다.

테크닉
▶ 숨을 들이마시면서 팔을 뒤로 곧게 뻗고 위로 올리면서 내전 동작을 한다. 계속 팔을 떨어뜨린 채로 외전 동작을 하며 팔을 양쪽으로 벌린다.

▶ 팔이 머리 옆에서 어깨너비만큼 벌어질 때까지 들어 올린다.

▶ 숨을 내쉬며 팔을 시작 자세가 될 때까지 몸 앞으로 내린다.

▶ 팔은 항상 곧게 유지한다.

▶ 전체 과정을 6회 더 반복한다.

이점
뒤로 휘돌리기 및 앞으로 휘돌리기

▶ 어깨와 견갑골의 가동성을 크게 향상시킨다.

▶ 등 위쪽의 긴장을 풀어준다.

▶ 등의 과후만증을 예방하고 교정한다.

▶ 흉곽을 확장하여 폐활량을 증가시킨다.

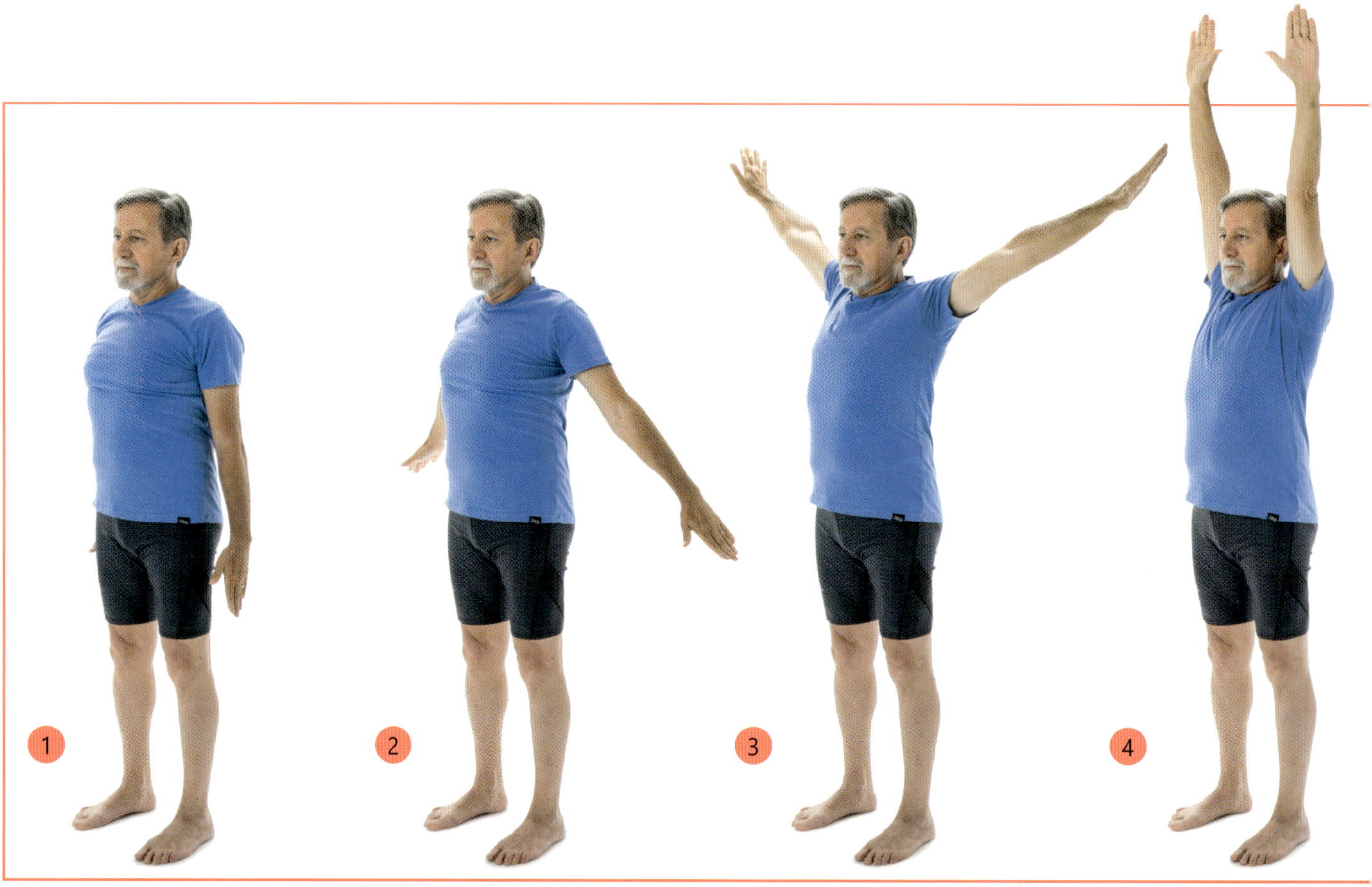

1　2　3　4

시니어 스트레칭 해부학

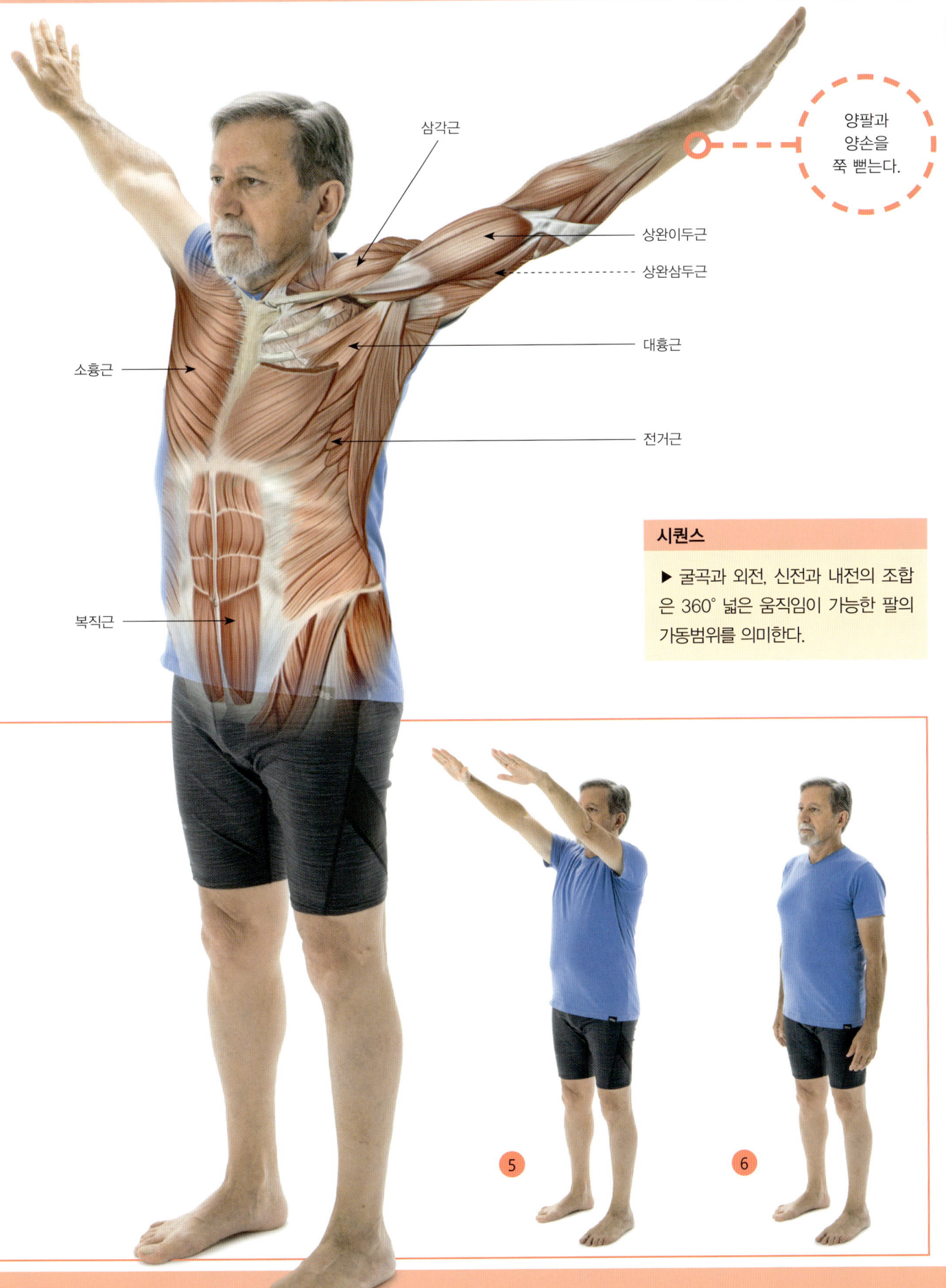

어깨와 팔의 동적 스트레칭. 앞으로 휘돌리기

삼각근
상완이두근
상완삼두근
대흉근
전거근
소흉근
복직근

양팔과 양손을 쭉 뻗는다.

시퀀스

▶ 굴곡과 외전, 신전과 내전의 조합은 360° 넓은 움직임이 가능한 팔의 가동범위를 의미한다.

Anatomía & Estiramientos para la tercera EDAD

상체 스트레칭

팔꿈치, 손목 및 손의 동적 스트레칭. 신전과 굴곡

시작 자세

▶ 1번 또는 2번 시작 자세를 취한다.

테크닉

▶ 오른손이 어깨 높이에 올 때까지 팔을 몸 앞으로 들어 올린다. 왼손바닥이 아래로 향하게 하여 오른손가락과 수직이 되도록 놓는다.

▶ 왼손으로 오른손가락 위를 부드럽게 누르면서 손목을 펴는 동작을 하며 아래쪽으로 가져온다.

▶ 몇 초 동안 스트레칭을 유지한다.

▶ 천천히 침착하게 호흡한다.

▶ 그런 다음 왼손으로 오른손을 잡고 오른쪽 어깨 쪽으로 가져가 손목과 팔꿈치를 구부린다.

▶ 몇 초간 굴곡 상태를 유지하고 팔을 다시 시작 자세로 가져온다. 전체 과정을 6~10회 반복한다. 왼손으로도 모든 과정을 수행한다.

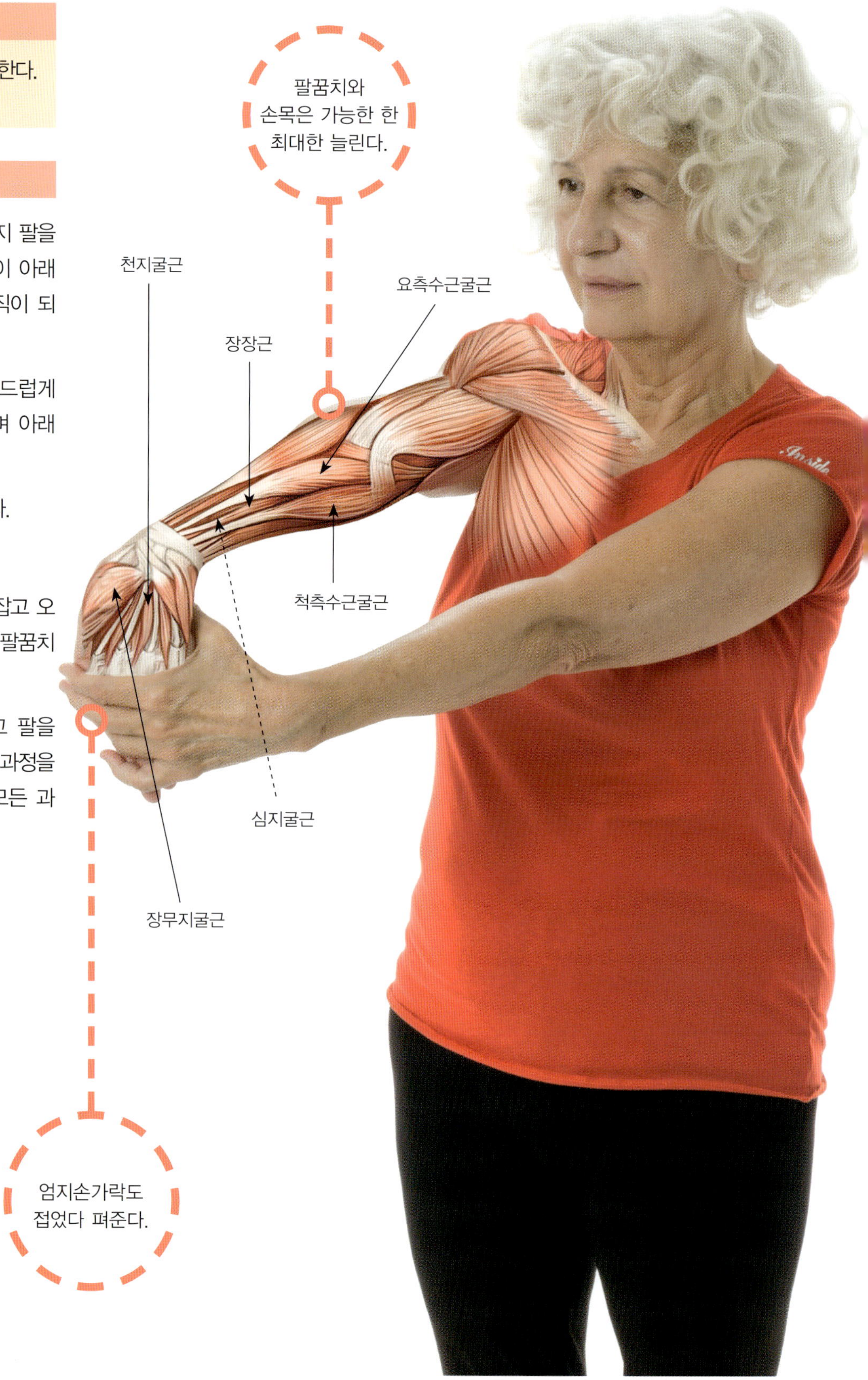

팔꿈치와 손목은 가능한 한 최대한 늘린다.

- 천지굴근
- 장장근
- 요측수근굴근
- 척측수근굴근
- 심지굴근
- 장무지굴근

엄지손가락도 접었다 펴준다.

팔꿈치, 손목 및 손의 동적 스트레칭. 신전과 굴곡

주의사항

▶ 손목터널증후군이 있는 사람은 조심스럽게 팔을 뻗어야 하며, 통증이 발생하는 최대치까지 뻗지 않게 주의하도록 한다.

▶ 운동 강도가 너무 세다면 손목을 어깨 높이로 유지하지 않고 팔을 더 내린 자세로 수행해도 된다.

이점

▶ 손목과 팔꿈치 관절을 강화한다.

▶ 손목과 손가락의 불편함을 완화한다.

▶ 팔꿈치 부상으로부터 회복을 돕고 팔꿈치 관절의 염증을 줄여준다.

시퀀스

▶ 굴곡과 신전 동작을 사이사이에 넣어 두 가지 스트레칭을 모두 보완한다.

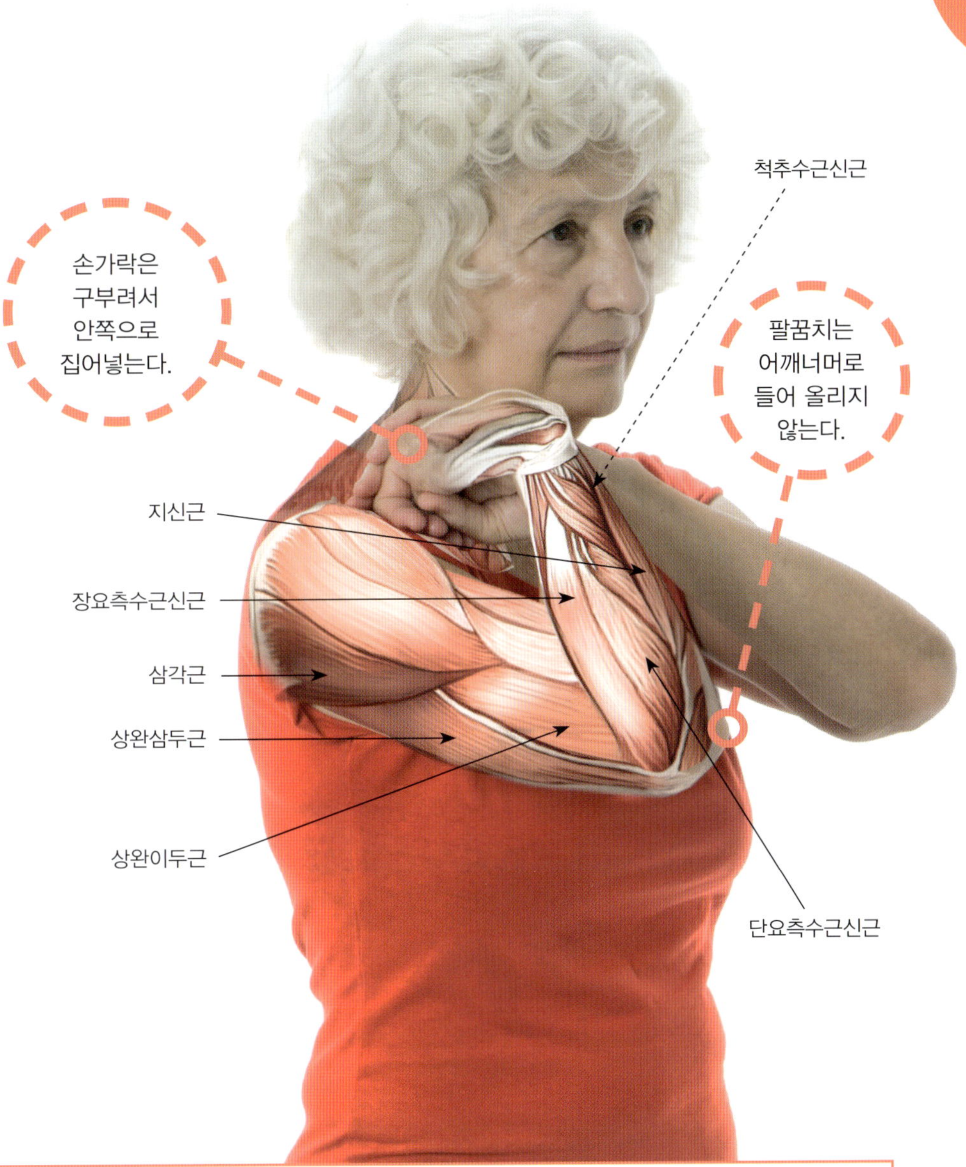

- 손가락은 구부려서 안쪽으로 집어넣는다.
- 팔꿈치는 어깨너머로 들어 올리지 않는다.

척추수근신근
지신근
장요측수근신근
삼각근
상완삼두근
상완이두근
단요측수근신근

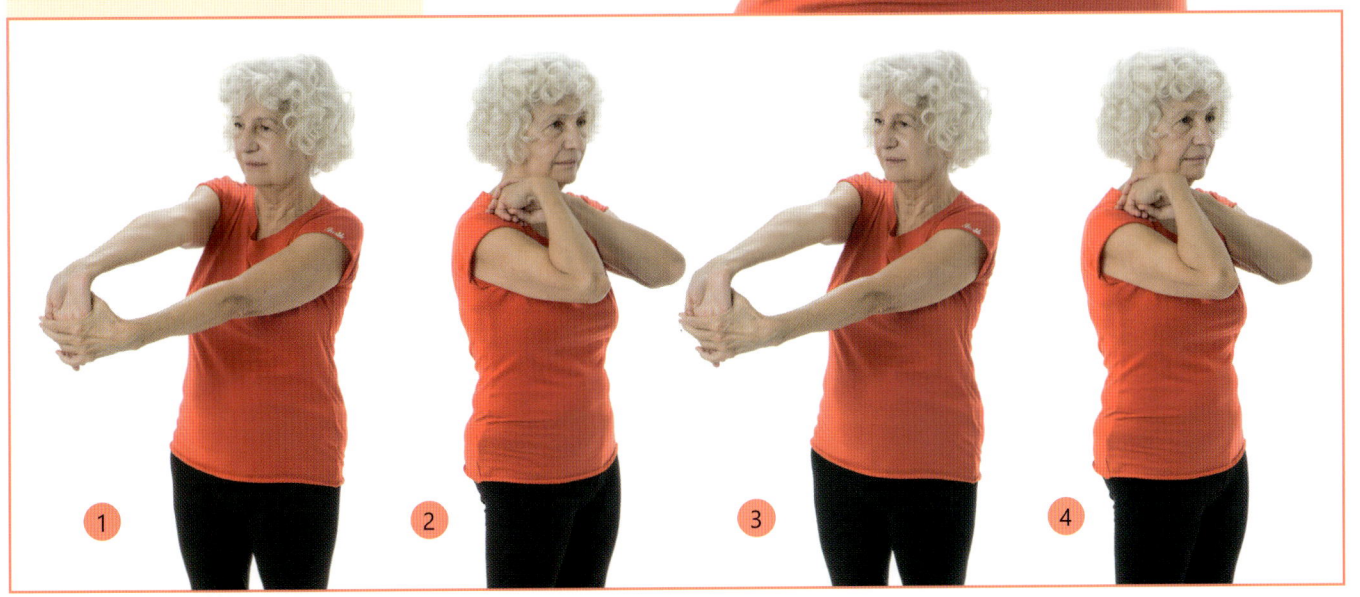

1 2 3 4

Anatomía & Estiramientos para la tercera EDAD

상체 스트레칭

손목의 동적 스트레칭.
내전과 외전

시작 자세
▶ 1번 또는 2번 시작 자세를 취한다.

테크닉
▶ 팔꿈치를 구부려 몸통 옆에 나란히 놓고 팔뚝을 벌리고 손바닥은 아래를 향하며 손가락은 모은 상태로 편다.

▶ 손목으로 내전 동작을 수행하여 손을 안쪽으로 움직인 다음 외전 동작을 수행하여 손목을 다시 바깥쪽으로 움직인다. 팔뚝은 움직이지 않는다.

▶ 전체 과정을 10~15회 반복한다.

주의사항
▶ 손목 관절에 불편함이나 부상이 있는 경우, 제한된 수준으로 외전을 진행한다.

이점
▶ 손목을 강화한다.
▶ 경직을 줄여 손목의 유연성을 높인다.
▶ 팔뚝 근육을 강화한다.

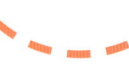
팔은 움직이지 않고 손만 움직인다.

- 삼각근
- 상완삼두근
- 상완이두근
- 척추수근신근
- 척측수근굴근
- 장무지외전근

시니어 스트레칭 해부학

손목의 동적 스트레칭. 내전과 외전

057

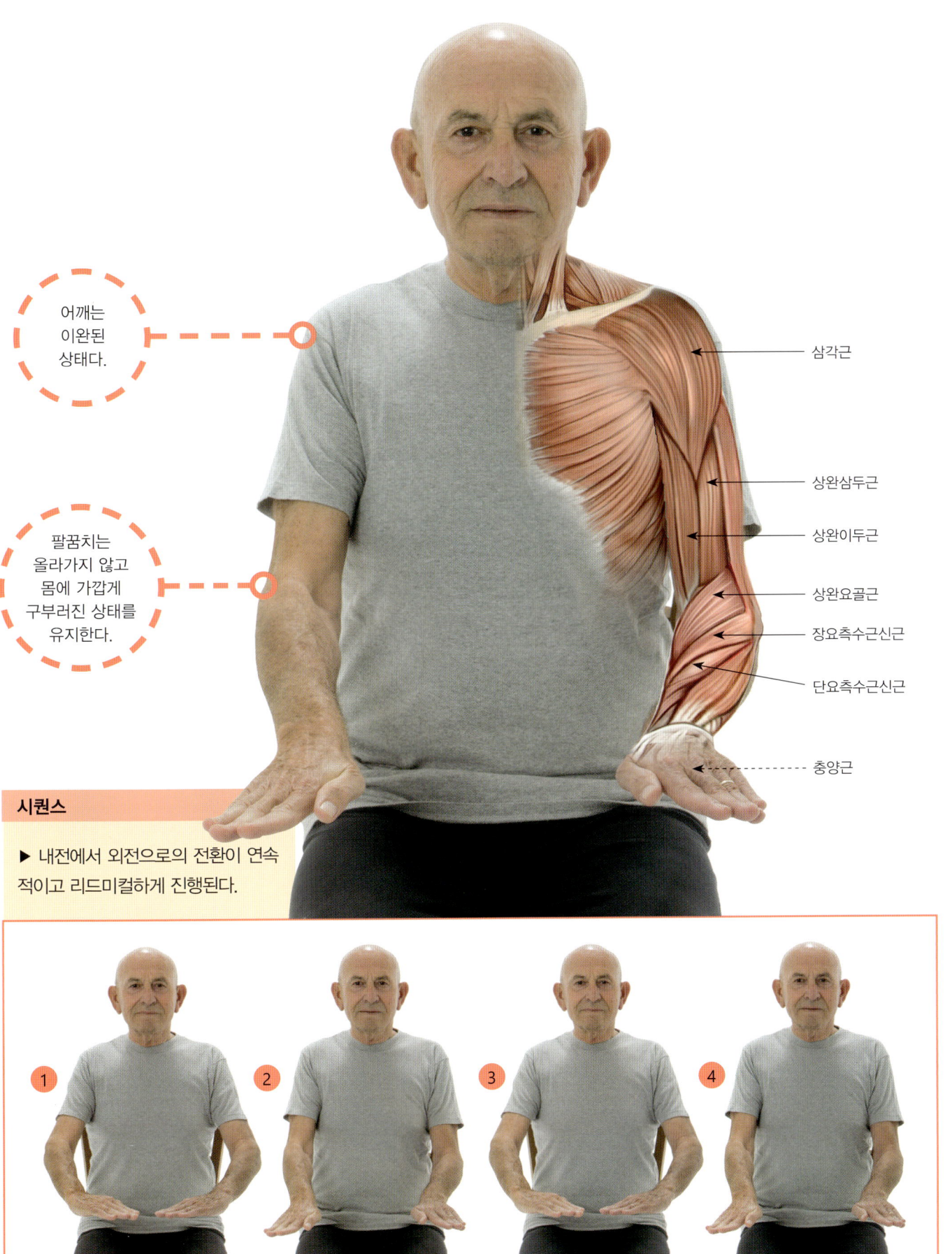

- 어깨는 이완된 상태다.
- 팔꿈치는 올라가지 않고 몸에 가깝게 구부러진 상태를 유지한다.
- 삼각근
- 상완삼두근
- 상완이두근
- 상완요골근
- 장요측수근신근
- 단요측수근신근
- 충양근

시퀀스

▶ 내전에서 외전으로의 전환이 연속적이고 리드미컬하게 진행된다.

1 2 3 4

Anatomía & Estiramientos para la tercera EDAD

상체 스트레칭

손목의 동적 스트레칭. 휘돌림

시작 자세
▶ 1번 또는 2번 시작 자세를 취한다.

테크닉

밖으로 휘돌리기

▶ 팔꿈치를 구부려 몸통 양옆에 얹은 상태에서 시작한다.

▶ 엄지손가락이 밖으로 향하게 주먹을 쥐고 손등이 위로 향하게 한 뒤 몸 앞으로 내민다.

▶ 내전 동작으로 손목을 부드럽게 위로 돌린다.

▶ 그런 다음 외전 동작을 사용하여 손목을 앞으로 움직이고 손목이 펴질 때까지 앞쪽으로 돌린다.

▶ 손목을 천천히 다시 시작 지점으로 내린다.

▶ 전체 과정을 10~15회 반복한다.

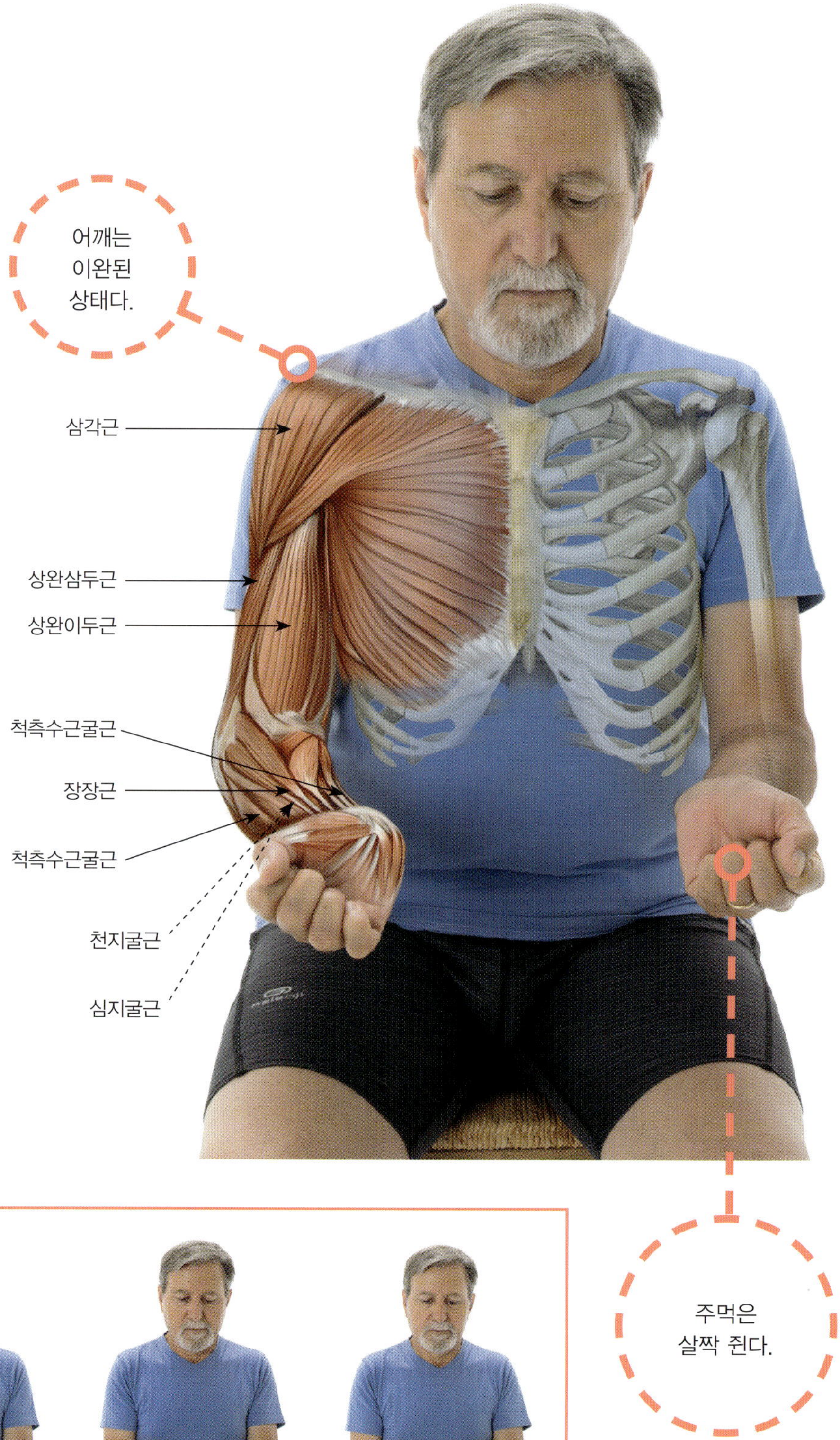

시퀀스
▶ 손으로 크고 연속적인 원을 만든다.

어깨는 이완된 상태다.

삼각근
상완삼두근
상완이두근
척측수근굴근
장장근
척측수근굴근
천지굴근
심지굴근

주먹은 살짝 쥔다.

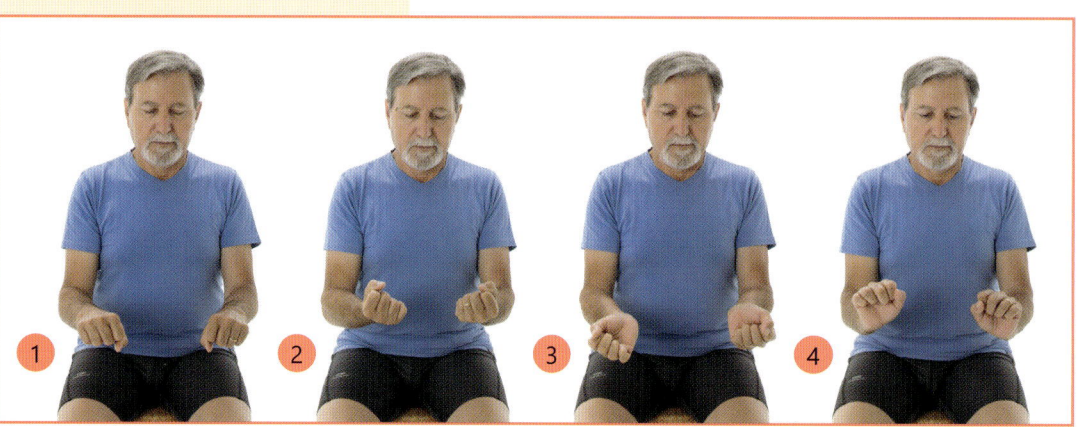

시니어 스트레칭 해부학

테크닉

안으로 휘돌리기

▶ 양손은 주먹을 쥐고 손등이 아래로 가도록 놓는다.

▶ 손목을 내전 동작으로 아래쪽으로 부드럽게 돌린다.

▶ 그런 다음 외전 동작을 수행하여 손목을 앞으로 움직이고 손목이 펴질 때까지 앞쪽으로 돌린다.

▶ 손을 안쪽과 위쪽으로 천천히 회전하여 시작 자세에 도달할 때까지 돌린다.

▶ 전체 과정을 10~15회 반복한다.

주의사항

▶ 손목 통증이 있는 경우 최대 스트레칭 지점까지 동작을 취하지 않고 제한적으로 돌리도록 한다.

이점

▶ 손목 관절을 강화하여 가동성을 증가시킨다.

▶ 손의 유연성을 향상시킨다.

▶ 손목 부상을 예방하고 완화한다.

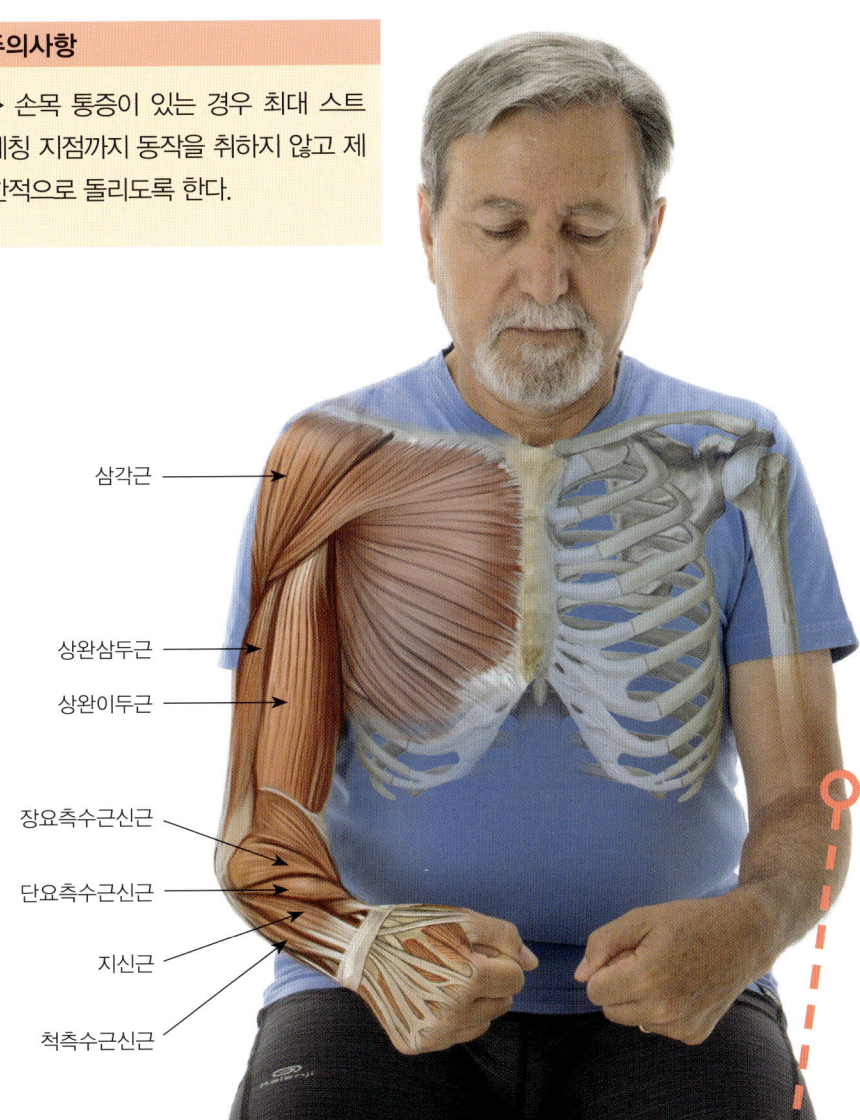

삼각근
상완삼두근
상완이두근
장요측수근신근
단요측수근신근
지신근
척측수근신근

팔꿈치는 움직이지 않는다.

시퀀스

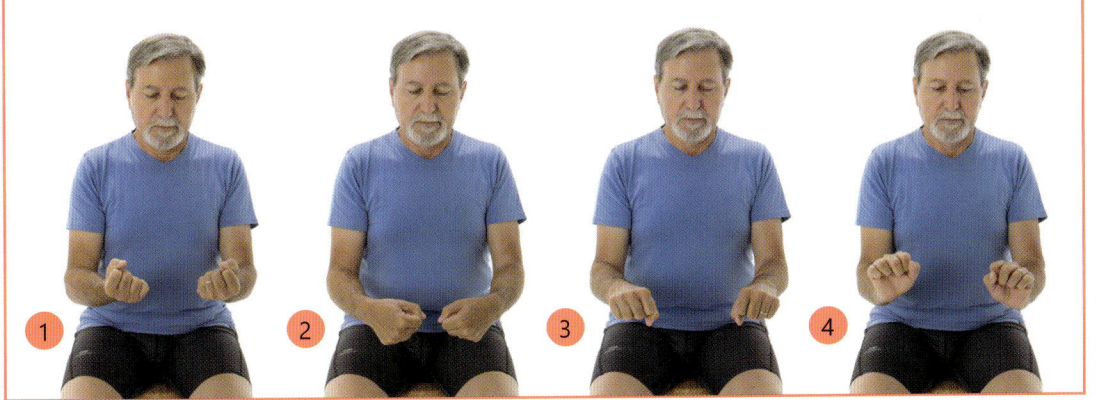

1 2 3 4

Anatomía & Estiramientos para la tercera EDAD

상체 스트레칭

손가락의 동적 스트레칭. 신전과 굴곡

시작 자세
▶ 1번 또는 2번 시작 자세를 취한다.

준비
▶ 팔을 몸통 옆에 나란히 놓고 팔꿈치를 구부린 다음 팔뚝과 손을 앞으로 들어 올린다.

▶ 손가락을 벌리고 손도 최대한 크게 벌려 몇 초 동안 스트레칭을 유지한다.

▶ 그런 다음 모든 손가락을 구부리며 엄지손가락을 바깥쪽으로 향하게 하여 주먹을 쥔다.

▶ 전체 과정을 10~20회 반복한다.

주의사항
▶ 손가락에 관절증이나 관절염이 있는 경우, 통증을 악화시킬 수 있으므로 무리하게 운동을 진행하지 않는다. 손가락을 다 펴거나 구부리지 말고 부드럽게 진행하도록 한다.

시퀀스
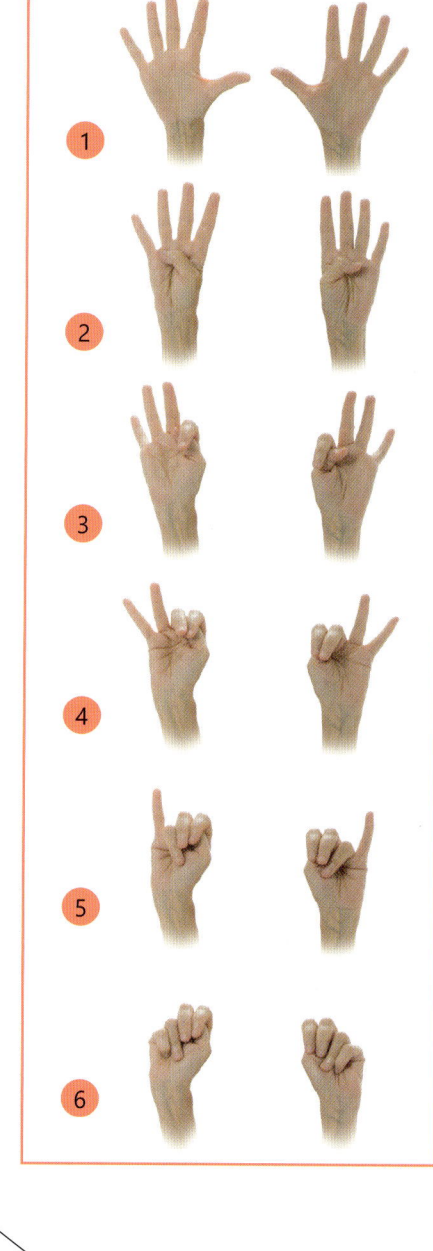

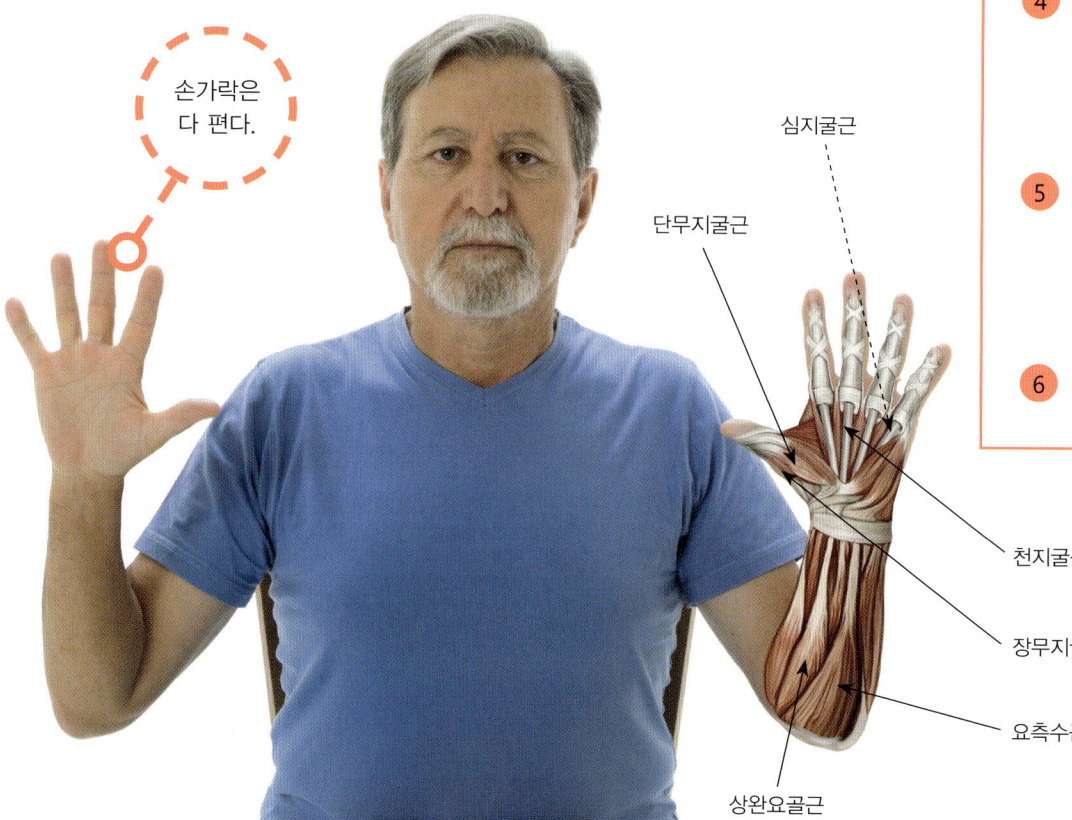

손가락은 다 편다.

심지굴근
단무지굴근
천지굴근
장무지굴근
요측수근굴근
상완요골근

시니어 스트레칭 해부학

손가락의 동적 스트레칭. 신전과 굴곡

061

테크닉

▶ 손바닥을 펼친 상태에서 엄지, 검지, 중지, 약지, 소지 순으로 엄지가 안쪽으로 들어간 주먹 모양이 될 때까지 손가락을 구부린다. 손가락을 차례로 접는 것이 중요하다.

▶ 주먹에서 엄지를 빼서 쭉 뻗는다. 그런 다음 검지, 중지, 약지, 소지 순서로 다른 손가락도 같은 방법으로 하나씩 진행한다. 가능한 한 위로 쭉 뻗어보도록 한다.

▶ 전체 과정을 6~10회 반복한다.

이점

▶ 손과 연결된 조직과 근육을 강화한다.

▶ 관절염으로 인한 통증을 완화한다.

▶ 가동성을 향상시키고 관절증을 예방한다.

시퀀스

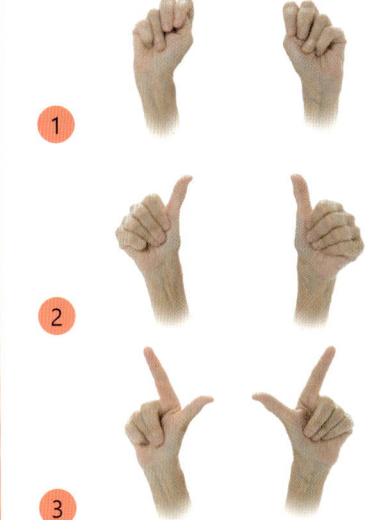

1
2
3
4
5
6

어깨와 팔꿈치는 긴장을 푼다.

주먹에 살짝 힘을 준다.

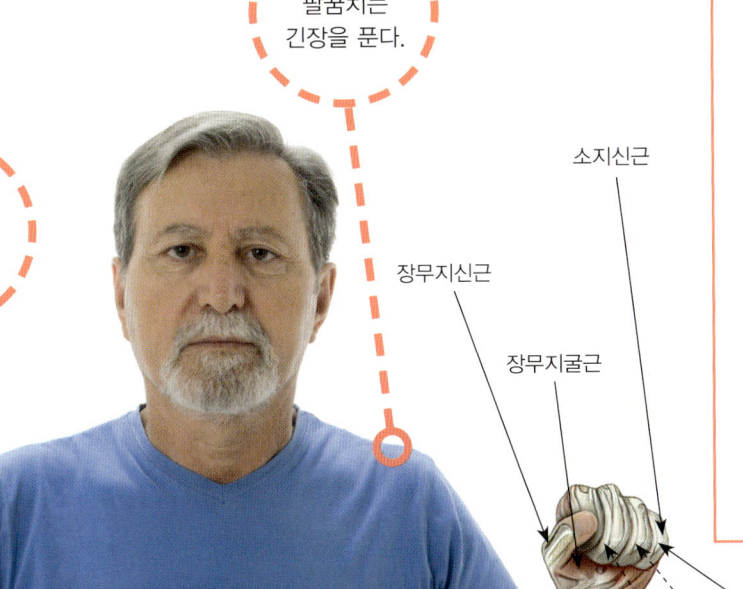

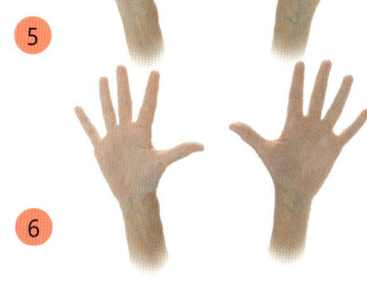

소지신근
장무지신근
장무지굴근
지신근
천지굴근
심지굴근

엉덩이는 정렬한다.

Anatomía & Estiramientos para la tercera EDAD

상체 스트레칭

어깨와 팔꿈치의 정적 스트레칭. 외전

시작 자세
▶ 1번 시작 자세를 취한다.

테크닉
▶ 펴져있는 오른팔을 옆으로 들어 올리면서 손이 어깨 높이로 올라올 때까지 외전 동작을 취한다.

▶ 왼손을 오른쪽 가슴 위에 올려놓는다. 오른팔을 쭉 뻗어 벌린 상태에서 왼손으로 가슴을 누르면서 왼쪽 방향으로 견인력을 가한다.

▶ 10초 동안 부드럽게 숨을 들이쉬고 내쉬면서 자세를 유지한다.

▶ 시작 자세로 천천히 돌아오고 전체 과정을 세 번 더 반복한다.

▶ 왼팔로도 동일한 과정을 수행한다.

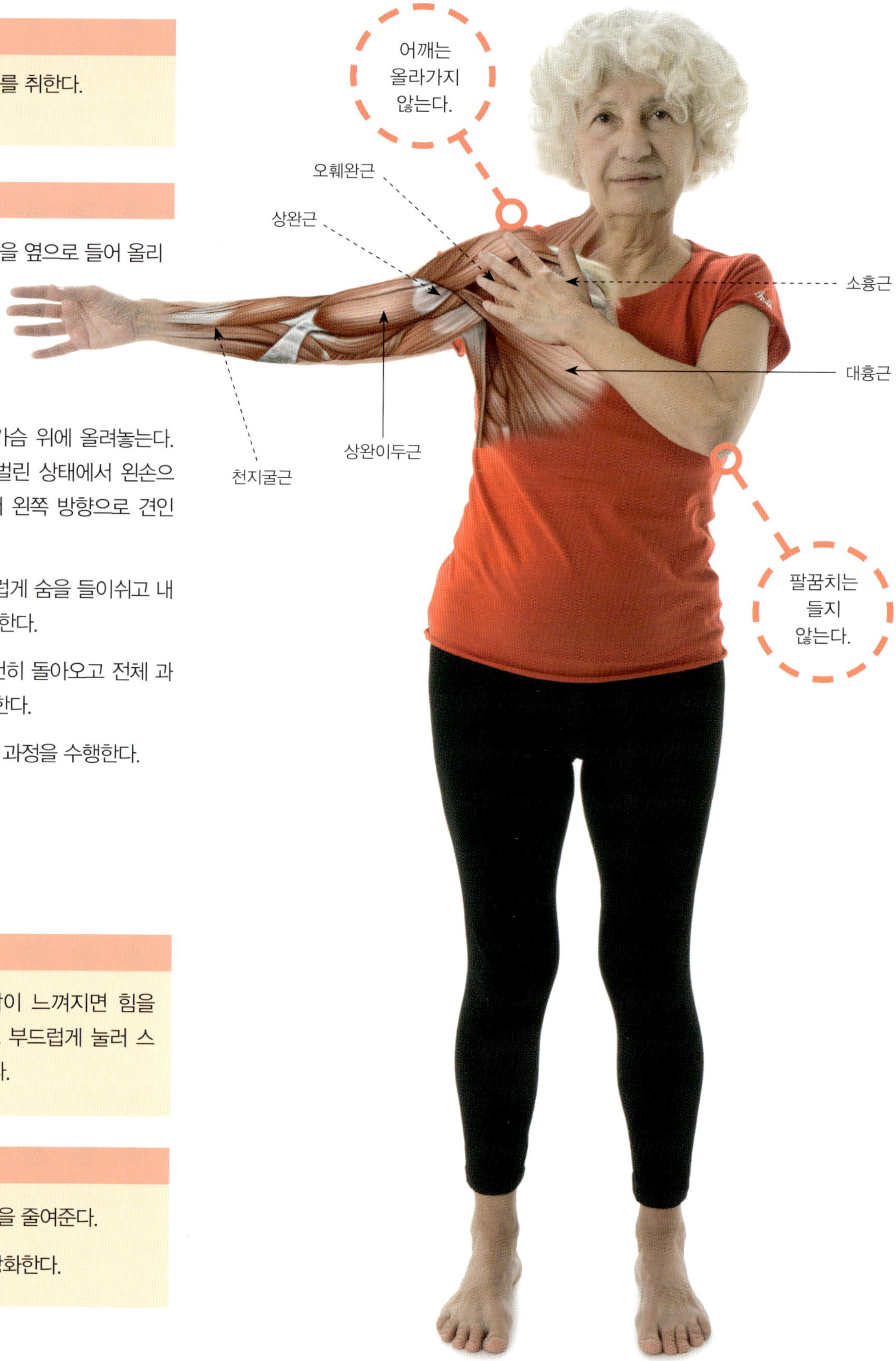

주의사항
▶ 어깨에 불편함이 느껴지면 힘을 주지 않고 손으로 부드럽게 눌러 스트레칭을 유지한다.

이점
▶ 견갑대의 긴장을 줄여준다.
▶ 어깨 관절을 강화한다.

- 어깨는 올라가지 않는다.
- 오훼완근
- 상완근
- 소흉근
- 대흉근
- 천지굴근
- 상완이두근
- 팔꿈치는 들지 않는다.

어깨와 팔꿈치의 정적 스트레칭. 내전

시작 자세
▶ 1번 또는 2번 시작 자세를 취한다.

테크닉
▶ 오른손을 왼쪽 어깨에 얹고 왼손을 오른쪽 팔꿈치로 가져온다.

▶ 왼손으로 오른쪽 팔꿈치를 왼쪽 어깨 방향으로 밀어준다.

▶ 10~15초간 스트레칭을 유지한다.

▶ 미는 것을 멈추고 몇 초 후에 같은 동작을 세 번 더 반복한다.

▶ 왼팔로 동일한 과정을 수행한다.

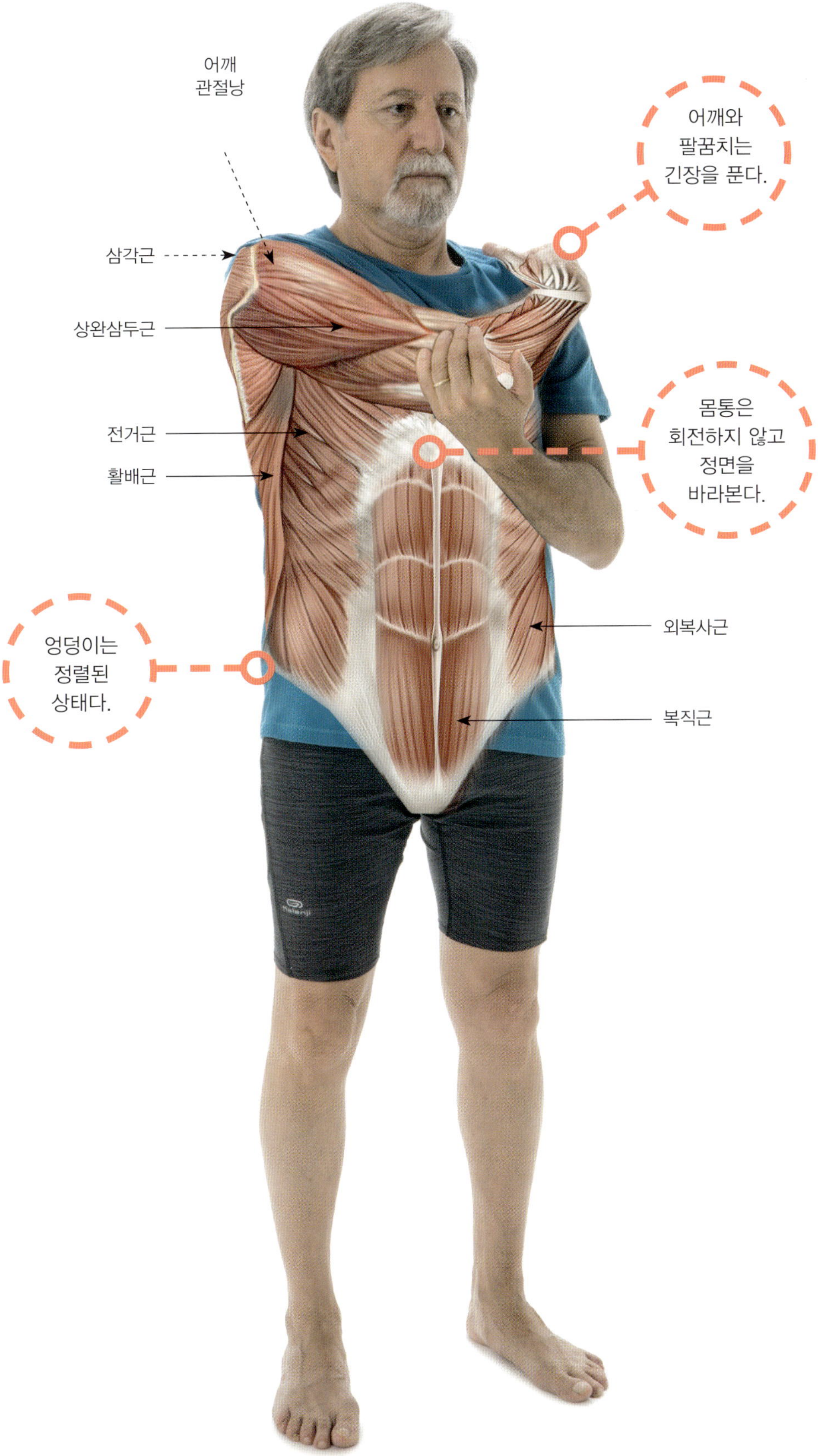

주의사항
▶ 어깨가 불편할 경우, 팔꿈치에 힘을 주지 말고 스트레칭을 유지한다.

이점
▶ 어깨 관절의 가동성과 안정성을 개선한다.

▶ 어깨를 뻗었을 때 발생할 수 있는 불편함을 완화한다.

라벨: 어깨 관절낭, 삼각근, 상완삼두근, 전거근, 활배근, 외복사근, 복직근

주석:
- 어깨와 팔꿈치는 긴장을 푼다.
- 몸통은 회전하지 않고 정면을 바라본다.
- 엉덩이는 정렬된 상태다.

Anatomía & Estiramientos para la tercera EDAD

상체 스트레칭

어깨, 팔꿈치 및 손목의 정적 스트레칭. 신전

시작 자세
▶ 1번 시작 자세를 취한다.

테크닉
▶ 팔을 뒤로 가져가고 어깨로 후인 및 내회전 동작을 수행한다. 등 뒤로 손을 깍지 껴서 손가락을 맞물리게 한다.

▶ 숨을 들이마시면서 손과 팔을 몸통에서 멀리 떨어뜨려 똑바로 위로 올렸다가 뒤로 젖힌다. 양손을 맞잡고 팔을 당긴다.

▶ 천천히 숨을 들이쉬고 내쉬면서 스트레칭을 유지한다. 숨을 내쉬며 팔을 내리고 손을 풀어 시작 자세로 돌아온다.

▶ 동일한 과정을 세 번 더 반복한다.

이점
▶ 흉추 과후만증을 예방하고 교정하는 데 도움을 준다.
▶ 어깨의 긴장을 풀고 흉곽을 확장한다.
▶ 팔꿈치와 손목을 유연하게 한다.

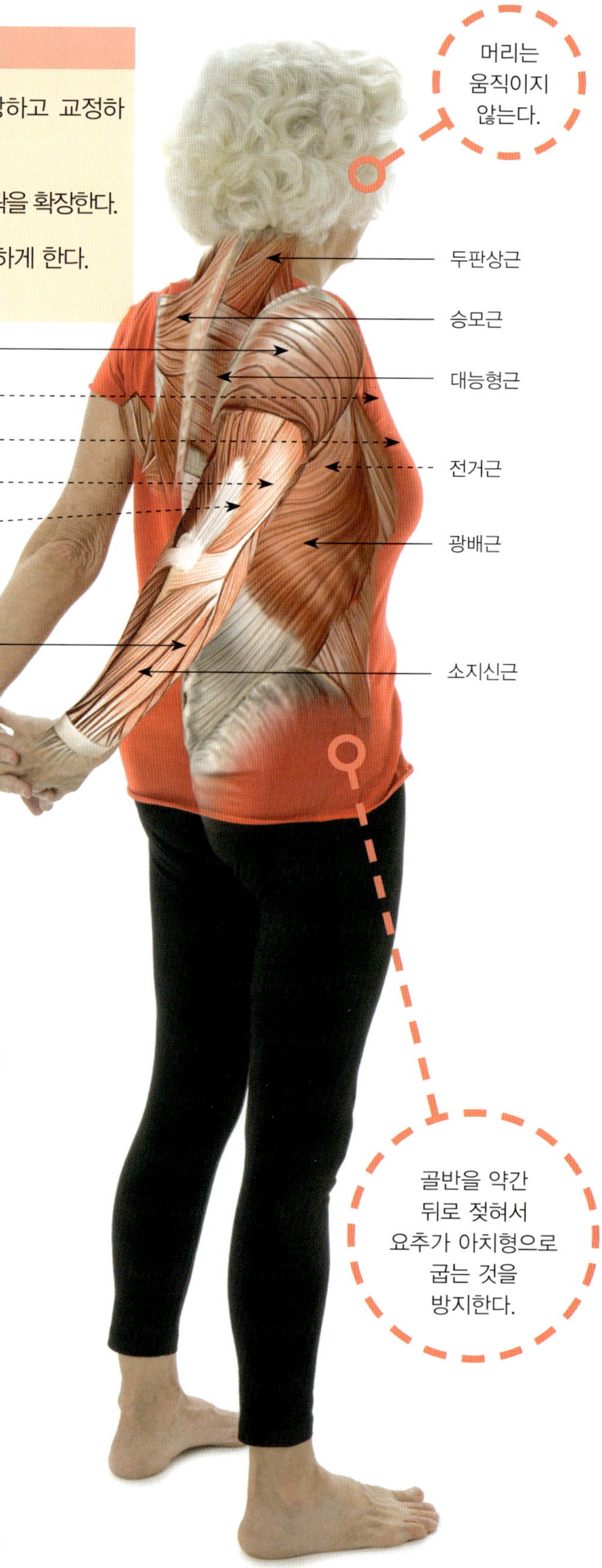

머리는 움직이지 않는다.

두판상근
승모근
삼각근
대흉근
대능형근
소흉근
상완이두근
전거근
상완근
광배근
지신근
소지신근

주의사항
▶ 어깨에 문제가 있는 경우, 팔을 덜 들어 올리고, 손의 견인력을 사용하지 않은 채 스트레칭을 유지해야 하며 팔꿈치는 약간 구부러진 상태로 유지해도 무방하다.

▶ 어깨 통증이 있거나 움직임에 제한이 있는 사람은 부드러운 변형 동작을 수행하도록 한다.

변형 자세
1 **더 부드러운 변형 자세**
손을 맞잡는 것이 어려울 경우, 팔을 느슨하게 벌리고 동작을 수행하도록 한다.

골반을 약간 뒤로 젖혀서 요추가 아치형으로 굽는 것을 방지한다.

1

시니어 스트레칭 해부학

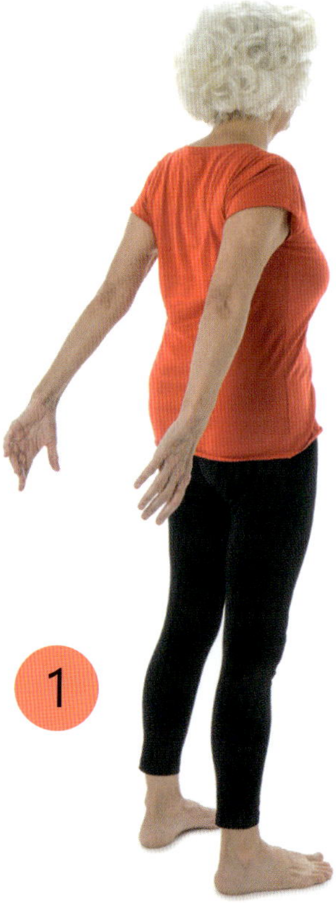

팔꿈치, 손목 및 손가락의 정적 스트레칭. 신전

시작 자세
▶ 1번 또는 2번 시작 자세를 취한다.

테크닉
▶ 양손을 어깨너비만큼 벌리고 팔을 앞으로 곧게 뻗는다.

▶ 양손을 깍지 끼고 손목을 안쪽으로 돌려 손바닥이 바깥쪽을 향하게 한 후 손으로 팔을 당겨서 스트레칭한다.

▶ 전체 과정을 10~15회 반복한다. 팔을 천천히 내리며 손을 풀어 시작 자세로 돌아온다.

▶ 동일한 과정을 세 번 더 반복한다.

주의사항
▶ 손가락 관절에 통증이 있는 경우 손 스트레칭을 부드럽게 진행하는 것이 좋다.

이점
▶ 피곤할 때 몸에 활력을 불어넣고 잠에서 깨어나도록 도와준다.

▶ 손과 손가락의 긴장을 풀어주어 부드럽게 한다.

▶ 팔꿈치를 강화한다.

팔꿈치를 늘린다.

- 대흉근
- 상완삼두근
- 척측수근굴근
- 요측수근굴근
- 상완요골근
- 활배근
- 전거근
- 외복사근
- 복직근
- 심지굴근
- 천지굴근

Anatomía & Estiramientos para la tercera EDAD

상체 스트레칭

손목의 정적 스트레칭. 신전

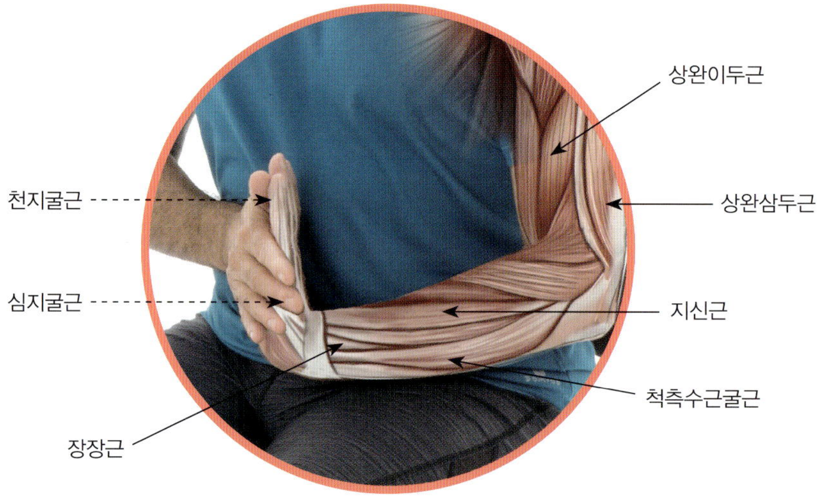

시작 자세
▶ 1번 또는 2번 시작 자세를 취한다.

테크닉
▶ 어깨에 힘을 빼고 팔꿈치를 구부린다.

▶ 오른손은 손바닥이 복부를 보게 하여 복부 앞에 놓고 왼손을 그 위에 수직으로 올려둔다. 양손은 손가락을 모은 상태다.

▶ 천천히 왼손목을 펴고 오른손은 왼손목이 팔뚝과 90° 각도가 될 때까지 왼손을 위쪽과 뒤쪽으로 밀어준다.

▶ 10~15초간 스트레칭을 유지한다.

▶ 시작 자세로 돌아가 전체 과정을 세 번 더 반복한다.

▶ 손의 위치를 반대로 하고 오른손목을 뻗으며 전체 과정을 다시 한번 수행한다.

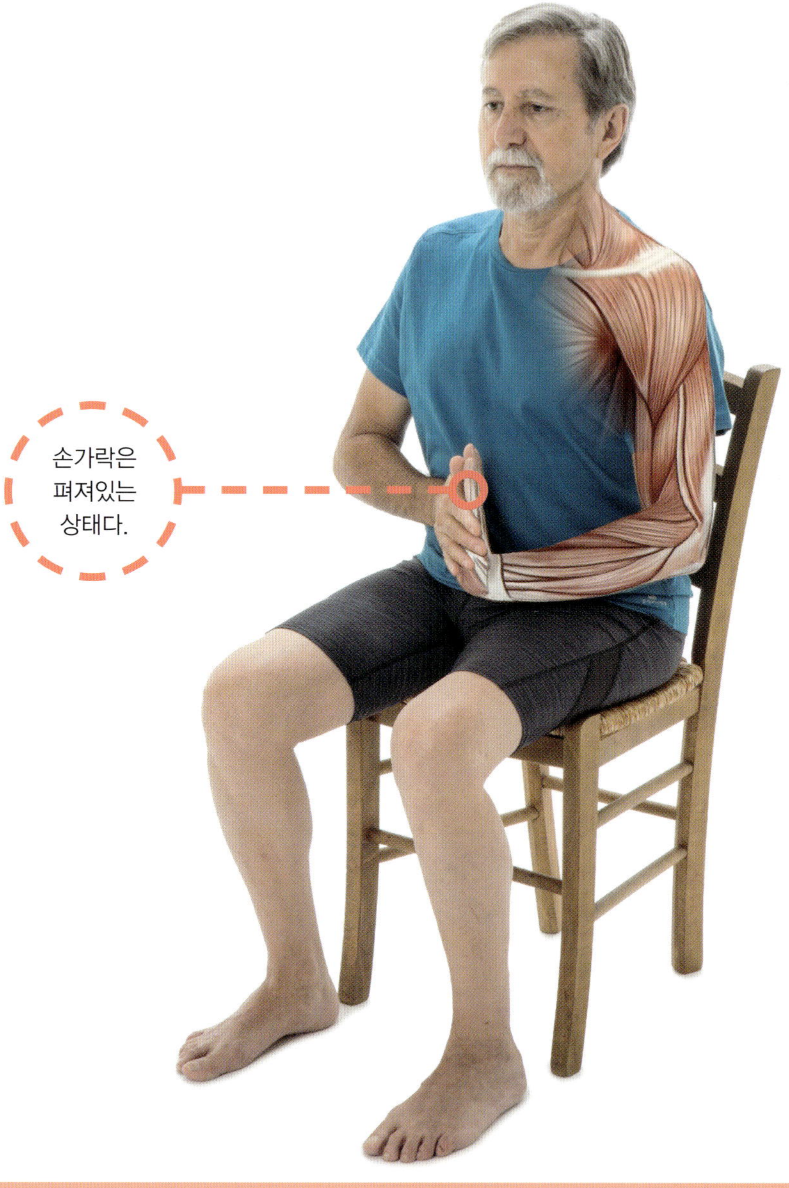

주의사항
▶ 손목이 약할 경우, 손목을 최대로 펴지 말고 90° 미만의 각도로 유지하는 것이 좋다.

이점
▶ 손목 관절을 더 유연하게 만들고 팔뚝을 강화한다.

천지굴근 · 심지굴근 · 장장근 · 상완이두근 · 상완삼두근 · 지신근 · 척측수근굴근

손가락은 펴져있는 상태다.

손목의 정적 스트레칭. 굴곡

067

시작 자세
▶ 1번 또는 2번 시작 자세를 취한다.

테크닉
▶ 어깨에 힘을 빼고 팔꿈치를 구부린다.

▶ 오른손은 손바닥이 위를 향하게 하여 복부 앞에 두고 왼손 또한 손바닥을 위로 한 채로 오른손에 둔다. 양손은 손가락을 모은 상태다.

▶ 왼손은 주먹을 쥐고 손목을 구부린 다음 오른손으로 손목을 감싸고 손등에 스트레칭이 느껴질 때까지 위쪽과 앞쪽으로 밀어준다.

▶ 5~10초간 누르며 자세를 유지한다.

▶ 시작 자세로 돌아가서 순서대로 세 번 더 반복한다.

▶ 이번에는 손의 위치를 반대로 하여 오른손목을 구부리면서 전체 과정을 다시 수행한다.

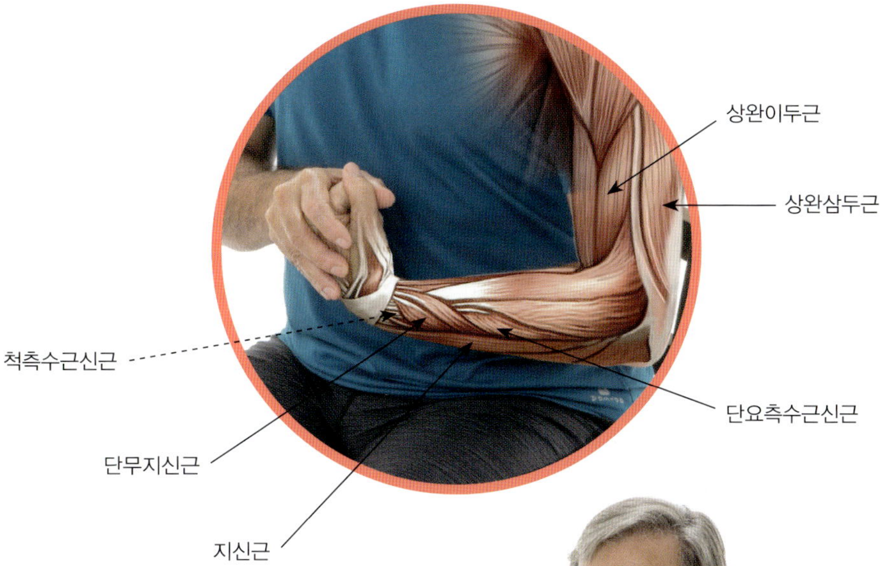

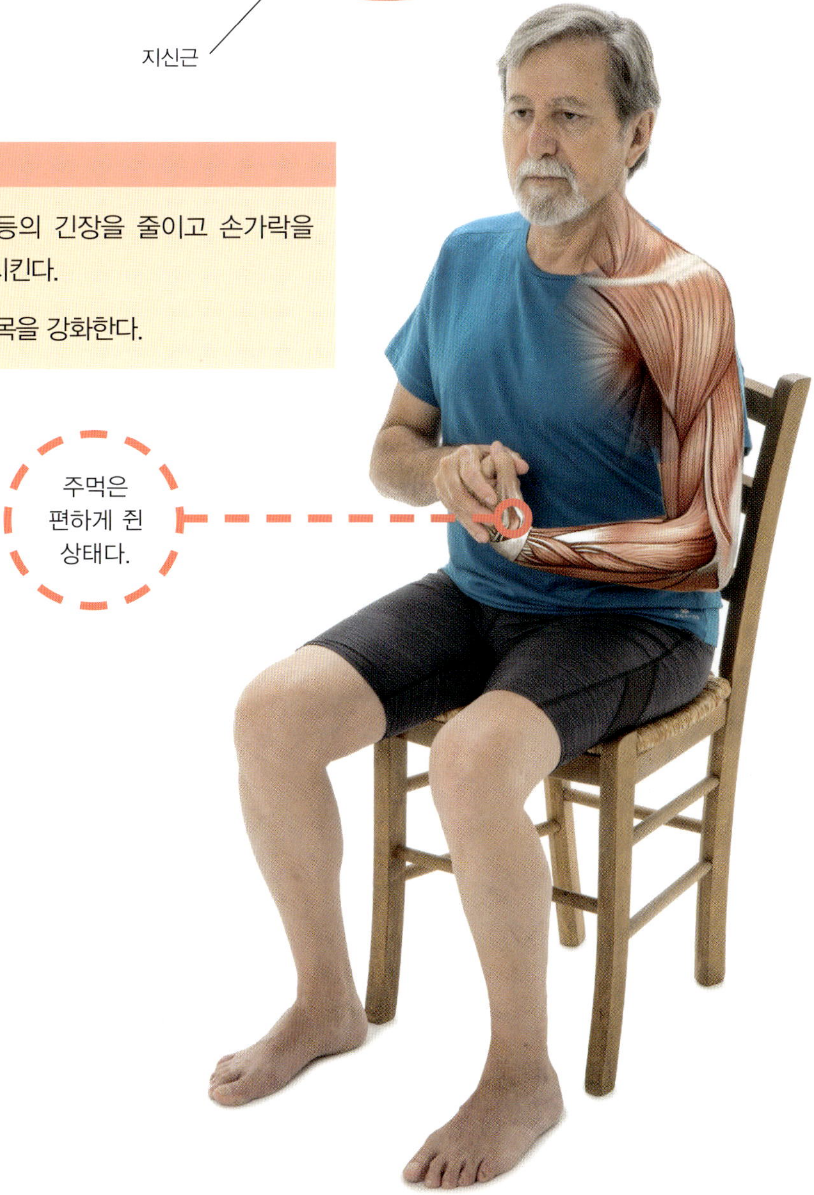

주의사항
▶ 손목에 결절종이 있는 사람은 이 스트레칭을 해서는 안 된다.

▶ 스트레칭이 힘들 경우, 압력을 가하지 않고 유지한다.

▶ 손목에 무리가 가지 않도록 하고, 필요하다면 손목의 굴곡을 줄인다.

상완이두근
상완삼두근
척측수근신근
단요측수근신근
단무지신근
지신근

이점
▶ 손등의 긴장을 줄이고 손가락을 이완시킨다.

▶ 손목을 강화한다.

주먹은 편하게 쥔 상태다.

Anatomía & Estiramientos para la tercera EDAD

손가락의 정적 스트레칭. 신전

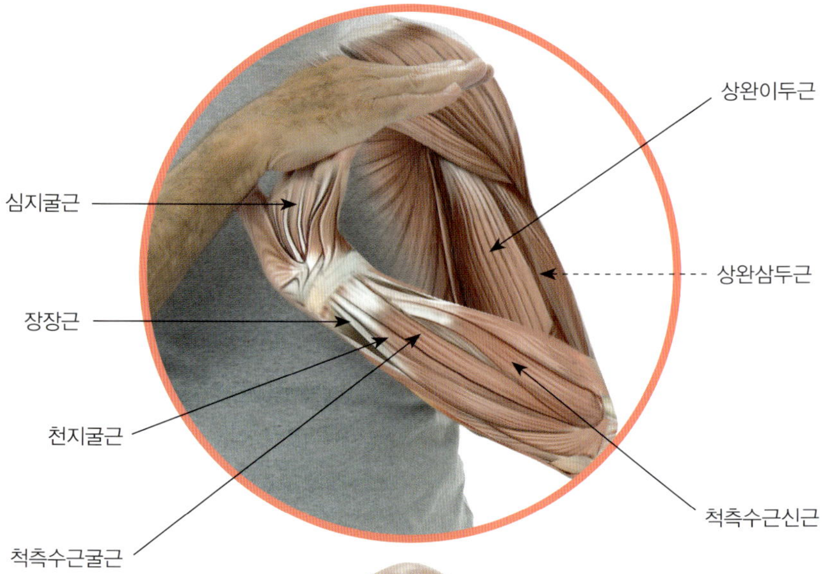

상체 스트레칭

시작 자세
▶ 1번 또는 2번 시작 자세를 취한다.

테크닉
▶ 어깨에 힘을 빼고 팔꿈치를 구부린다.

▶ 왼손은 가슴 앞에 두고 오른손바닥을 왼손가락 위에 올려놓는다. 양손은 손가락을 모은 상태다.

▶ 천천히 그리고 점진적으로 오른손으로 왼손가락을 뒤로 밀면서 손가락을 펴는 동작을 수행한다.

▶ 10~15초간 부드럽게 누르면서 스트레칭을 유지한다.

▶ 손을 시작 자세로 가져오고 순서대로 세 번 더 반복한다.

▶ 이번에는 오른손가락을 펴고 손의 배치를 반대로 하여 전체 과정을 다시 수행한다.

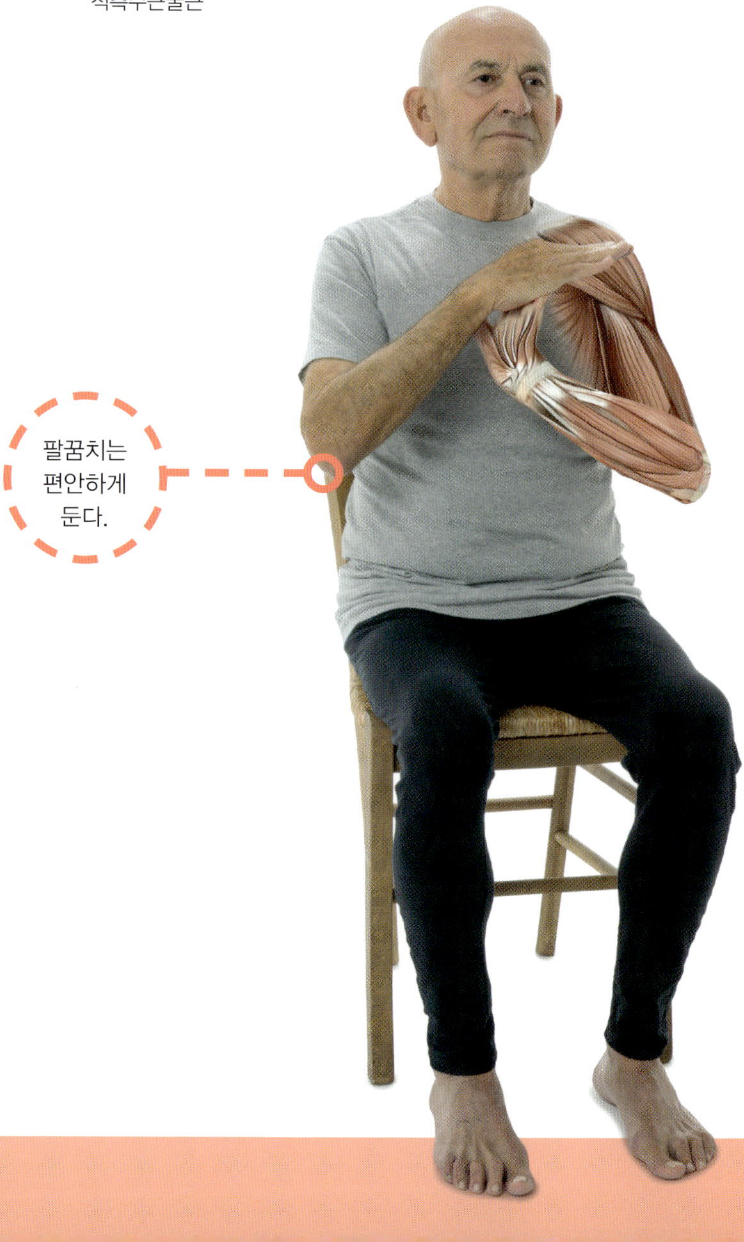

주의사항
▶ 손가락 관절은 매우 작고 보호가 필요하므로 적당한 압력을 가해야 한다.

이점
▶ 손가락과 손바닥의 긴장을 완화한다.

▶ 손과 손가락의 경직도를 줄여 가동성을 높인다.

근육 라벨: 심지굴근, 장장근, 천지굴근, 척측수근굴근, 상완이두근, 상완삼두근, 척측수근신근

팔꿈치는 편안하게 둔다.

손가락의 정적 스트레칭. 굴곡

시작 자세
▶ 1번 또는 2번 시작 자세를 취한다.

테크닉
▶ 어깨에 힘을 빼고 팔꿈치를 구부린다.

▶ 왼손은 복부를 보는 방향으로 앞에 두고 오른손바닥은 왼손등에 올려둔다. 양손은 손가락을 모은 상태다.

▶ 천천히 왼손가락 마디 부분을 구부리고 오른손은 손가락을 안쪽으로 밀면서 누른다. 각 손가락의 두 번째와 세 번째 마디는 일직선을 유지하고 엄지는 검지 위에 놓는다.

▶ 손목은 구부러지지 않고 팔뚝과 일직선상에 있다.

▶ 10~15초간 스트레칭을 유지한다.

▶ 시작 자세로 돌아와서 전체 과정을 세 번 더 반복한다.

▶ 오른손가락을 펴고 손을 사용하여 전체 순서를 세 번 더 반복한다.

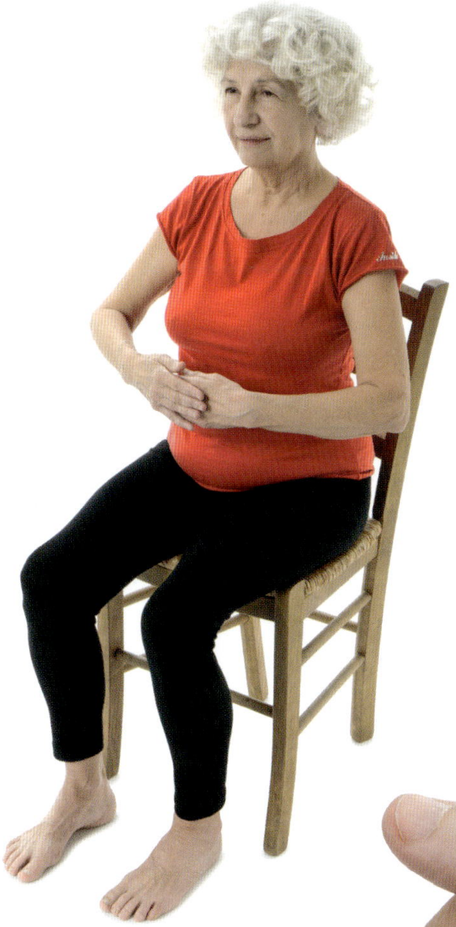

주의사항
▶ 손가락에 가해지는 압력은 매우 약해야 하며, 불편함이 느껴지면 누르지 않고 손을 손가락에 대고 스트레칭한다.

이점
▶ 손가락 관절을 풀고 긴장을 완화한다.

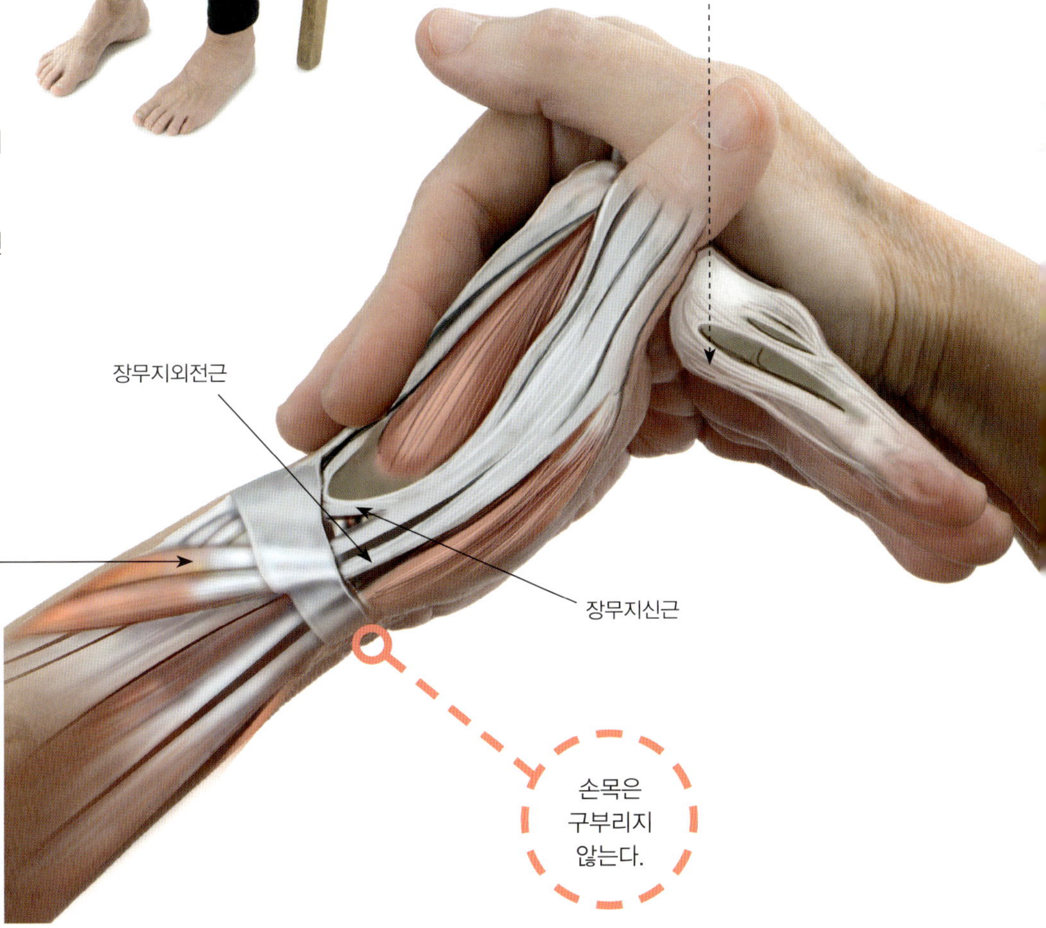

배측골간근
장무지외전근
단무지신근
장무지신근

손목은 구부리지 않는다.

Anatomía & Estiramientos para la tercera EDAD

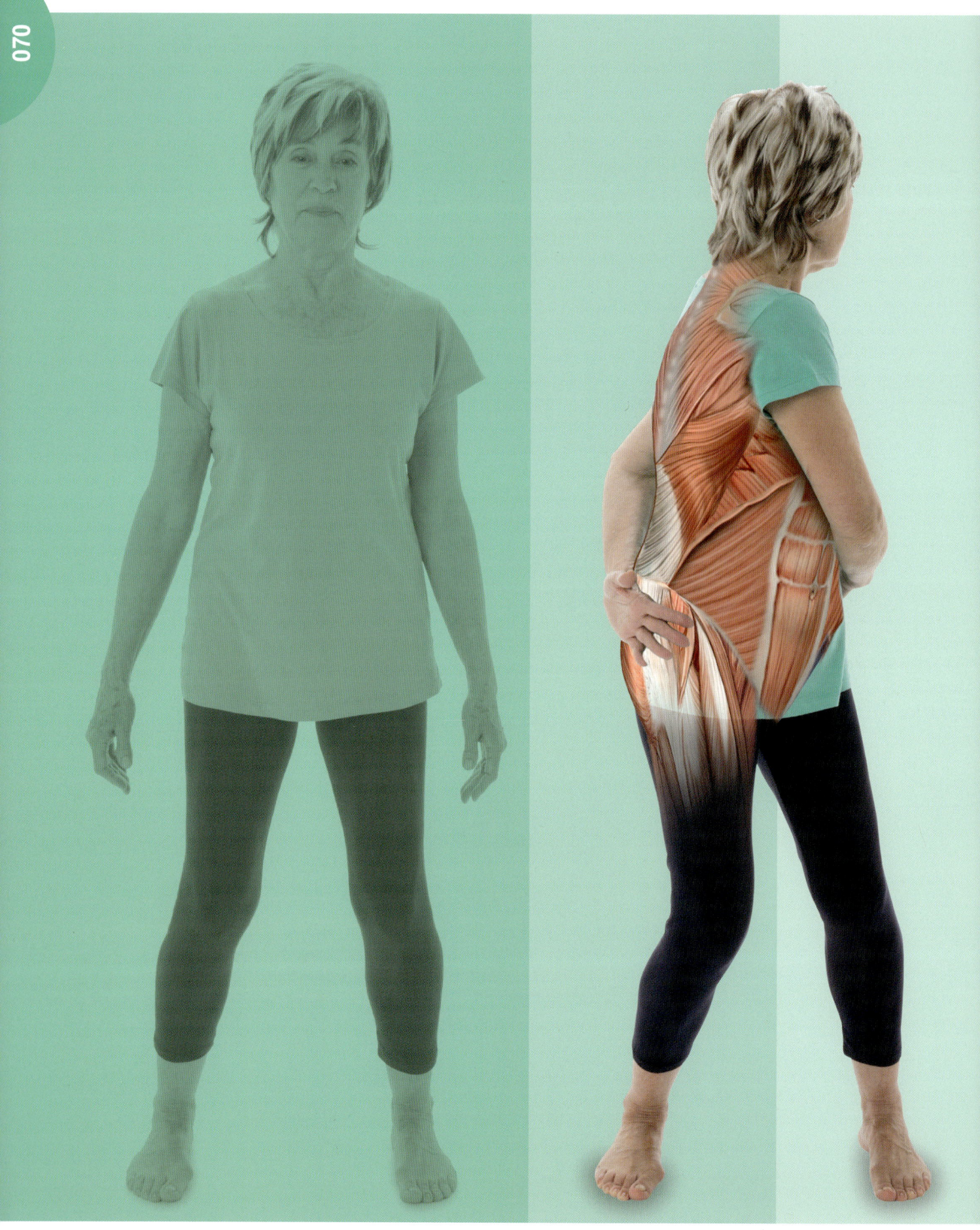

시니어 스트레칭 해부학

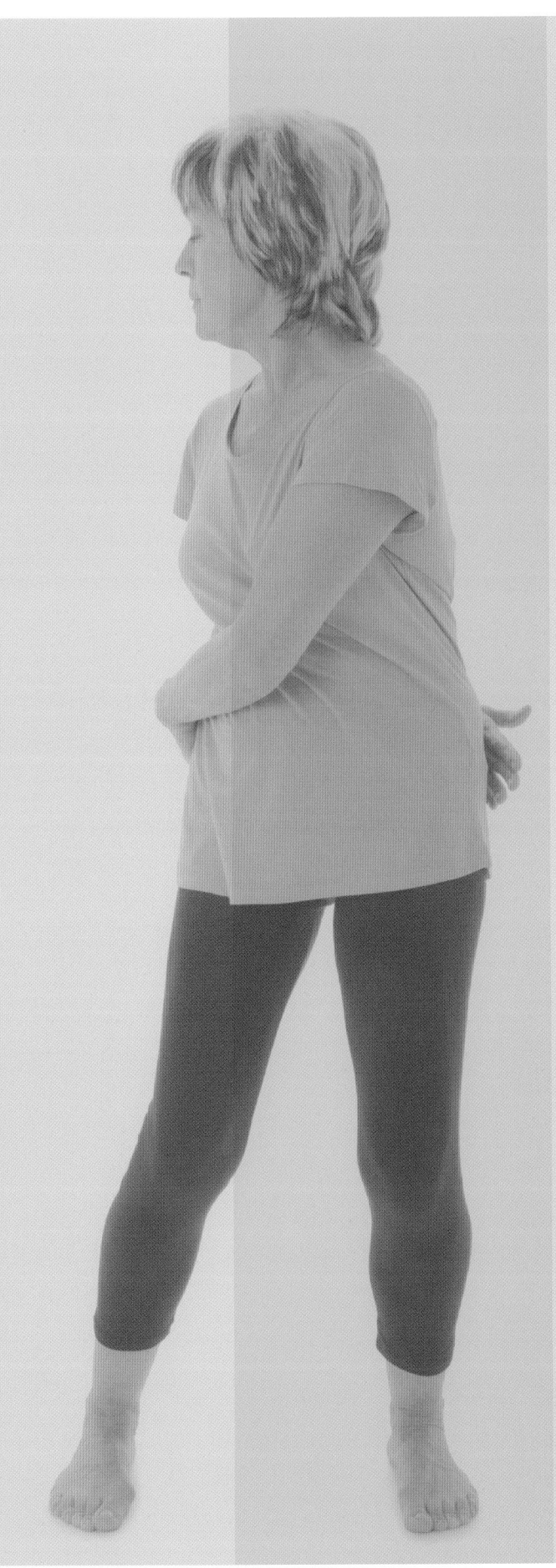

몸통 스트레칭

인체 해부학의 중심 부분인 몸통은 머리와 팔다리를 지탱하는 역할을 한다. 몸통의 여러 부위는 각각 중요한 기능을 수행한다.

흉부와 복부
흉부와 복부에는 인체에 필수적인 섬세한 장기가 포함되어 있으므로 신체를 지탱하는 역할 외에 보호 기능도 있다.

척추
척추는 신체를 똑바로 세우는 중심축으로 몸통의 지지대 역할을 한다. 척추는 유연한 움직임이 가능해서 시상면, 관상면, 횡단면의 세 가지 평면에서 모두 움직일 수 있다.

골반
골반은 몸통과 상체를 지탱하며 인체의 기본 구조이다. 척추의 움직임은 골반과 연결되어 있으며 골반의 위치에 따라 신체가 취하는 자세가 결정된다.

이 챕터에서 제안하는 스트레칭은 자세 재정렬에 기여하여 신체에 안정성을 부여한다. 또한, 등의 유연성을 높이고 근육 경직을 완화하며, 척추의 막힘을 풀고 통증을 완화하며, 내부 장기를 마사지하는 데 도움을 준다.

Anatomía & Estiramientos para la tercera EDAD

몸통 스트레칭

몸통의 동적 스트레칭. 굴곡과 신전(바닥에서)

시작 자세

▶ 두꺼운 매트리스, 담요 또는 매트 위에서 네발기기 자세를 취한다.

▶ 무릎은 엉덩이 너비만큼 벌리고 엉덩이와 일직선이 되게 한다.

▶ 발등을 바닥에 둔다.

▶ 손가락은 앞을 향하게 하고 손바닥을 바닥에 평평하게 놓고 어깨너비로 벌려 어깨와 일직선상에 놓이도록 한다.

▶ 경추는 흉추와 일직선이 되도록 한다.

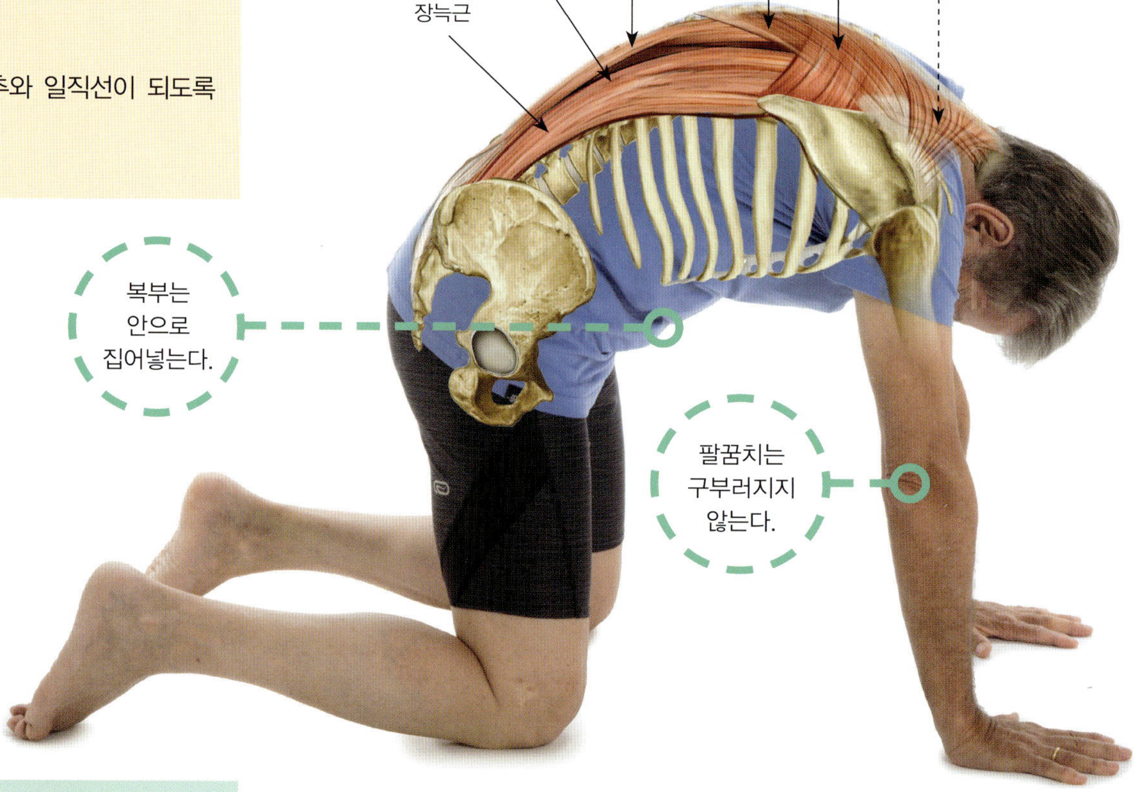

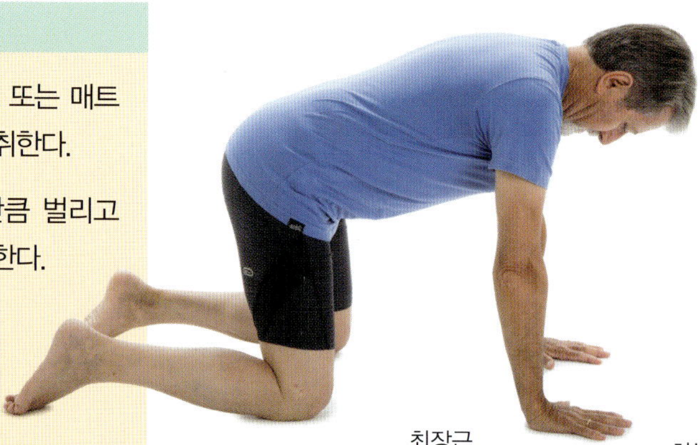

대능형근 · 최장근 · 극근 · 하부승모근 · 두장근 · 장늑근

복부는 안으로 집어넣는다.

팔꿈치는 구부러지지 않는다.

시퀀스

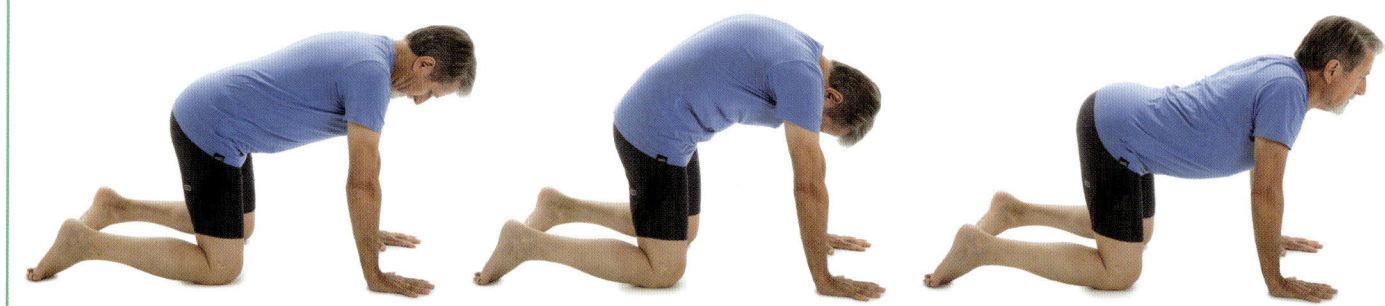

테크닉

▶ 숨을 들이마시고 내쉬면서 고개를 숙이고 턱 끝을 가슴 쪽으로 가져가면서 등을 구부린다.

▶ 골반을 뒤로 젖히는 동작을 수행하며 복부를 집어넣는다.

▶ 숨을 들이마시면서 등을 펴고 턱 끝은 거의 들지 않은 상태로 고개를 위로 올리면서 골반을 앞으로 가져오는 동작을 수행한다.

▶ 목을 최소한으로 늘리며 머리를 살짝 들어 올린다.

▶ 팔을 굽히지 않고 몸통 또한 앞뒤로 움직이지 않도록 하는 것이 중요하다.

▶ 숨을 들이마시면서 등을 다시 구부리고 전체 과정을 6~10회 반복한다.

주의사항

▶ 손목 부상이 있는 사람은 의자에서 스트레칭하는 것을 추천한다.

▶ 발이 저리거나 경련이 나면 발등이 아닌 발가락으로 지지하도록 한다.

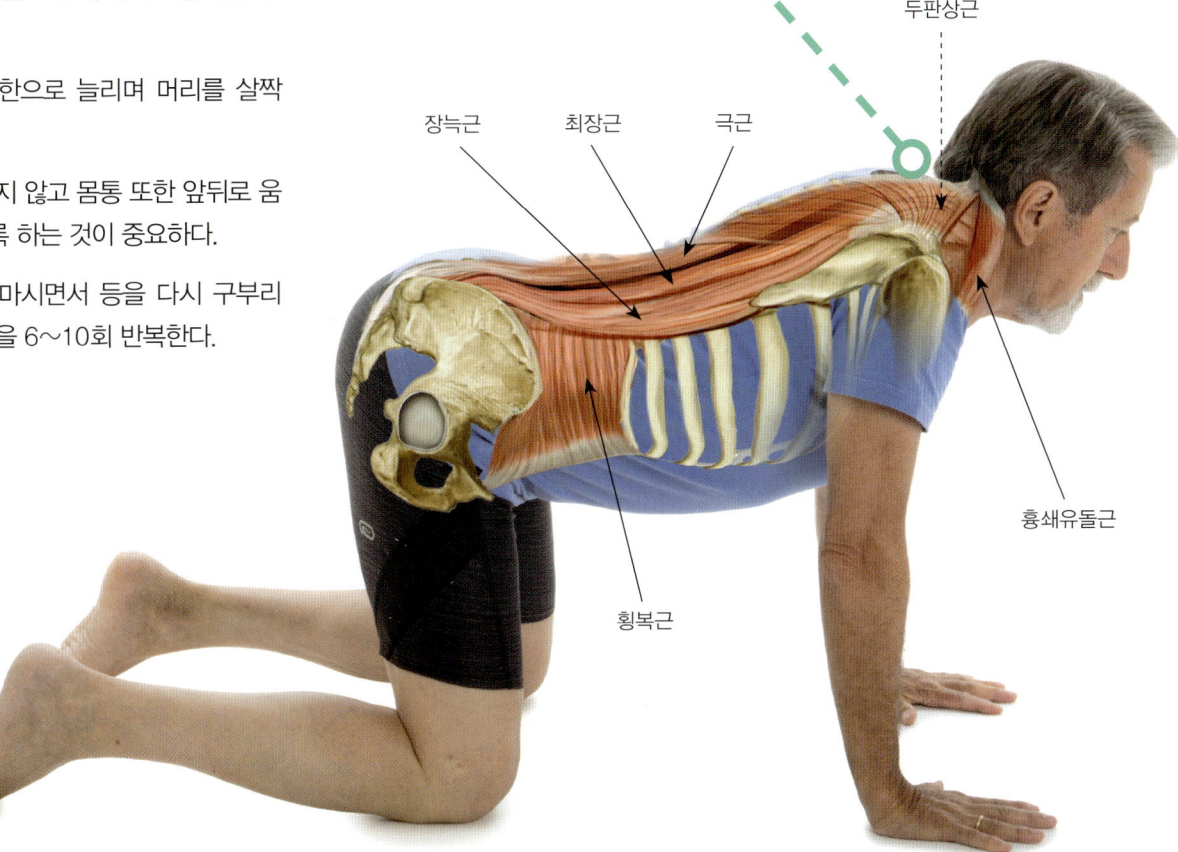

목을 최소한으로 늘리며 머리를 살짝 들어 올린다.

두판상근, 장늑근, 최장근, 극근, 흉쇄유돌근, 횡복근

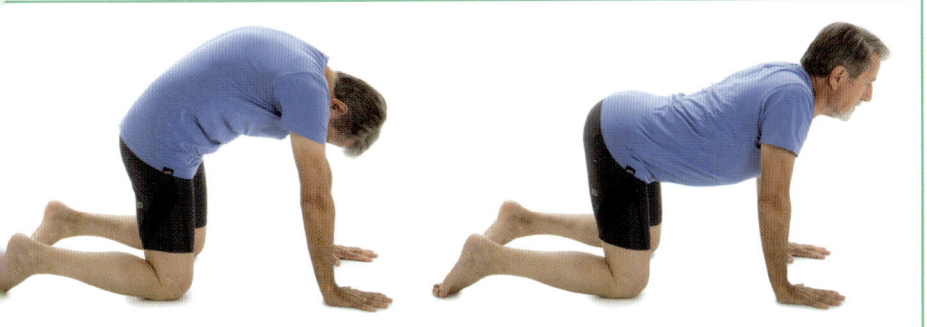

이점

▶ 등과 목의 통증과 불편함을 완화한다.

▶ 척추와 골반을 더 유연하게 해준다.

▶ 손목을 강화한다.

▶ 소화 기능을 개선하고 조절한다.

몸통 스트레칭

몸통의 동적 스트레칭. 굴곡과 신전(의자에서)

시작 자세

▶ 등을 곧게 펴고 골반을 약간 뒤로 젖힌 상태에서 좌골로 지지하며 의자 가장자리에 앉는다.

▶ 머리는 몸통과 일직선이 되도록 똑바로 세우고 턱 끝은 살짝 집어넣는다.

▶ 발은 정면을 향한 채 서로 평행하게 두고 엉덩이와 일직선이 되도록 한다.

▶ 손은 다리 위에 편히 올려놓는다.

▶ 턱은 이완된 상태다.

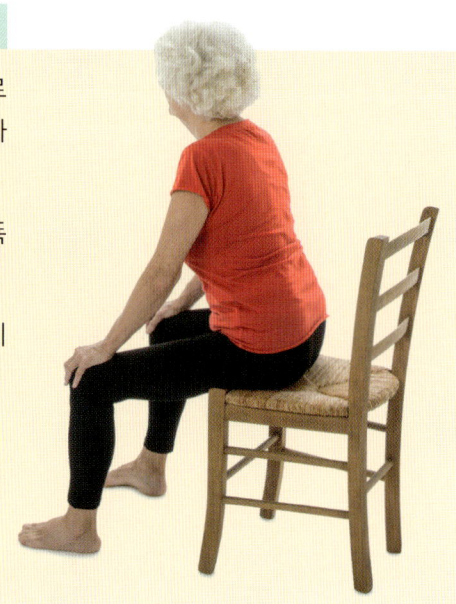

테크닉

▶ 손가락이 안쪽을 향하도록 하여 양손을 무릎 위에 올리고 팔꿈치는 구부린다.

▶ 숨을 들이마시고 내쉬면서 고개를 숙이고 턱 끝을 가슴 쪽으로 가져가면서 등을 구부린다.

▶ 등을 굽히면서 골반을 뒤로 젖히는 동작을 수행하며 복부를 집어넣는다.

▶ 숨을 들이마시면서 등을 펴고 턱 끝은 들지 않은 채로 고개를 들어 올리면서 골반을 앞으로 가져오는 동작을 수행한다.

▶ 숨을 내쉬면서 등을 구부리고 전체 과정을 6~10회 반복한다.

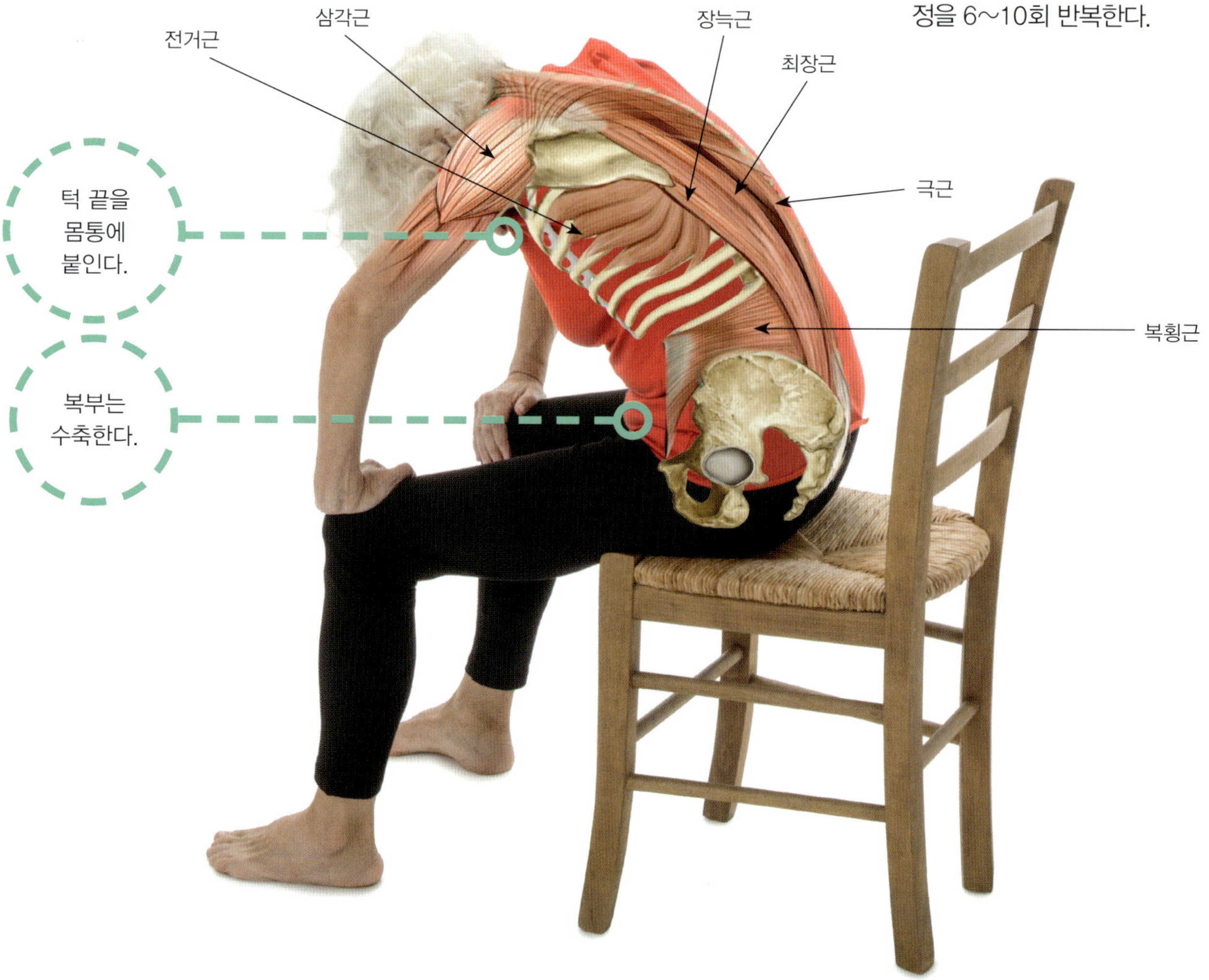

- 턱 끝을 몸통에 붙인다.
- 복부는 수축한다.

전거근, 삼각근, 장늑근, 최장근, 극근, 복횡근

시니어 스트레칭 해부학

몸통의 동적 스트레칭. 굴곡과 신전(의자에서)

075

시퀀스

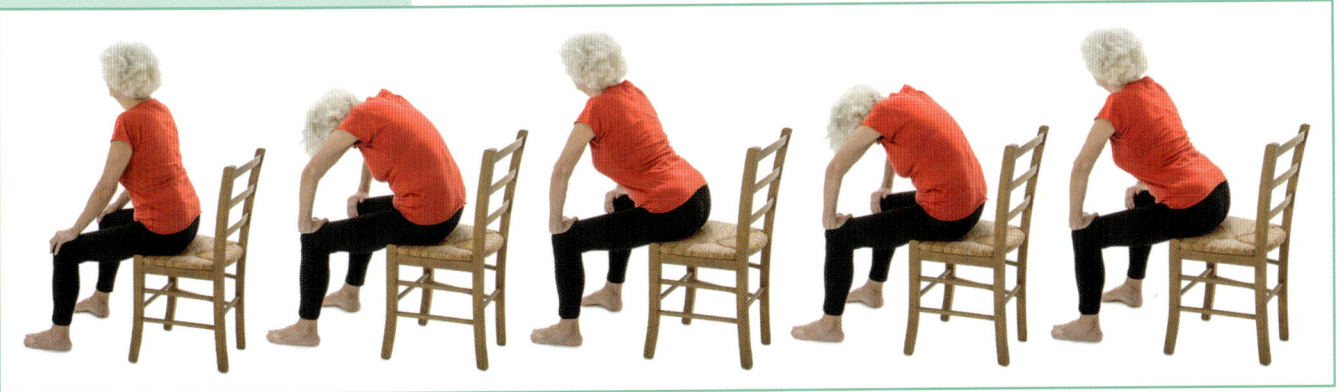

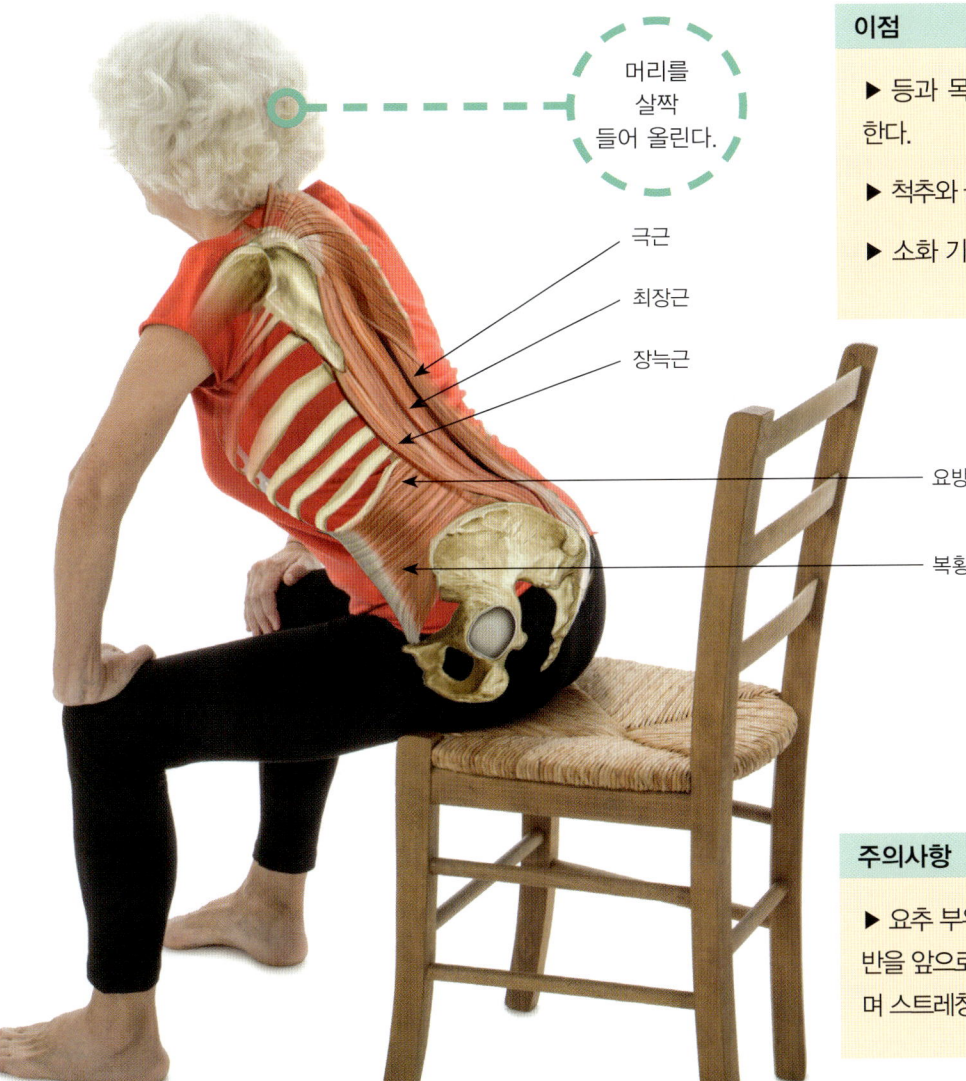

머리를 살짝 들어 올린다.

- 극근
- 최장근
- 장늑근
- 요방형근
- 복횡근

이점

▶ 등과 목의 통증과 불편함을 완화한다.

▶ 척추와 골반을 더 유연하게 해준다.

▶ 소화 기능을 개선하고 조절한다.

주의사항

▶ 요추 부위에 불편함이 있는 경우, 골반을 앞으로 가져오는 움직임을 제어하며 스트레칭을 부드럽게 수행한다.

Anatomía & Estiramientos para la tercera EDAD

몸통 스트레칭

몸통의 동적 스트레칭. 회전

시작 자세
▶ 1번 시작 자세를 취한다.

테크닉
▶ 팔을 이완하고 절반을 구부린 상태에서 추진력을 가지고 몸통을 왼쪽으로 돌려 팔이 왼쪽과 뒤쪽으로 향하게 하여 최대치의 회전을 한다. 왼쪽 어깨는 내회전 동작을 수행하여 손을 등 뒤로 가져오고, 오른팔은 내전 동작으로 오른손을 왼쪽으로 가져온다.

▶ 몇 초 동안 자세를 유지한 후 몸통을 오른쪽으로 돌리며 중앙으로 돌아온다. 반대쪽으로도 같은 동작을 반복한다.

▶ 발은 움직이지 않고 정면을 향하도록 한다.

▶ 전체 과정을 6~10회 반복한다.

이점
▶ 요추 부위의 불편함을 덜어주며 등의 긴장을 완화한다.

▶ 어깨를 더 유연하게 해주고 흉부를 확장시킨다.

- 광배근
- 횡격막
- 내복사근
- 외복사근
- 대둔근

발은 움직이지 않는다.

주의사항
▶ 어깨가 불편한 경우 몸통의 회전을 부드럽게 수행하며 팔이 뒤로 향하는 내회전을 조심스럽게 실행하도록 한다.

시퀀스

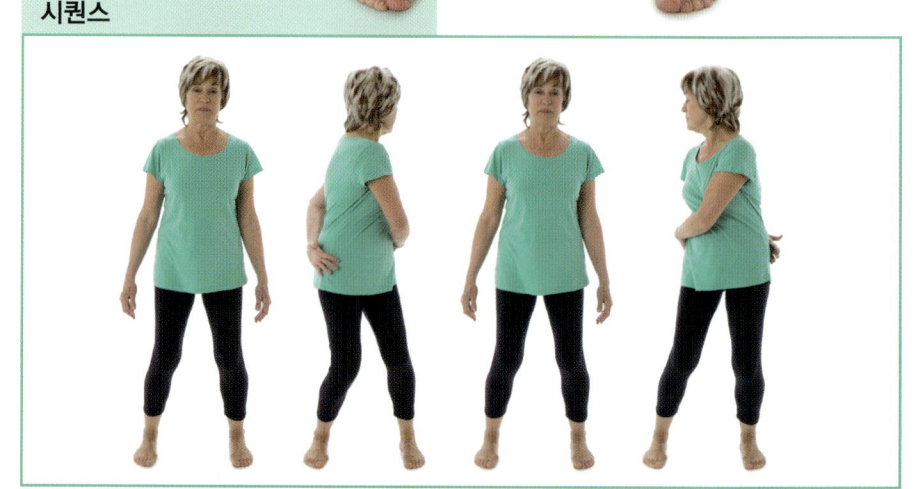

몸통의 동적 스트레칭. 측면 기울이기

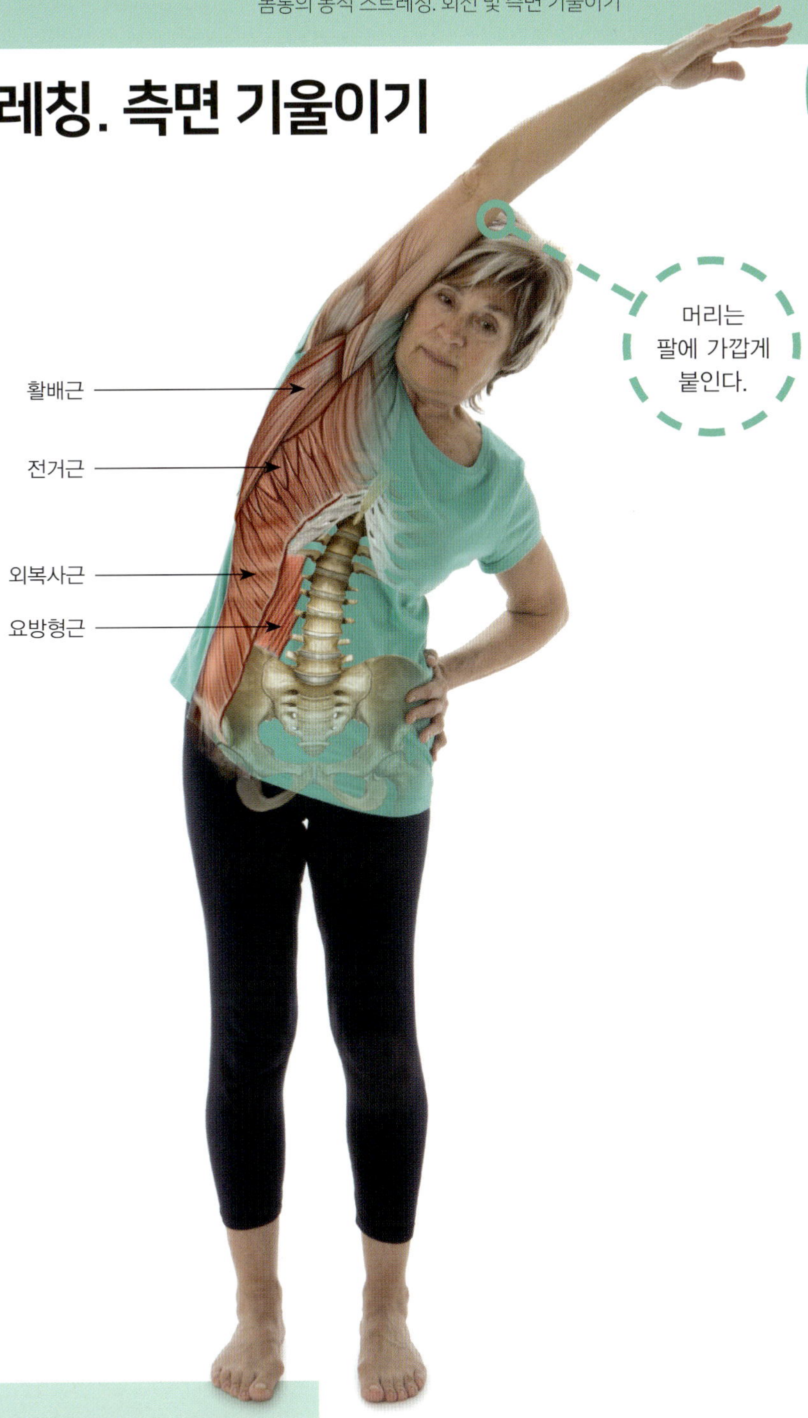

시작 자세
▶ 1번 시작 자세를 취한다.

테크닉
▶ 손가락이 안쪽을 향하도록 한 채로, 왼손은 왼쪽 엉덩이에 얹고 오른팔은 머리 옆으로 곧게 들어 올린다.

▶ 몸이 앞뒤로 치우치지 않게 왼쪽으로 기울이면서 숨을 들이마신다. 머리는 정면을 본다.

▶ 몇 초간 스트레칭을 유지한 후 숨을 내쉬면서 반대쪽으로도 동작을 수행할 수 있도록 중앙으로 돌아온다.

▶ 전체 과정을 6~10회 반복한다.

주의사항
▶ 위로 뻗은 팔에 머리를 지탱하여 목을 보호한다.

이점
▶ 옆구리를 더 유연하게 만들어 이 부위의 긴장을 풀어준다.

▶ 흉곽을 확장하여 폐활량을 증가시킨다.

▶ 등 부위의 불편함을 완화한다.

머리는 팔에 가깝게 붙인다.

활배근
전거근
외복사근
요방형근

시퀀스

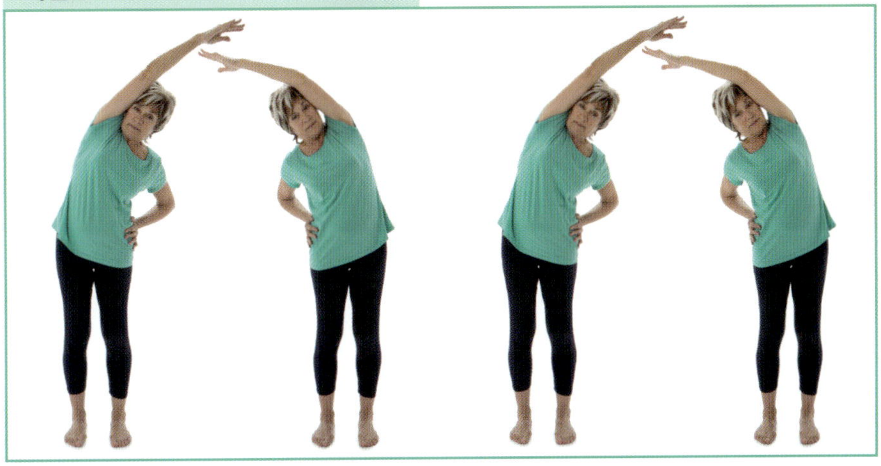

몸통 스트레칭

몸통의 정적 스트레칭. 굴곡(의자에서)

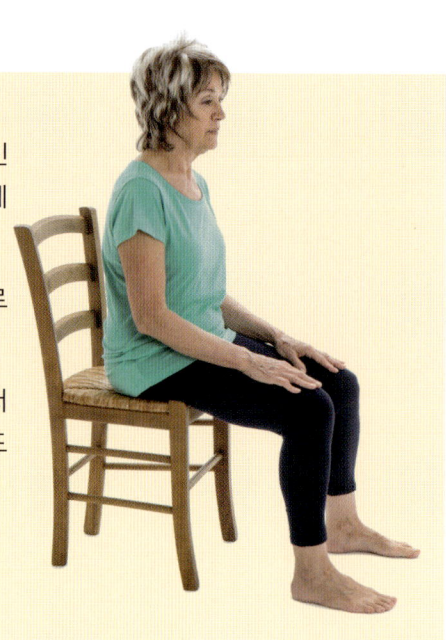

시작 자세

▶ 등을 곧게 펴고 골반은 약간 뒤로 젖혀진 상태에서 좌골을 지지하며 의자 가장자리에 앉는다.

▶ 머리는 몸통과 일직선이 되도록 똑바로 세우고 턱 끝은 살짝 집어넣는다.

▶ 다리를 벌린다. 발은 정면을 향한 채 서로 평행하게 두고 엉덩이와 일직선이 되도록 한다.

▶ 손은 허벅지 위에 올려놓는다.

▶ 입을 벌리고 턱은 느슨하게 한다.

이점

▶ 등의 통증과 불편함을 완화하여 유연성을 높인다.

▶ 복부를 부드럽게 마사지하여 소화 과정을 개선하고 조절하는 데 도움을 준다.

주의사항

▶ 몸통을 구부리는 동작은 조심스럽게 수행하도록 한다. 이 스트레칭이 올바르게 수행되지 않으면 등에 과도한 부담을 주어 역효과를 가져올 수 있다.

테크닉

▶ 천천히 길게 숨을 들이쉰다.

▶ 내쉬는 숨에 천천히 부드럽게 몸을 앞으로 그리고 밑으로 숙인다. 등의 아랫부분과 복부에서부터 구부리도록 한다. 머리는 등과 일직선이 되도록 하고 팔은 바닥 쪽으로 내리면서 함께 움직인다.

▶ 복부와 가슴이 허벅지에 닿으면 머리를 포함한 몸 전체를 완전히 내린다. 손은 바닥을 짚거나 발 또는 발목에 놓는다.

▶ 부드럽게 숨을 들이쉬고 내쉬면서 가능한 시간만큼(몇 초에서 30초까지)스트레칭을 유지한다.

▶ 시작 자세로 돌아갈 때까지 숨을 들이마시면서 천천히 몸을 들어 올린다.

▶ 동일한 과정을 세 번 더 반복한다.

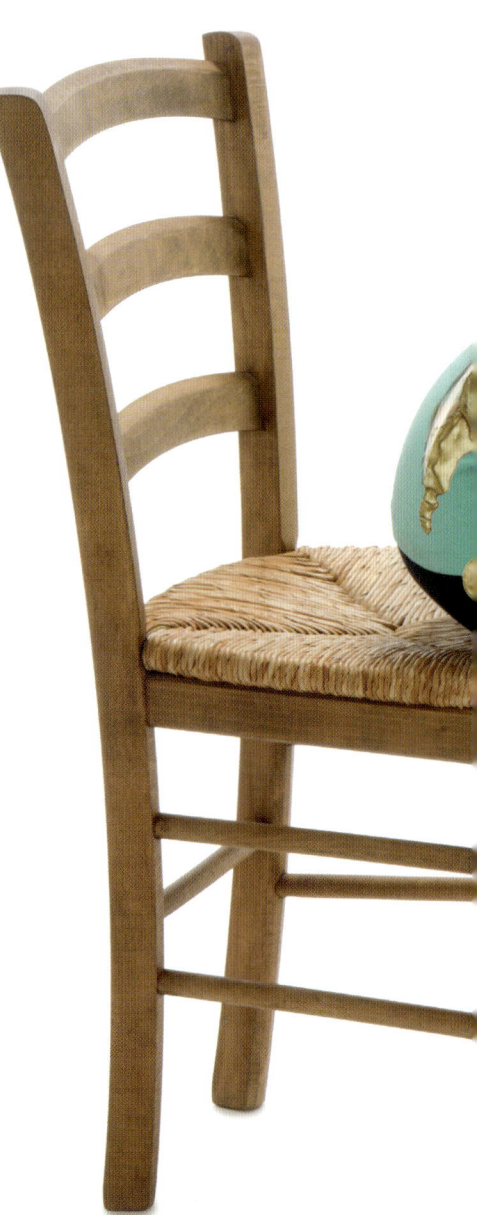

몸통의 정적 스트레칭. 굴곡 (의자에서)

변형 자세

1 작은 굴곡
복부에 과도한 지방이 있어 굴곡을 방해하거나 어지럼증이나 현기증을 느끼는 경우, 손을 무릎에 대고 머리를 계속 등과 일직선으로 유지하며 작게 굴곡을 주어 스트레칭을 더 부드럽게 수행한다.

2 엉덩이 너비보다 넓게 벌린 다리
요추 부위가 약한 경우, 다리를 엉덩이 너비 이상으로 벌린 상태에서 스트레칭을 하면 등의 긴장을 풀고 이완하는 데 도움이 된다.

3 등과 일직선인 머리
혈관 질환, 녹내장 또는 어지럼증이 있는 경우 고개를 숙일 때 주의해야 하며, 고개를 완전히 숙이지 말고 항상 등과 일직선이 되도록 유지한다.

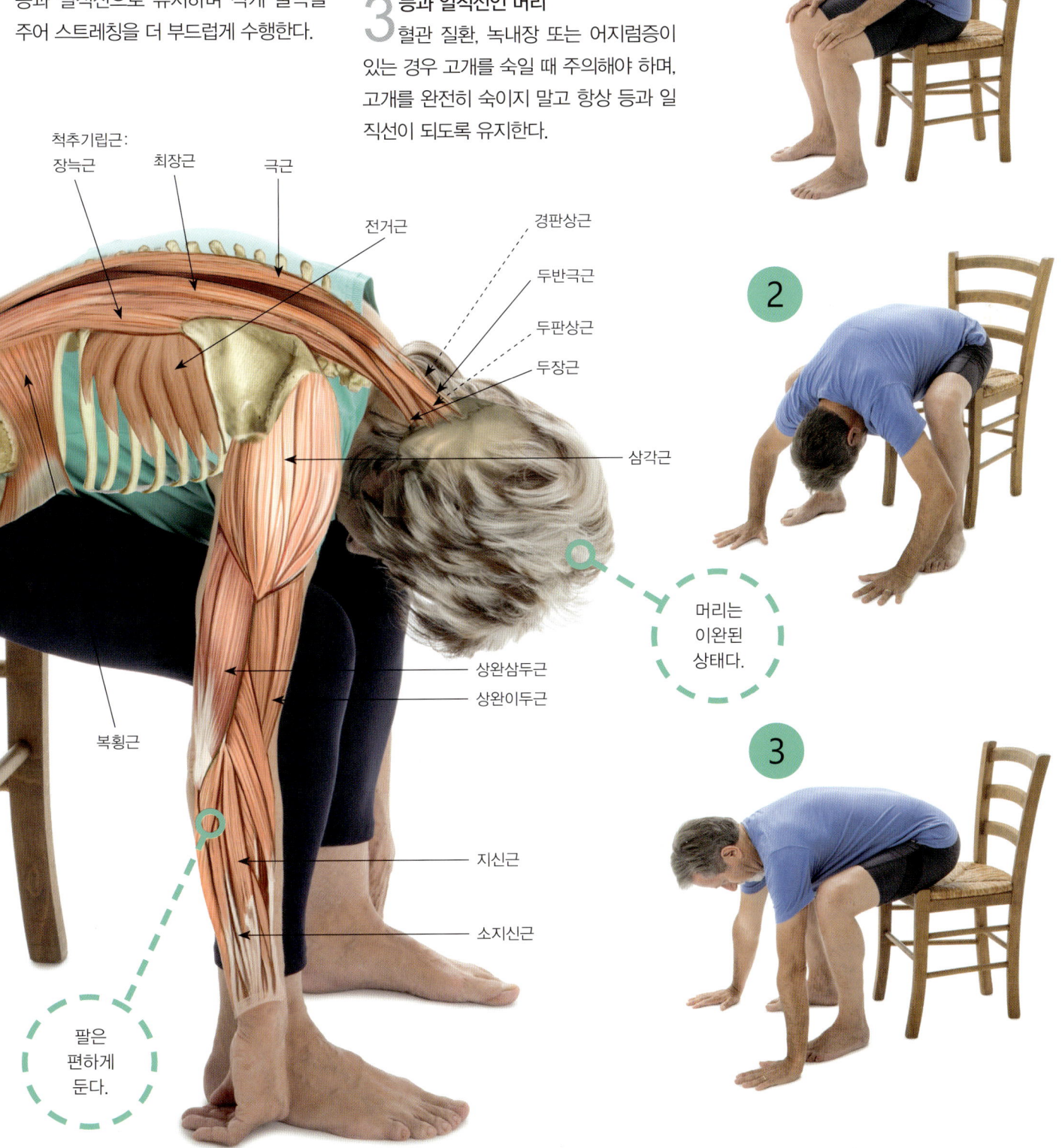

머리는 이완된 상태다.

팔은 편하게 둔다.

척추기립근: 장늑근, 최장근, 극근
전거근
경판상근
두반극근
두판상근
두장근
삼각근
상완삼두근
상완이두근
복횡근
지신근
소지신근

Anatomía & Estiramientos para la tercera EDAD

몸통 스트레칭

몸통의 정적 스트레칭. 굴곡(바닥에서)

시작 자세

▶ 올바른 자세를 만들기 위해 쿠션을 사용하여 앉는 것이 도움이 될 수 있다.

▶ 두꺼운 매트리스, 담요 또는 매트 위에 앉아 다리를 구부린 상태로 벌린다. 발은 엉덩이와 일직선이 되도록 하고 발가락은 위쪽을 향하게 하며 발뒤꿈치는 바닥에 평평하게 둔다.

▶ 등을 곧게 편 채로 앞으로 약간 구부려 몸의 무게중심이 좌골에 실리도록 한다.

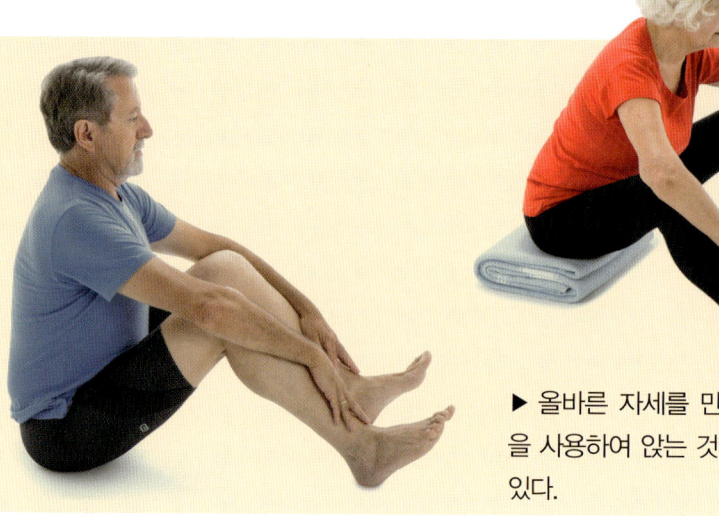

▶ 올바른 자세를 만들기 위해 쿠션을 사용하여 앉는 것이 도움이 될 수 있다.

테크닉

▶ 숨을 들이쉬면서 팔을 위로 올리고 숨을 내쉬면서 손이 발끝에 닿을 때까지 팔과 몸통을 내린다. 손이 발에 닿지 않는다면 발목이나 다리에 올려도 된다.

▶ 복부와 등 아랫부분부터 아래로 내려가는데, 이때 머리가 앞으로 떨어지지 않도록 허리와 일직선을 유지한다.

▶ 이 지점에서 다리를 조금 구부릴 필요가 있는지 또는 다리를 조금 더 뻗을 수 있는지 확인한다.

▶ 가능한 시간만큼(몇 초에서 30초까지) 천천히 숨을 들이쉬고 내쉬면서 스트레칭을 유지한다.

▶ 숨을 들이마시면서 천천히 일어나 손을 다리 위로 밀면서 시작 자세로 돌아온 다음 숨을 내쉰다.

▶ 동일한 과정을 세 번 더 반복한다.

이점

▶ 등의 통증과 불편함을 완화하여 유연성을 높인다.

▶ 복부를 부드럽게 마사지하여 소화 과정을 개선하고 조절하는 데 도움을 준다.

▶ 다리의 긴장도를 완화하여 유연성을 강화한다.

턱 끝은 살짝 집어넣는다.

어깨는 이완된 상태다.

상완삼두근

지신근

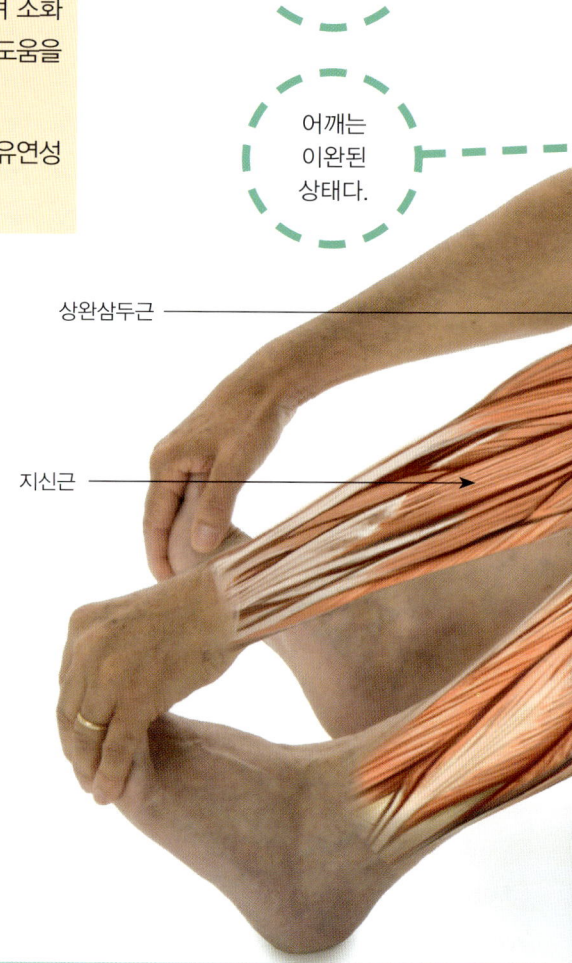

시니어 스트레칭 해부학

몸통의 정적 스트레칭. 굴곡(바닥에서)

081

변형 자세

1 **벽에 등을 기댄 자세**
이 동작을 수행하기 위해 지지대가 필요한 경우 벽에 등을 기대어 동작을 진행해도 되며, 요추 부위를 보호할 수 있다.

2 **엉덩이 너비보다 넓게 벌린 다리**
요추 부위가 약한 경우, 다리를 엉덩이 너비 이상으로 벌리고 구부린 상태에서 이 스트레칭을 수행하면 등을 숙이는 데 도움이 되며 동시에 등을 이완할 수 있다. 전체적으로 등은 가능한 한 곧게 유지하고 머리는 숙이지 않도록 한다.

3 **손은 다리 위에 편히 올려놓는다.**
손이 발에 닿지 않는 경우, 다리나 무릎 위에 올려놓는다.

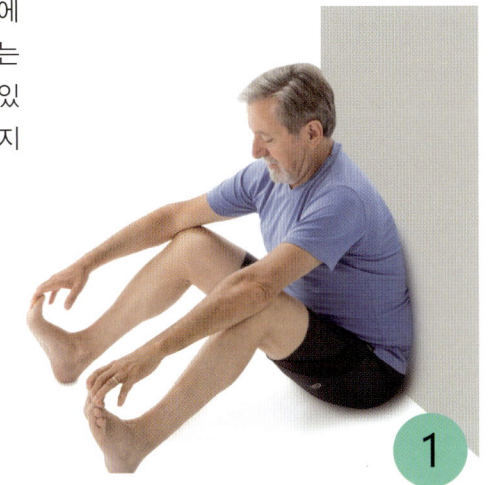

척추기립근:
극근
최장근
장늑근

삼각근
전거근
요방형근

대퇴사두근

반건양근
반막근
대퇴이두근

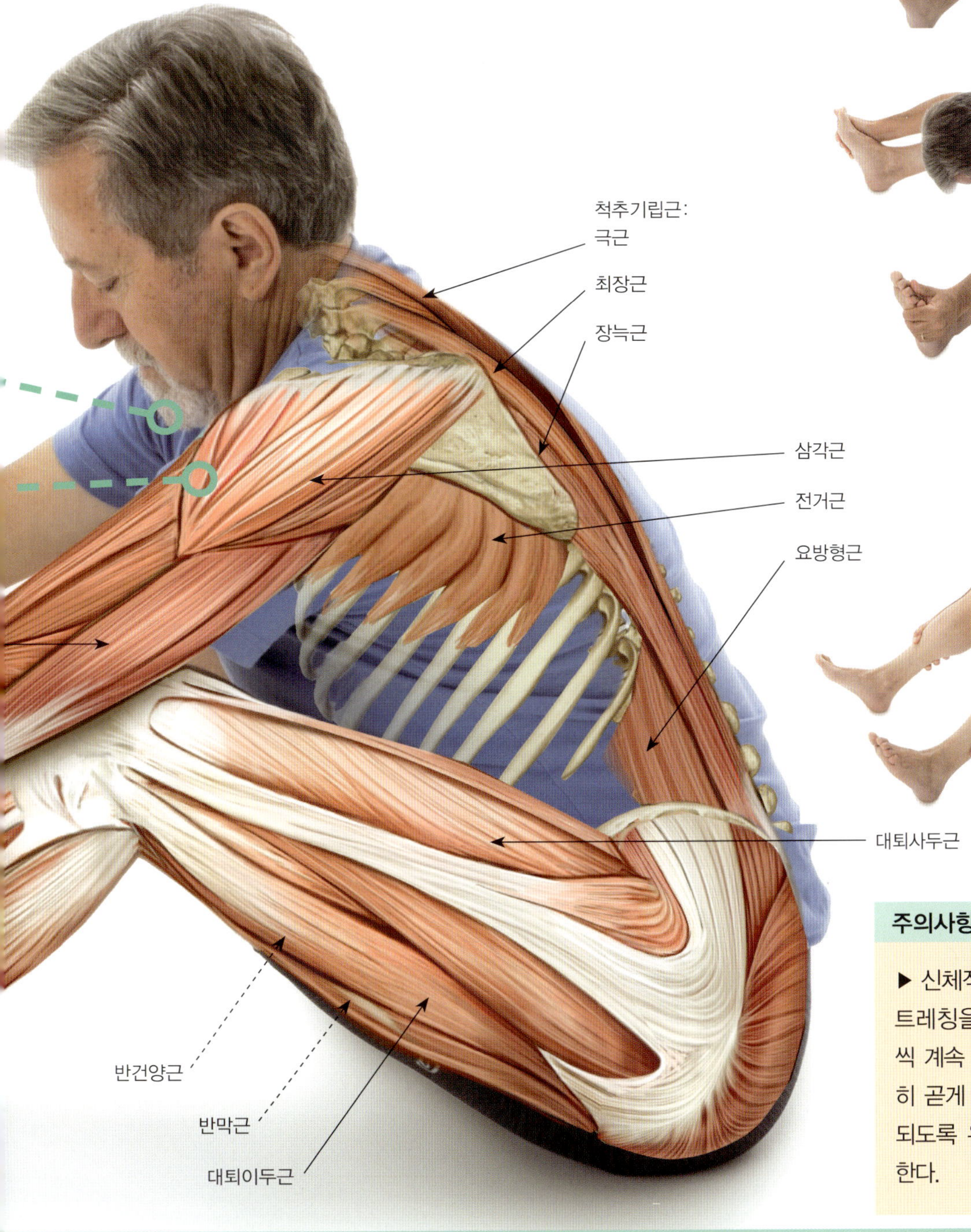

주의사항

▶ 신체적으로 가능한 사람만 이 스트레칭을 유지하면서 다리를 조금씩 계속 뻗어보도록 한다. 등을 완전히 곧게 펴고 머리는 등과 일직선이 되도록 유지하는 것을 잊지 않도록 한다.

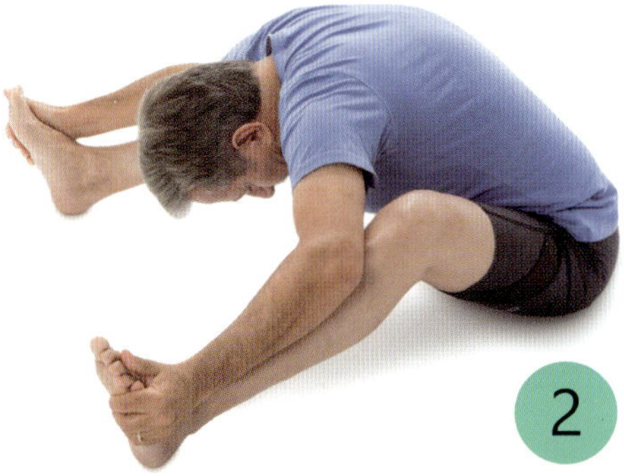

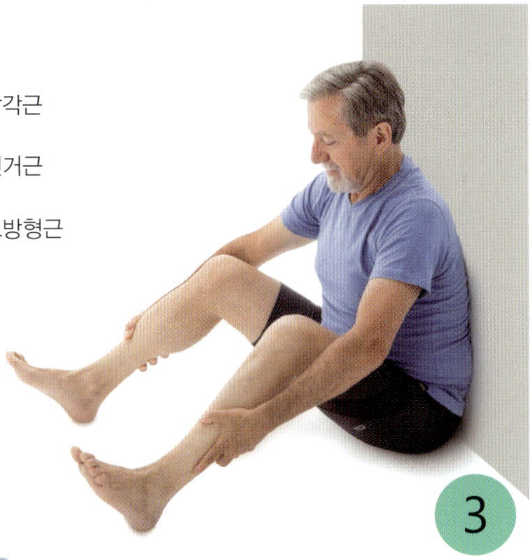

Anatomía & Estiramientos para la tercera EDAD

몸통 스트레칭

몸통의 정적 스트레칭. 신전(의자에서)

시작 자세

▶ 몸을 똑바로 세우고 머리는 앞으로 향한 채 의자 뒤에 선다. 양손은 어깨와 일직선이 되게 하여 등받이 위에 놓는다. 다리는 엉덩이 너비로 벌리고 발은 정면을 향한다.

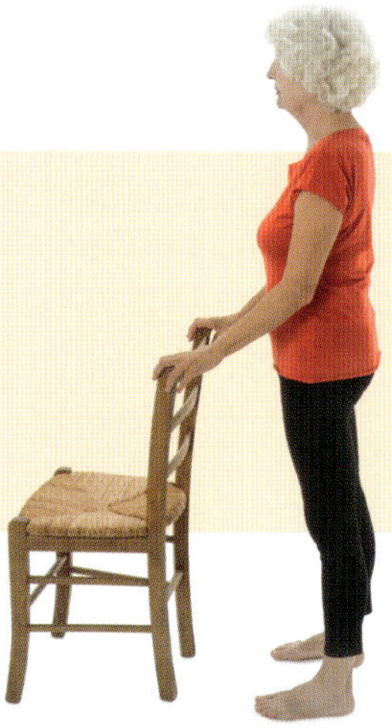

변형 자세

1 더 부드러운 변형 자세
어깨와 등에 불편함이 있는 경우 밑으로 내려가지 않은 채 이 변형 자세를 수행하면 된다.

테크닉

▶ 숨을 들이마시고 내쉬면서 뒤로 걸어가며 동시에 몸통을 바닥으로 내린다. 허리와 팔은 펴고 다리와 몸통이 90° 각도를 이루도록 한다. 골반은 약간 뒤로 젖혀진 상태다.

▶ 15~20초간 스트레칭을 부드럽게 유지한다.

▶ 숨을 들이마시면서 몸통을 들어 올려 시작 자세로 돌아온다.

▶ 전체 동작을 세 번 더 반복한다.

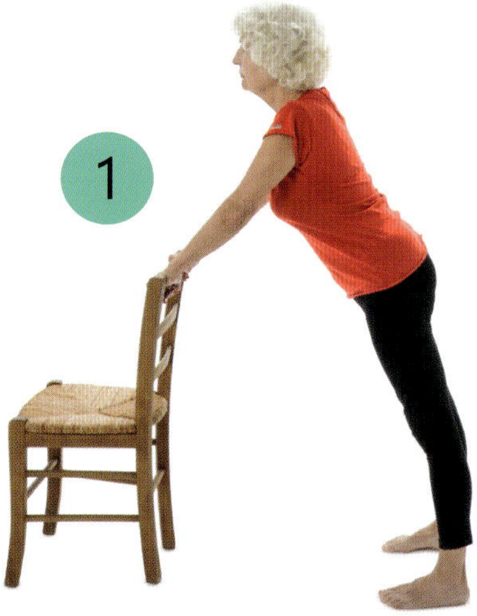

머리는 팔 사이에 위치한다.

복부는 수축한다.

장늑근, 최장근, 극근, 상부승모근, 상완이두근, 대흉근, 대퇴이두근, 반건양근

주의사항

▶ 요추 부위에 불편함이 있을 경우 다리를 완전히 펴지 않도록 한다.

시니어 스트레칭 해부학

몸통의 정적 스트레칭. 신전(벽에 기대어)

시작 자세

▶ 발은 앞쪽으로 향한 채 벌려 엉덩이와 일직선이 되게 하고 벽 앞에 선다. 팔꿈치는 구부리고 팔을 어깨너비로 벌린 채 어깨 높이까지 들어 올린다. 팔뚝과 손을 벽에 지지한다.

테크닉

▶ 숨을 들이마시며 손을 벽 위로 이동시키고 팔은 스트레칭하고 몸통은 벽 가까이 가져간다.

▶ 10~15초 동안 천천히 숨을 들이쉬고 내쉬면서 부드럽게 스트레칭한다.

▶ 천천히 팔을 내리며 시작 자세로 돌아온다.

▶ 전체 동작을 세 번 더 반복한다.

이점

▶ 척추후만증을 예방하고 교정하는 데 도움을 준다. 등 쪽 흉곽 부위의 통증과 불편함을 완화한다.

▶ 흉곽을 확장한다.

▶ 어깨의 가동성을 높인다.

주의사항

▶ 어깨에 불편함이 있는 경우 팔을 완전히 뻗지 않도록 한다.

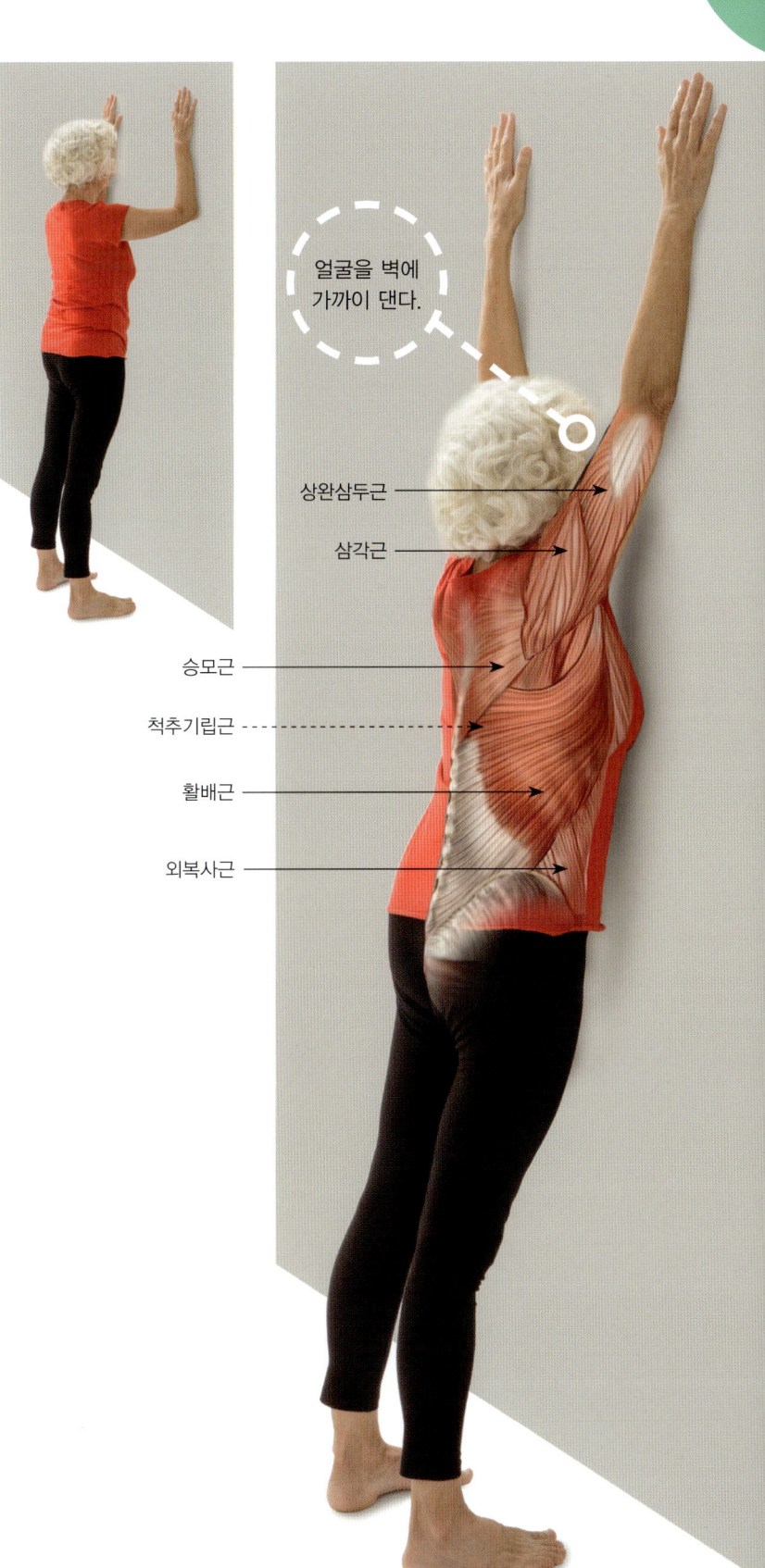

얼굴을 벽에 가까이 댄다.

- 상완삼두근
- 삼각근
- 승모근
- 척추기립근
- 활배근
- 외복사근

Anatomía & Estiramientos para la tercera EDAD

몸통 스트레칭

몸통의 정적 스트레칭. 회전(바닥에서)

시작 자세

▶ 담요, 매트리스 또는 매트를 깔고 바닥에 누운 자세로 다리를 모으고 무릎을 구부린 상태에서 발이 앞을 향하도록 한다.

▶ 팔은 몸과 90° 각도로 십자 모양을 유지한다. 손은 어깨 높이에서 손바닥이 바닥을 향하도록 한다. 머리는 몸의 축을 중심으로 두고 턱 끝은 살짝 집어넣고 입술은 벌린 채 턱을 느슨하게 한다.

테크닉

▶ 숨을 들이마시고 내쉬면서 다리를 가슴 쪽으로 모아 천천히 오른쪽으로 바닥을 향해 움직인다.

▶ 고개는 왼쪽으로 돌리면서 등을 비틀어 몸통을 움직인다.

▶ 손은 바닥에 단단히 고정한다.

▶ 다리를 팔에 최대한 가까이 가져가며 비틀기의 최대 지점을 찾아 20~30초간 유지하면서 부드럽게 숨을 들이쉬고 내쉰다.

▶ 그런 다음 다리를 바닥에서 들어 올려 다시 시작 자세로 가져온다. 반대쪽도 동일한 단계를 반복한다.

▶ 전체 동작을 세 번 더 반복한다.

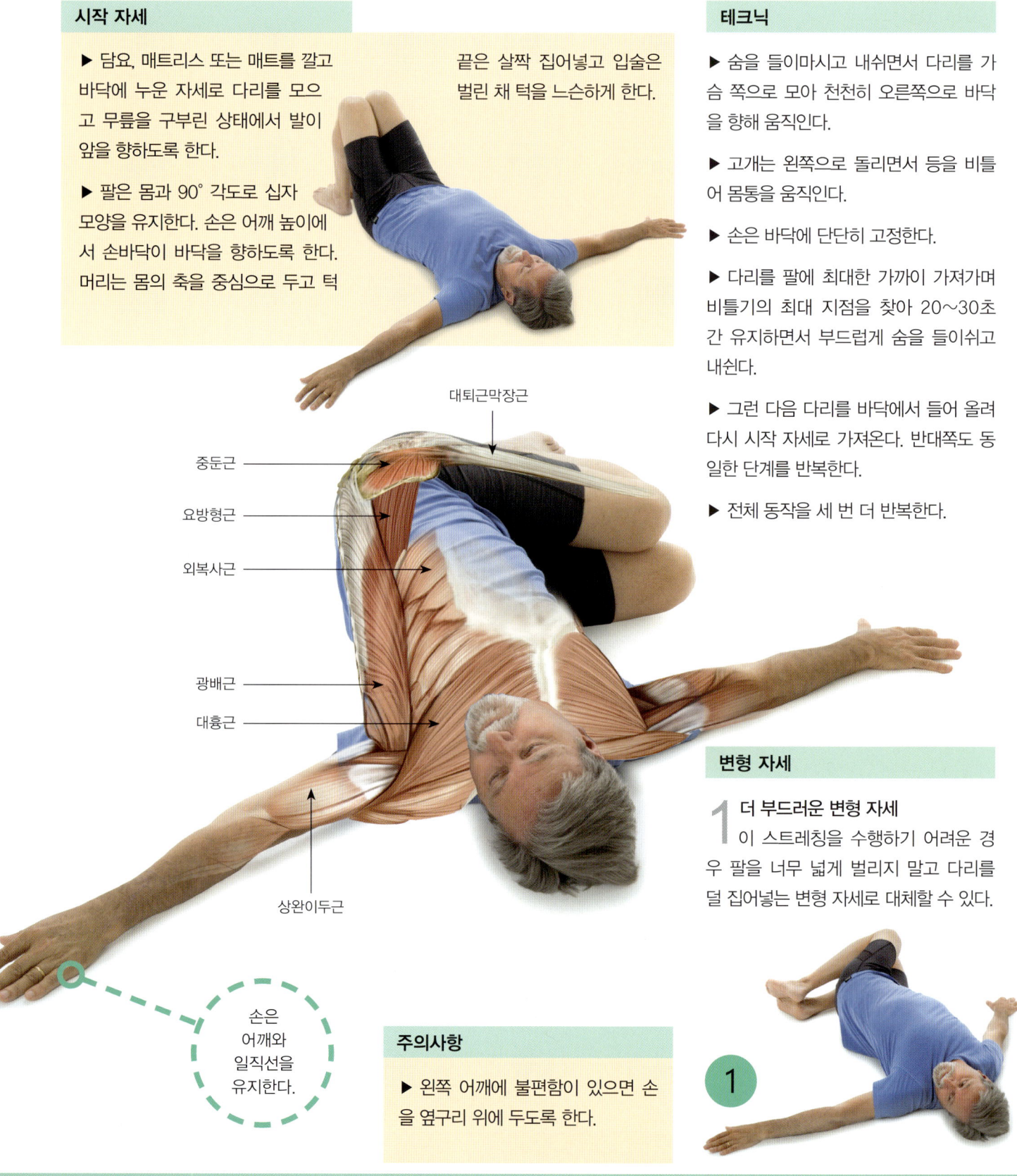

대퇴근막장근
중둔근
요방형근
외복사근
광배근
대흉근
상완이두근

손은 어깨와 일직선을 유지한다.

주의사항

▶ 왼쪽 어깨에 불편함이 있으면 손을 옆구리 위에 두도록 한다.

변형 자세

1 더 부드러운 변형 자세
이 스트레칭을 수행하기 어려운 경우 팔을 너무 넓게 벌리지 말고 다리를 덜 집어넣는 변형 자세로 대체할 수 있다.

시니어 스트레칭 해부학

몸통의 정적 스트레칭. 회전(의자에서)

시작 자세
▶ 2번 시작 자세를 취한다.

테크닉
▶ 숨을 들이쉬고 내쉬면서 몸통을 오른쪽으로 비틀어준다. 팔을 비틀면서 왼손은 의자 좌석에, 오른손은 등받이에 올려놓는다. 머리도 오른쪽으로 돌린다.

▶ 15~20초 동안 부드럽게 숨을 들이쉬고 내쉬면서 자세를 유지한다.

▶ 시작 자세로 돌아와서 반대쪽에서도 동일한 동작을 수행한다.

▶ 전체 동작을 세 번 더 반복한다.

주의사항
▶ 경추에 문제가 있을 경우, 과도한 머리 회전을 피해야 한다.

▶ 무릎이 약한 경우, 발을 몸통을 비트는 방향 쪽으로 이동시킨다.

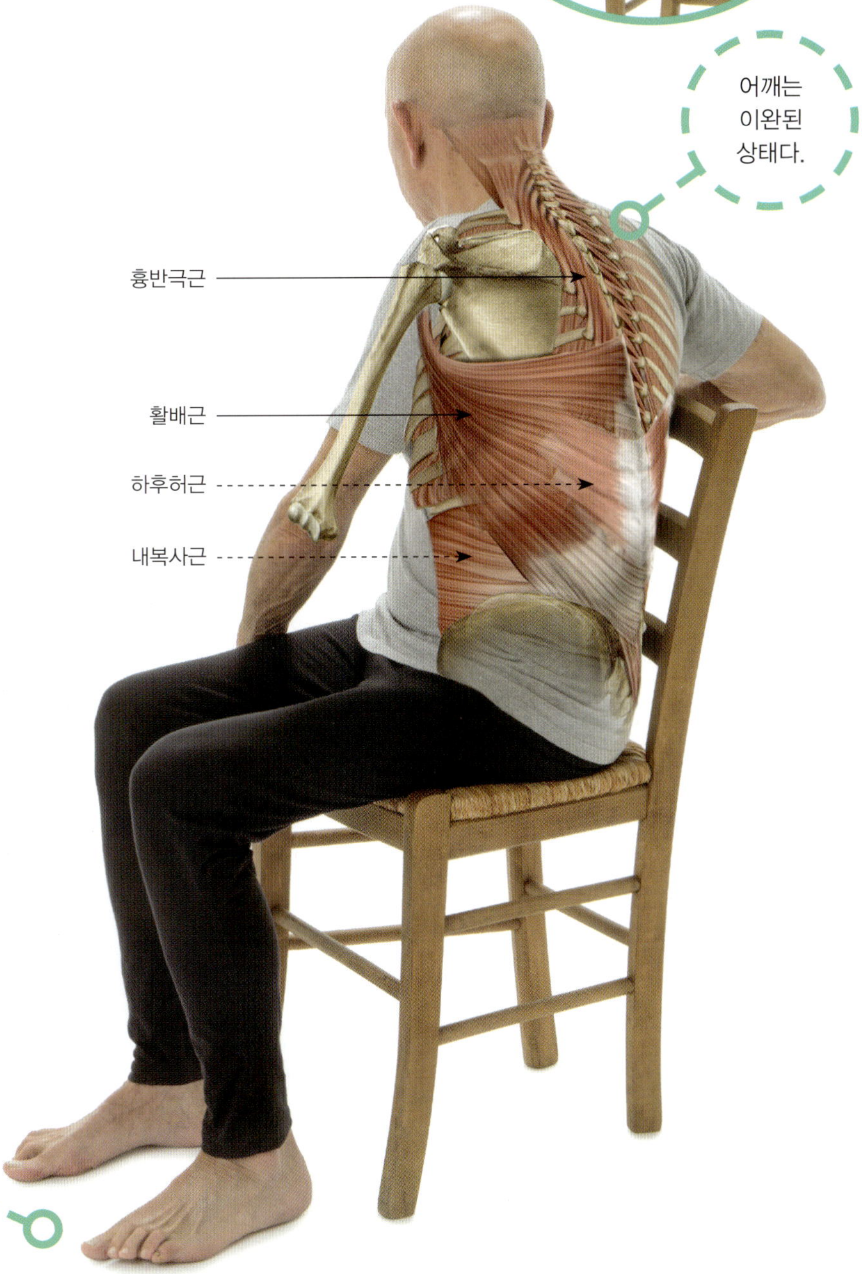

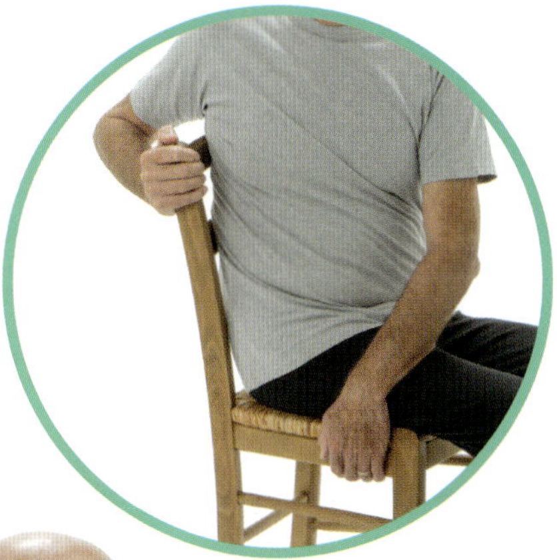

이점
두 가지 몸통 회전 스트레칭
▶ 척추의 막힘을 풀어 요추 부위의 불편함을 완화한다.
▶ 과전만증을 교정한다.
▶ 복부를 비틀어 소화 과정을 개선한다.
▶ 흉부를 확장한다.

- 어깨는 이완된 상태다.
- 흉반극근
- 활배근
- 하후허근
- 내복사근
- 발은 정면을 향한다.

Anatomía & Estiramientos para la tercera EDAD

몸통의 정적 스트레칭. 측면 기울이기(의자에서)

시작 자세
▶ 2번 시작 자세를 취한다.

테크닉
▶ 오른팔을 머리 옆에 두고 위로 들어 올린다. 숨을 들이마시면서 몸을 왼쪽으로 기울이고 머리는 정면을 향한다.

▶ 오른팔은 반쯤 구부려서 머리의 경사에 따라 올려둔다.

▶ 왼손을 의자 다리에 얹는다.

▶ 10~15초 동안 스트레칭을 유지하면서 부드럽게 숨을 들이쉬고 내쉬면서 시작 자세로 돌아온다. 반대쪽도 동일한 동작을 수행한다.

▶ 전체 동작을 세 번 더 반복한다.

주의사항
▶ 기울일 때 넘어지지 않도록 안정적인 의자를 사용하는 것이 중요하다.

▶ 어깨에 문제가 있는 사람은 팔을 머리 쪽으로 가져가지 말고 더 편안하고 낮은 자세를 취하도록 한다.

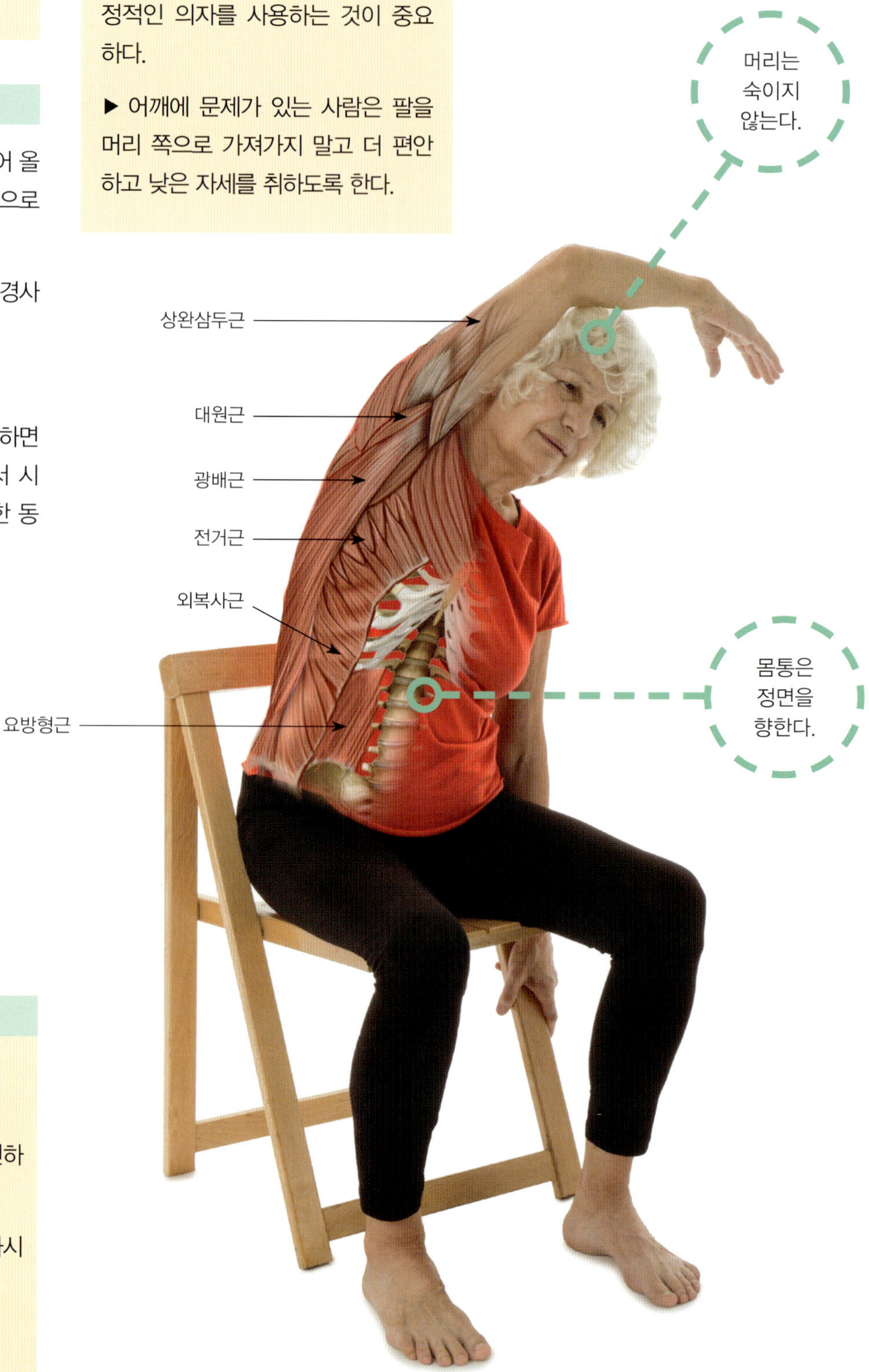

이점
측면으로 기울이는 두 가지 몸통 스트레칭

▶ 옆구리의 긴장을 풀어 더 유연하게 만든다.

▶ 흉곽을 확장하여 폐활량을 증가시킨다.

▶ 등 부위의 불편함을 완화한다.

근육 표시: 상완삼두근, 대원근, 광배근, 전거근, 외복사근, 요방형근

- 머리는 숙이지 않는다.
- 몸통은 정면을 향한다.

몸통의 정적 스트레칭. 측면 기울이기(벽에 기대어)

시작 자세

▶ 몸의 왼쪽이 벽과 평행이 되도록 하여 벽 옆에 서서 발을 모은다. 골반은 약간 뒤로 젖혀진 상태다.

▶ 왼팔을 구부리고 왼손으로 벽을 지지한다.

테크닉

▶ 오른팔을 머리 옆까지 들어 올린다.

▶ 숨을 들이마시면서 오른쪽 엉덩이를 바깥쪽으로 움직이며 몸통은 벽을 향해 기울이고 오른손가락을 벽에 댄다. 머리는 떨어뜨리지 않고 팔 옆에 붙인다.

▶ 스트레칭을 10~15초간 유지하면서 부드럽게 숨을 들이쉬고 내쉬며 시작 자세로 돌아온다. 반대쪽도 동일한 과정을 수행한다.

▶ 전체 동작을 세 번 더 반복한다.

주의사항

▶ 등에 불편함이 느껴지면 발을 벌리고 다리는 약간 구부린 자세를 유지한다.

변형 자세

1 더 부드러운 변형 자세
어깨에 문제가 있는 경우 왼쪽 팔뚝을 들어 올리지 말고 오른쪽 엉덩이를 바깥쪽으로 아주 조금만 움직이도록 한다.

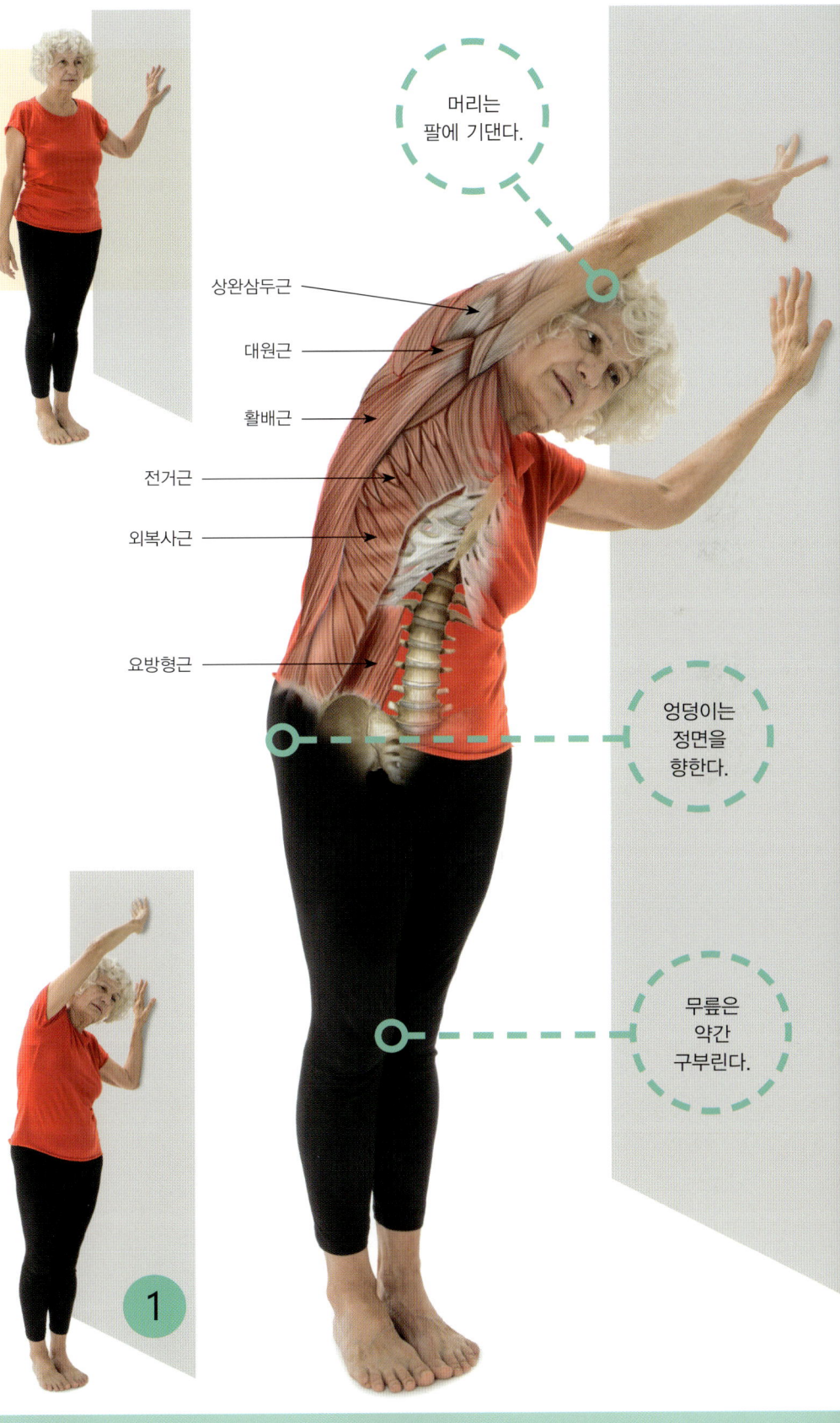

머리는 팔에 기댄다.

상완삼두근
대원근
활배근
전거근
외복사근
요방형근

엉덩이는 정면을 향한다.

무릎은 약간 구부린다.

Anatomía & Estiramientos para la tercera EDAD

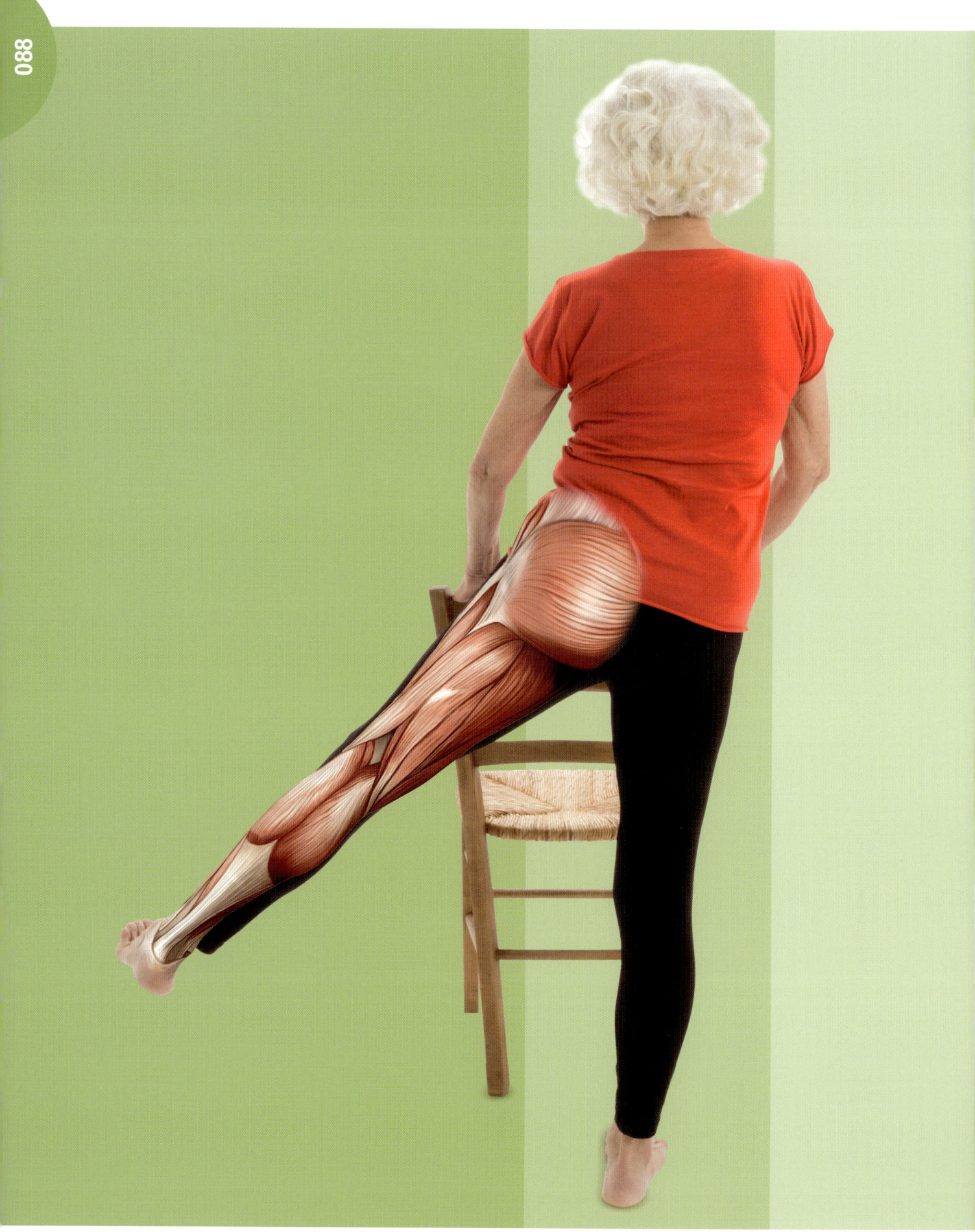

시니어 스트레칭 해부학

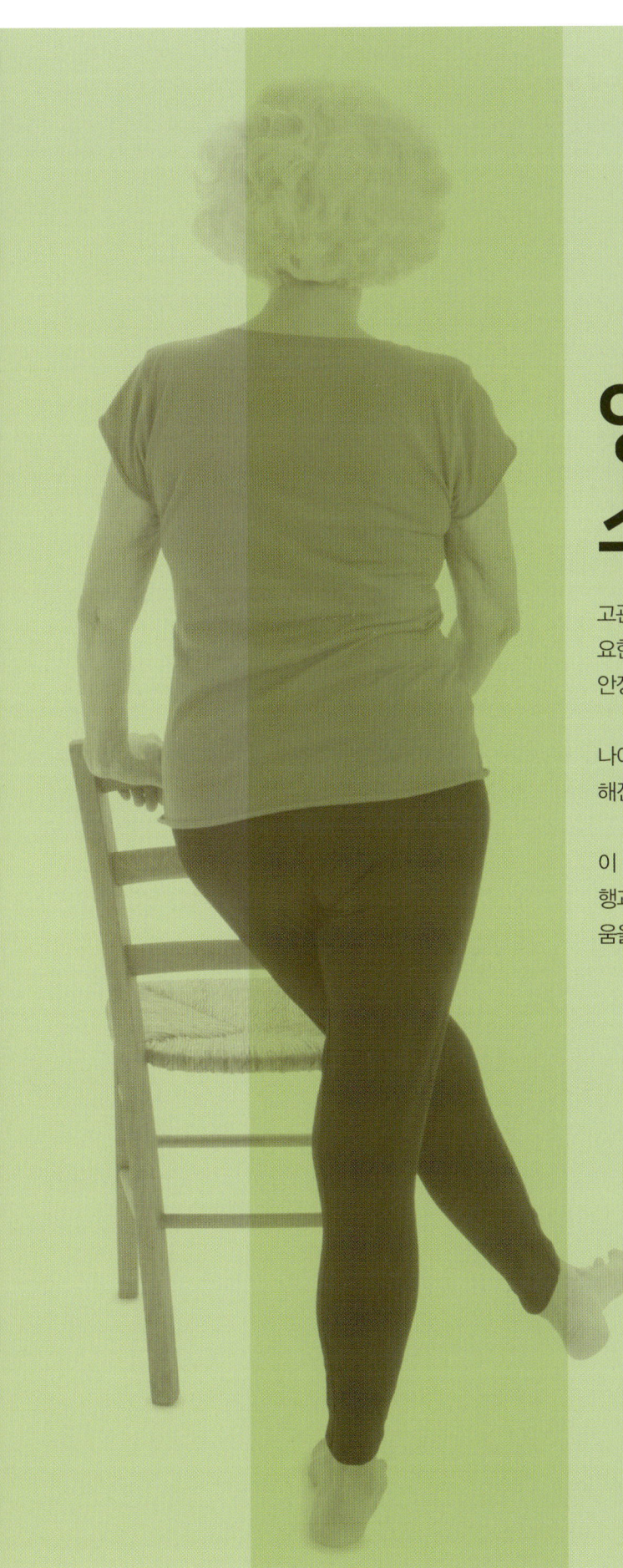

엉덩이 스트레칭

고관절은 골반과 대퇴골을 연결한다. 똑바로 서고, 걷는 데 매우 중요한 역할을 한다. 고관절의 넓은 가동범위는 체중을 지탱하는 데 안정성을 제공한다.

나이가 듦에 따라 신체 활동이 부족해질 경우, 유연성을 잃고 뻣뻣해진다. 엉덩이의 경직은 허리, 무릎, 발에도 영향을 미칠 수 있다.

이 챕터에서 설명하는 스트레칭은 엉덩이의 유연성을 회복하고, 보행과 균형을 개선하며, 해당 부위의 통증과 병리를 완화하는 데 도움을 준다.

Anatomía & Estiramientos para la tercera EDAD

엉덩이 스트레칭

동적 스트레칭. 굴곡과 신전

시작 자세

▶ 몸의 왼쪽을 의자 등받이와 평행하게 하고 왼손을 의자 등받이 위에 얹으며 선다.

▶ 발은 엉덩이 너비로 벌리고 정면을 향하도록 한다.

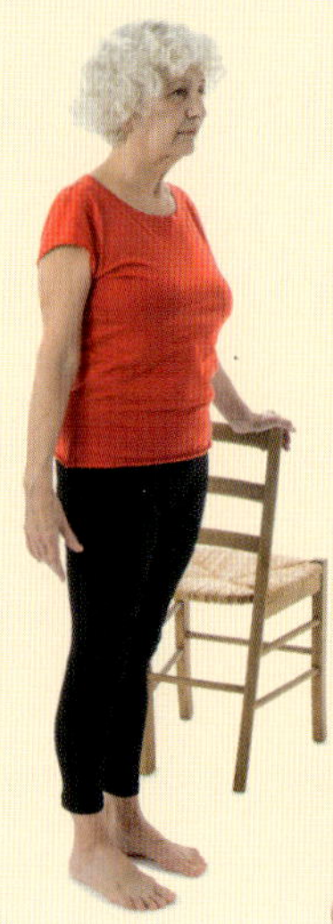

테크닉

▶ 오른다리를 앞으로 들어 올리면서 고관절을 구부린다.

▶ 몇 초간 자세를 유지한 다음 다리는 구부리지 말고 앞뒤로 가져가면서 엉덩이 근육을 늘려준다. 스트레칭 자세를 잠시 유지한다.

▶ 전체 과정을 10~20회 반복한다.

▶ 왼다리로도 전체 과정을 수행한다.

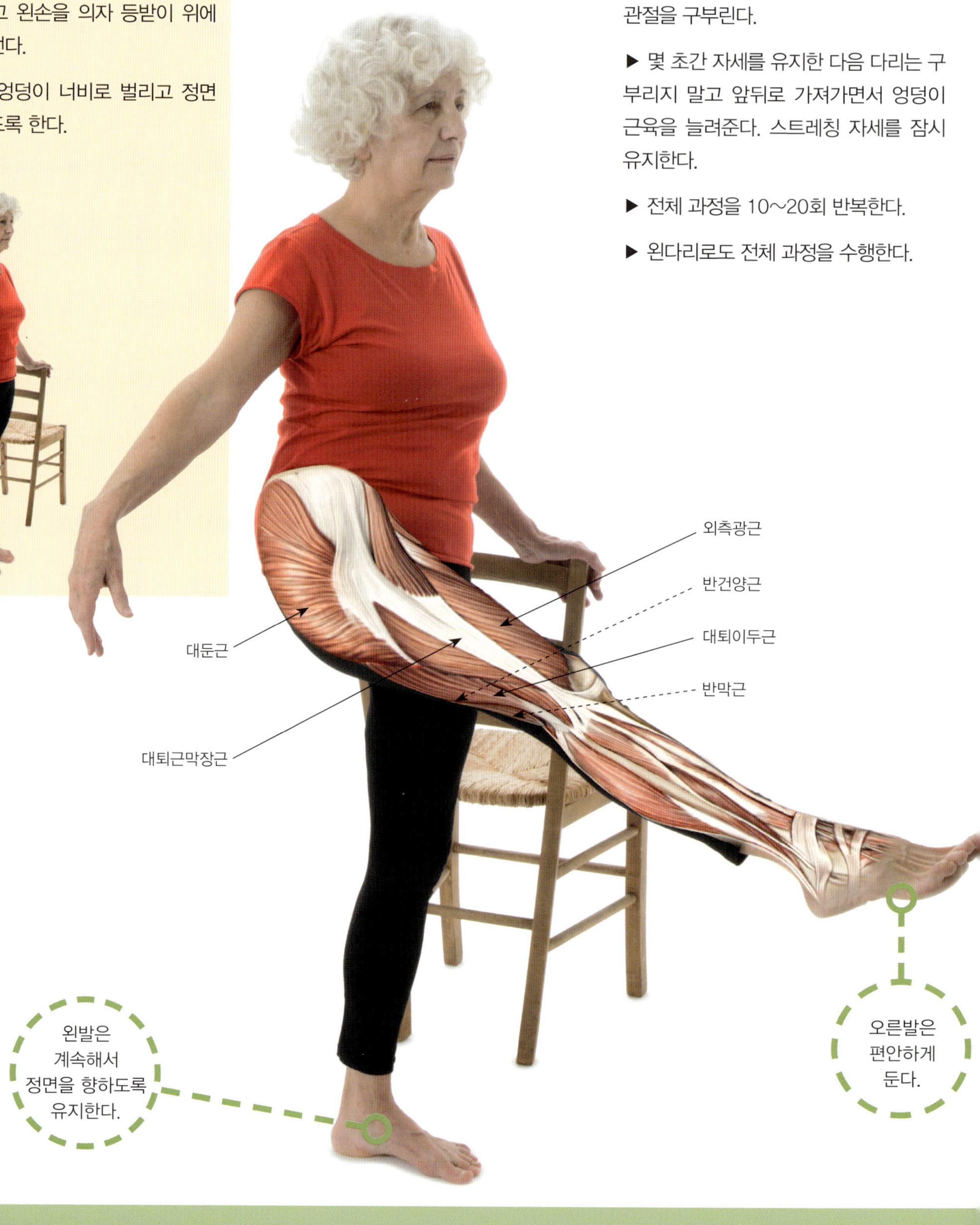

외측광근
반건양근
대퇴이두근
반막근
대둔근
대퇴근막장근

왼발은 계속해서 정면을 향하도록 유지한다.

오른발은 편안하게 둔다.

시니어 스트레칭 해부학

동적 스트레칭. 굴곡과 신전

091

시퀀스

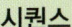

① ② ③ ④

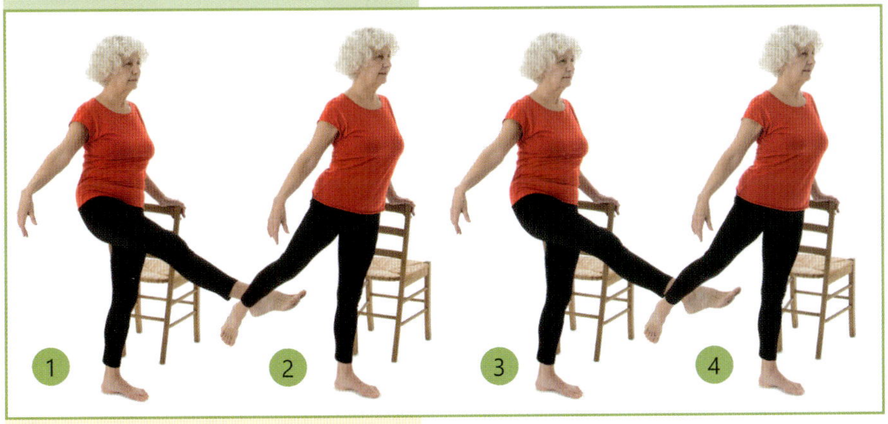

▶ 움직이는 발은 모든 과정 동안 엉덩이와 일직선을 유지한다.

이점

▶ 엉덩이의 경직성을 개선하고 유연성을 높인다.

▶ 관절증 및 기타 뼈나 근육 문제로 인한 통증을 완화한다.

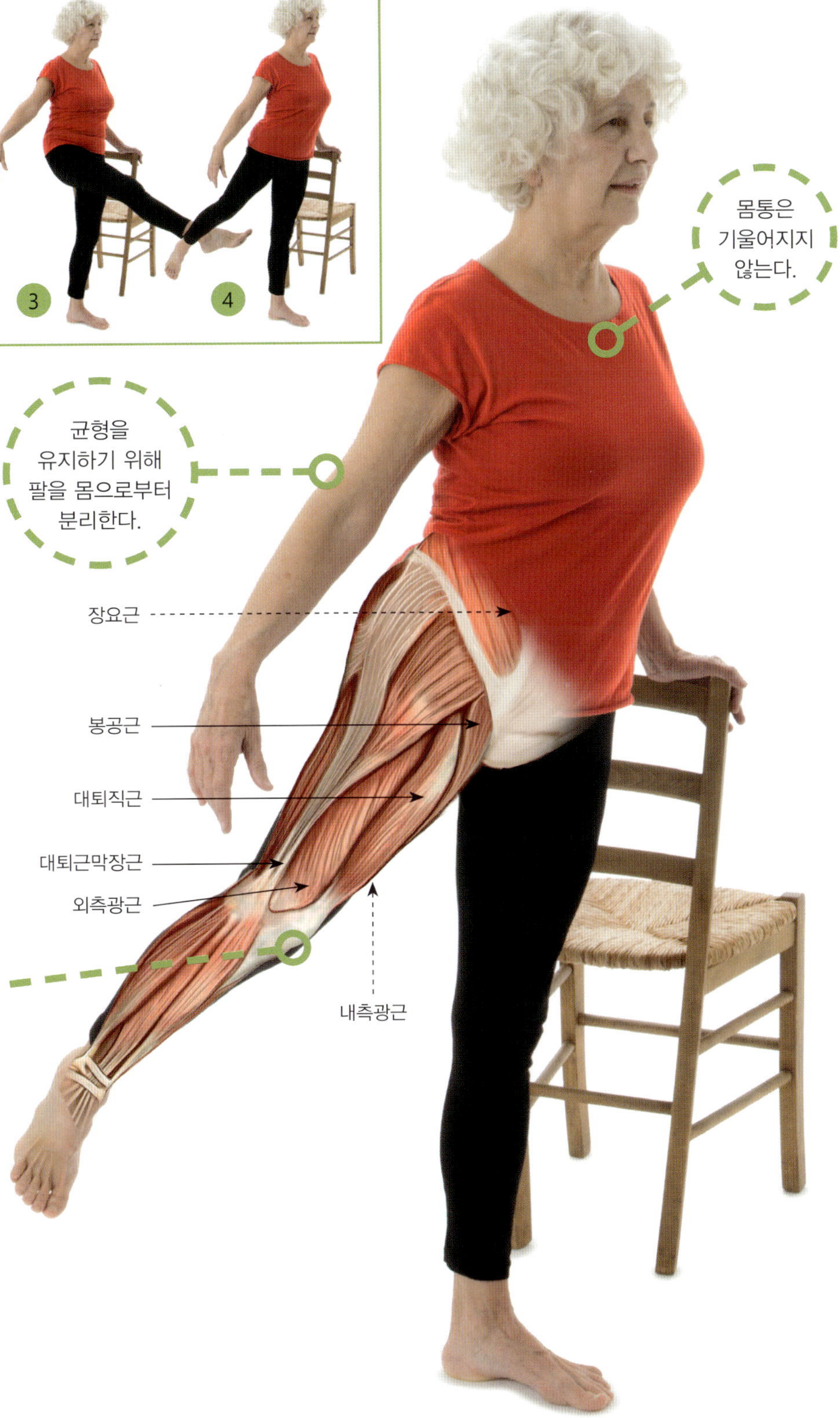

주의사항

▶ 요추 부위에 불편함이 있을 경우엔 스트레칭을 더 부드럽게 진행한다.

몸통은 기울어지지 않는다.

균형을 유지하기 위해 팔을 몸으로부터 분리한다.

장요근
봉공근
대퇴직근
대퇴근막장근
외측광근
내측광근

무릎은 펴진 상태다.

Anatomía & Estiramientos para la tercera EDAD

엉덩이 스트레칭

동적 스트레칭. 내회전 및 외회전

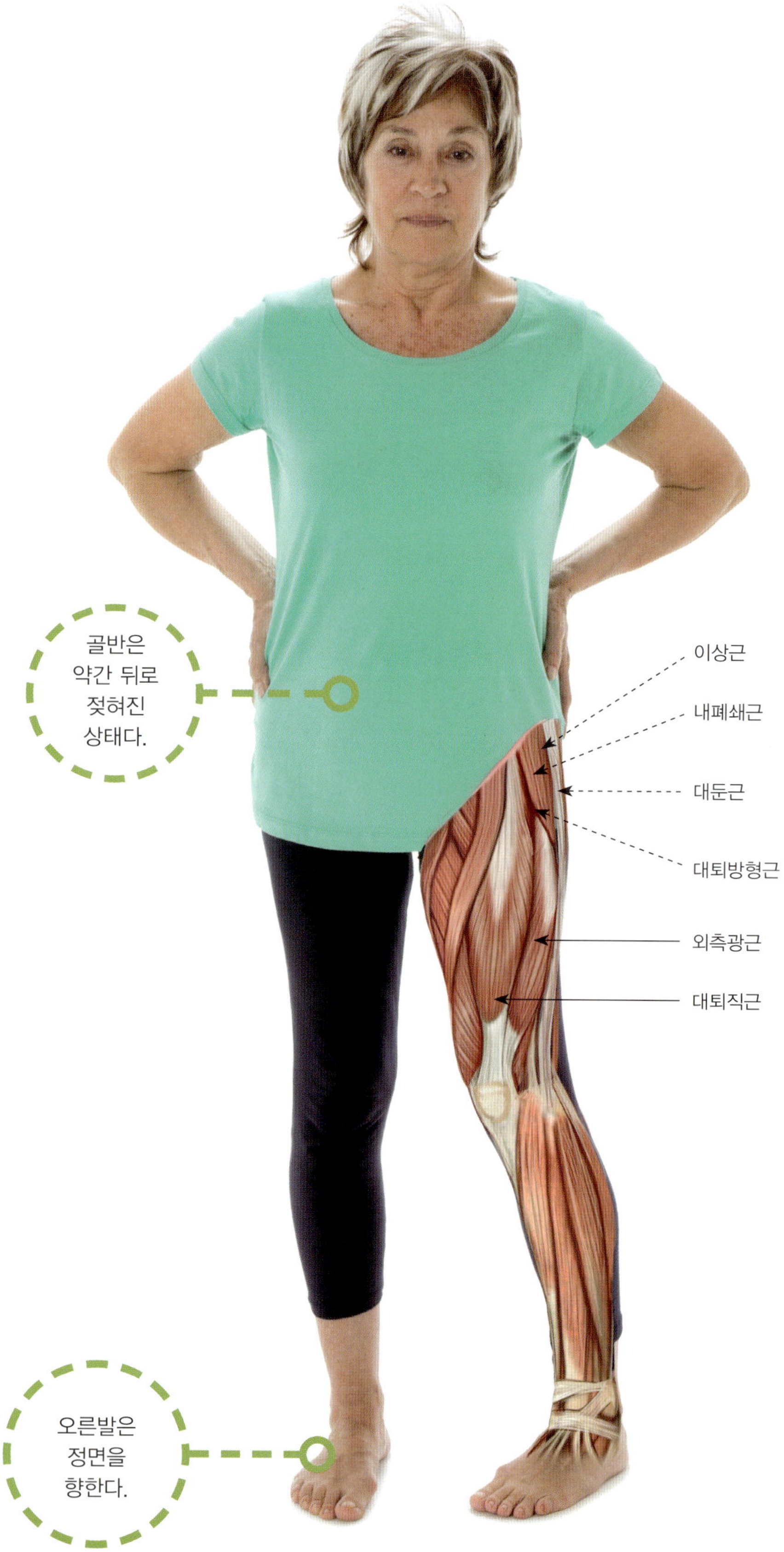

시작 자세
▶ 1번 시작 자세를 취한다.

테크닉
▶ 양손을 엉덩이에 얹는다.

▶ 왼발을 안쪽으로 돌려 고관절을 내회전하고 몇 초 동안 이 자세를 유지한다.

▶ 그런 다음 발을 바깥쪽으로 움직여 고관절을 외회전한 후 잠시 스트레칭을 유지한다.

▶ 전체 과정을 10~20회 반복한다.

▶ 오른다리로도 전체 과정을 수행한다.

- 골반은 약간 뒤로 젖혀진 상태다.
- 이상근
- 내폐쇄근
- 대둔근
- 대퇴방형근
- 외측광근
- 대퇴직근
- 오른발은 정면을 향한다.

시퀀스

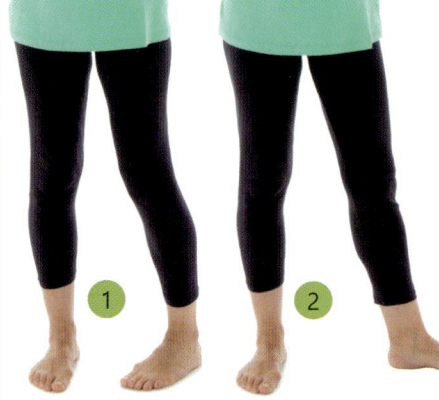

▶ 발은 안쪽과 바깥쪽으로 번갈아 가면서 스트레칭한다.

동적 스트레칭. 내회전 및 외회전

093

이점
▶ 엉덩이의 불편함과 긴장을 완화한다.

주의사항
▶ 무릎이 약할 경우, 발의 이동 범위를 줄인다.

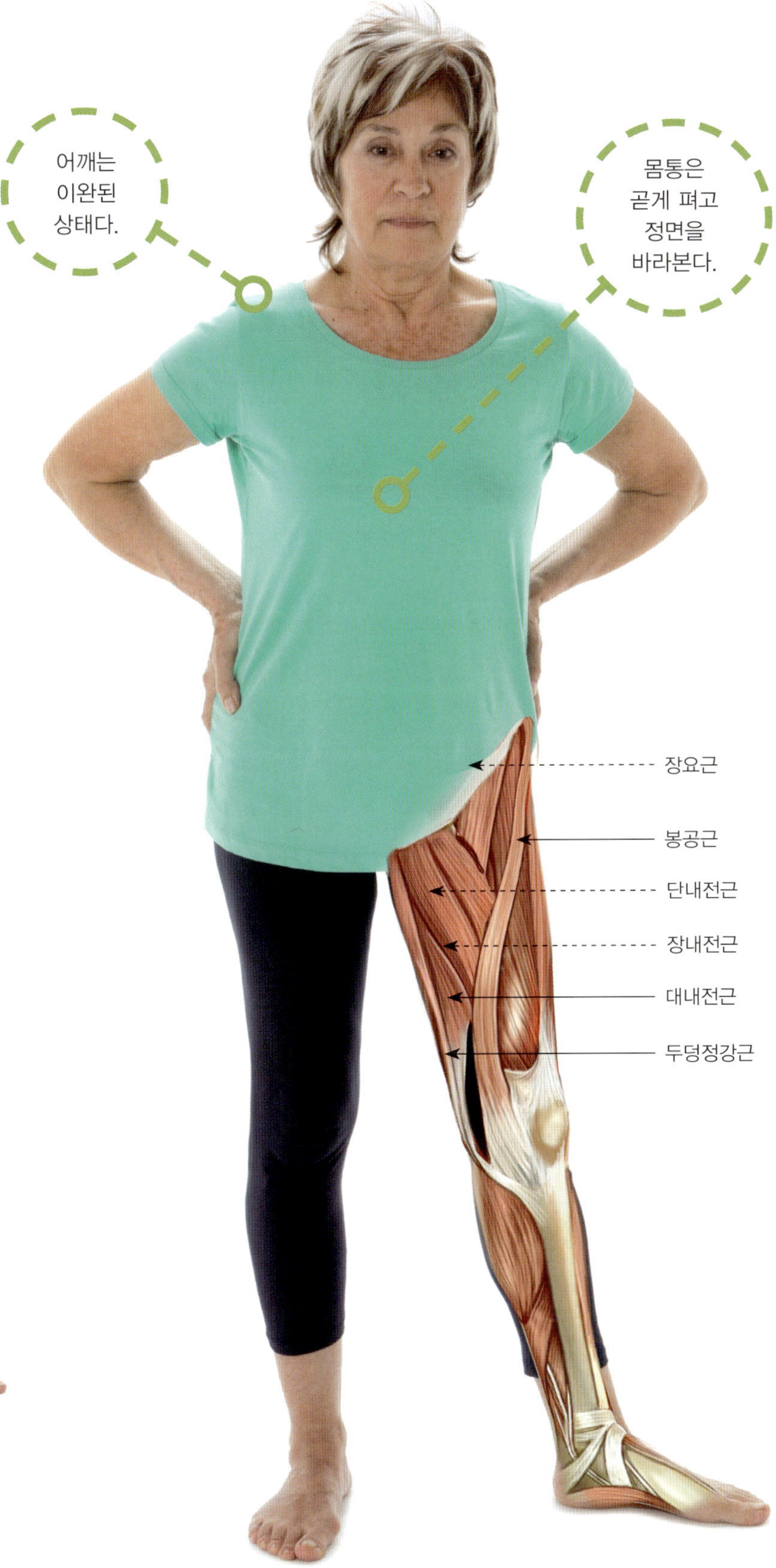

어깨는 이완된 상태다.

몸통은 곧게 펴고 정면을 바라본다.

- 장요근
- 봉공근
- 단내전근
- 장내전근
- 대내전근
- 두덩정강근

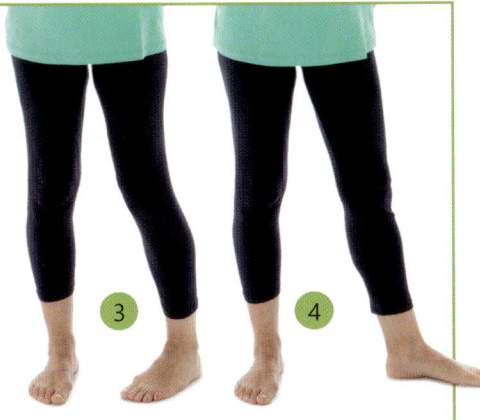

Anatomía & Estiramientos para la tercera EDAD

동적 스트레칭. 내전과 외전

시작 자세

▶ 의자 등받이 뒤에 서서 등받이 상단에 손을 얹는다.

▶ 발은 엉덩이 너비로 벌리고 정면을 향하도록 한다.

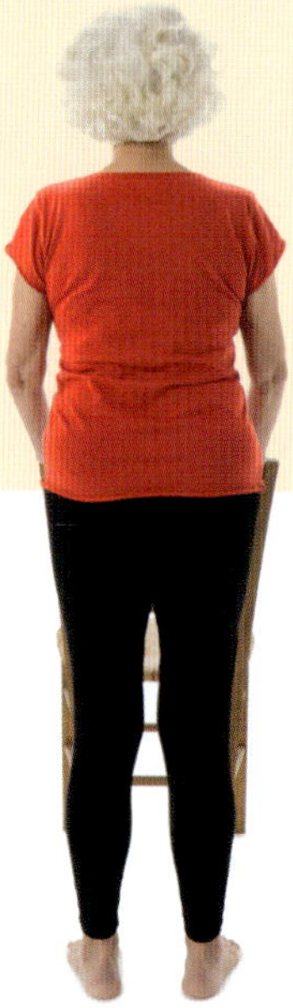

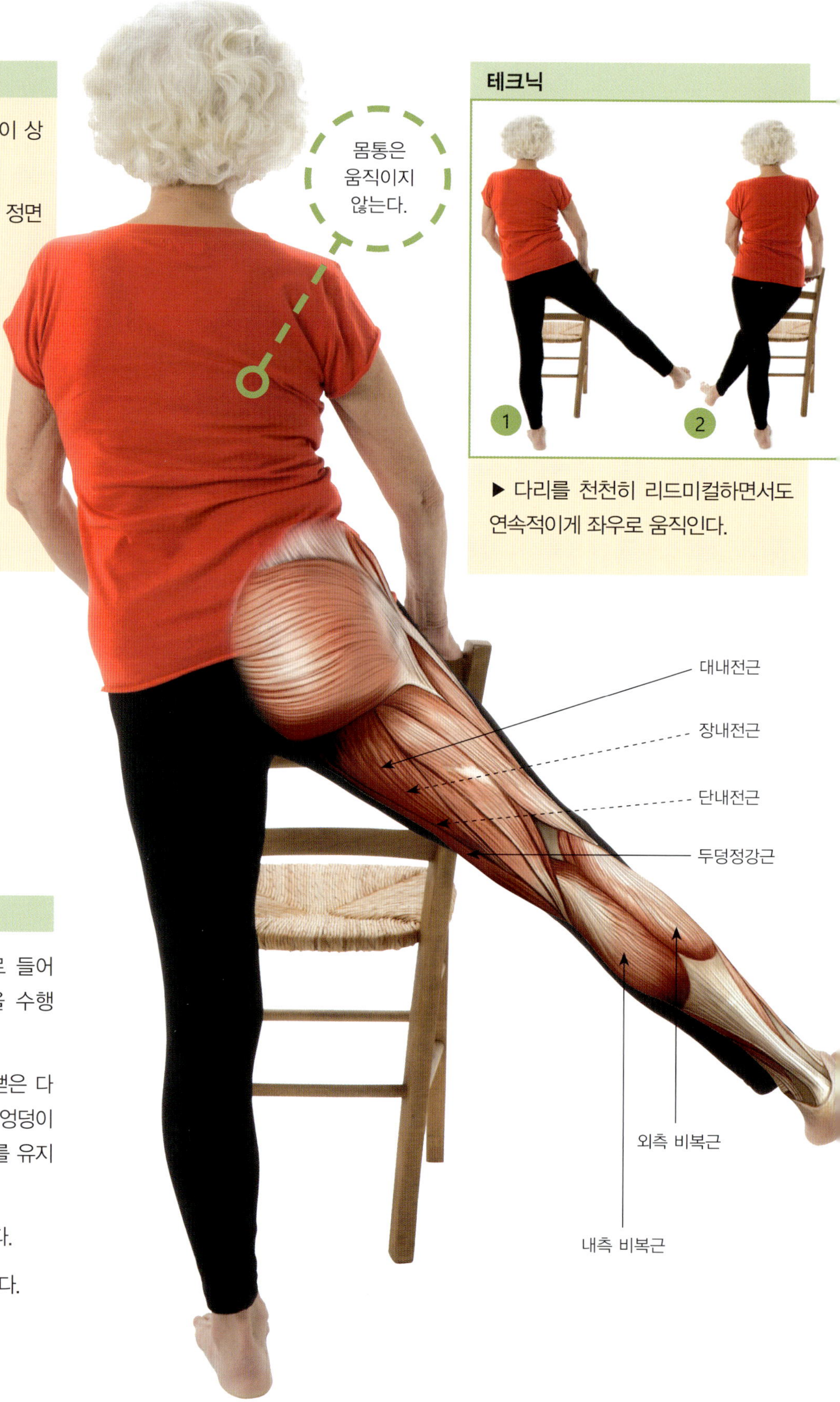

몸통은 움직이지 않는다.

테크닉

① ②

▶ 다리를 천천히 리드미컬하면서도 연속적이게 좌우로 움직인다.

테크닉

▶ 곧게 뻗은 오른다리를 옆으로 들어 올리면서 엉덩이의 외전 동작을 수행한다.

▶ 몇 초간 자세를 유지한 다음 뻗은 다리를 왼쪽과 위쪽으로 가져가면서 엉덩이를 내전한다. 잠시 스트레칭 자세를 유지한다.

▶ 전체 과정을 10~20회 반복한다.

▶ 왼다리로도 전체 과정을 수행한다.

- 대내전근
- 장내전근
- 단내전근
- 두덩정강근
- 외측 비복근
- 내측 비복근

동적 스트레칭. 내전과 외전

095

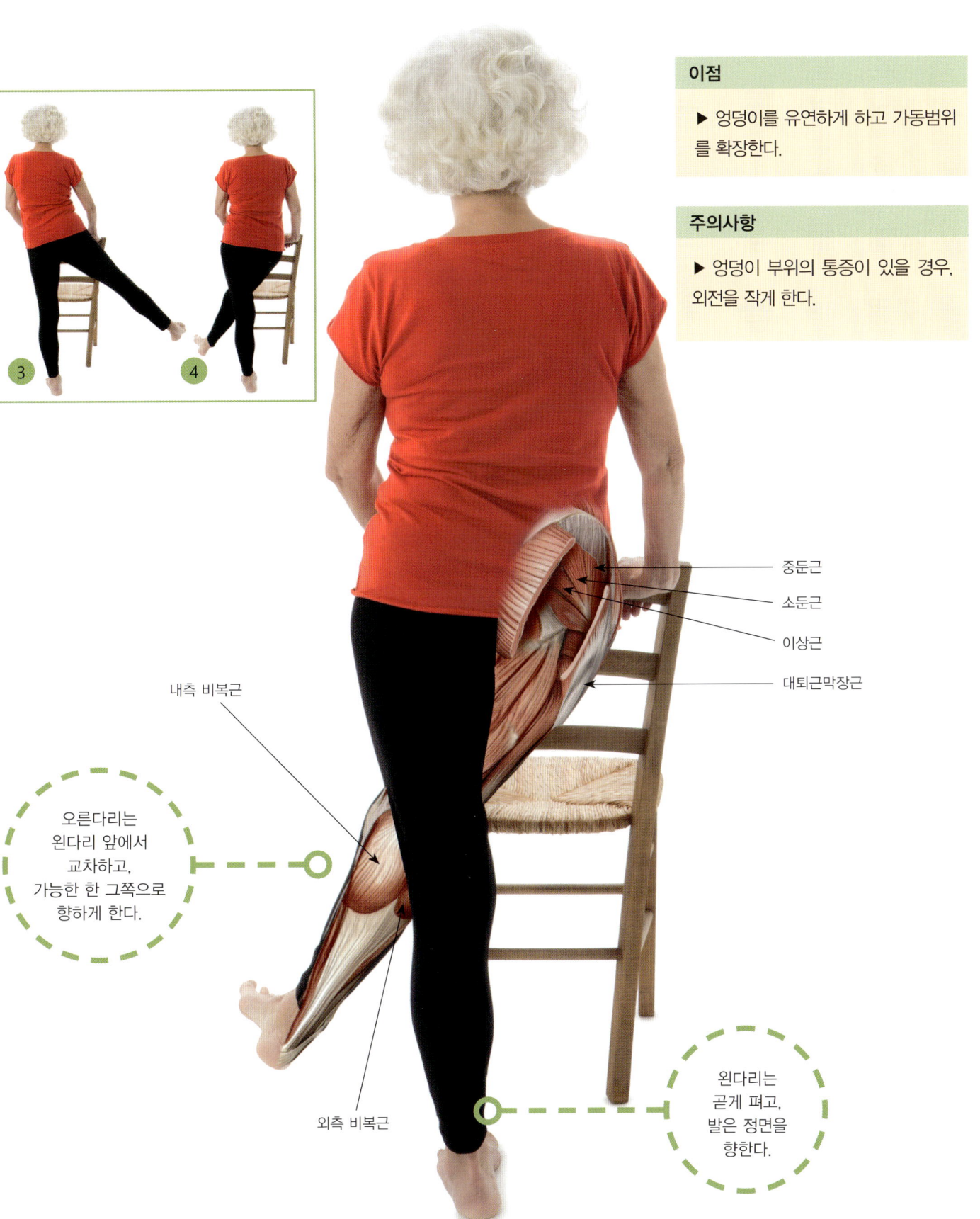

이점
▶ 엉덩이를 유연하게 하고 가동범위를 확장한다.

주의사항
▶ 엉덩이 부위의 통증이 있을 경우, 외전을 작게 한다.

- 중둔근
- 소둔근
- 이상근
- 대퇴근막장근

- 내측 비복근
- 외측 비복근

오른다리는 왼다리 앞에서 교차하고, 가능한 한 그쪽으로 향하게 한다.

왼다리는 곧게 펴고, 발은 정면을 향한다.

Anatomía & Estiramientos para la tercera EDAD

엉덩이 스트레칭

동적 스트레칭. 측면 기울이기

시작 자세
▶ 1번 시작 자세를 취한다.

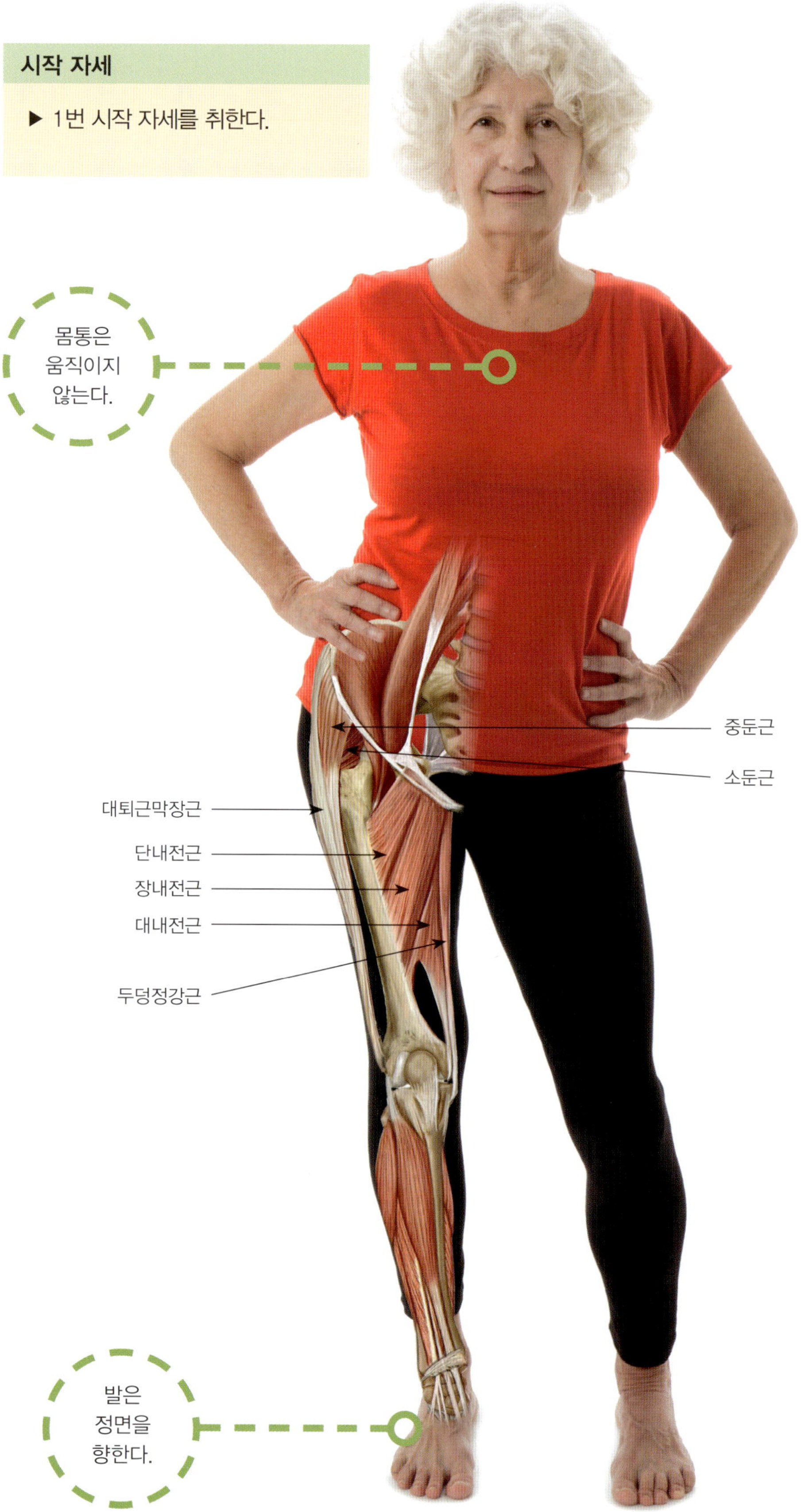

테크닉
▶ 양손을 장골능(골반)에 얹는다.

▶ 왼다리는 무릎을 구부리고 오른쪽 엉덩이를 바깥쪽으로, 왼쪽 엉덩이를 안쪽으로 기울인다.

▶ 이 자세를 몇 초간 유지한다. 그런 다음 오른다리도 무릎을 구부리고 왼쪽 엉덩이는 바깥쪽으로, 오른쪽 엉덩이는 안쪽으로 기울인다. 스트레칭 자세를 잠시 유지한다.

▶ 전체 과정을 10~20회 반복한다.

몸통은 움직이지 않는다.

발은 정면을 향한다.

- 중둔근
- 소둔근
- 대퇴근막장근
- 단내전근
- 장내전근
- 대내전근
- 두덩정강근

시퀀스

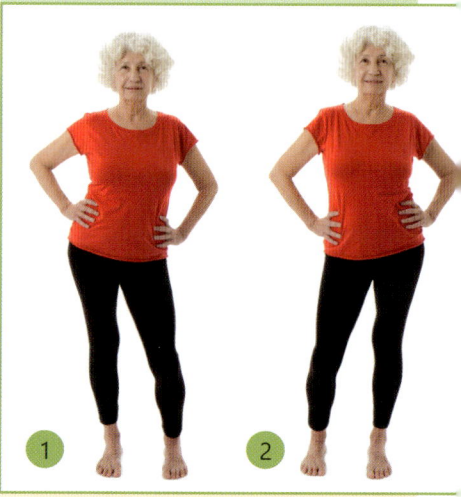

① ②

▶ 무릎을 번갈아 구부리면서 움직인다.

시니어 스트레칭 해부학

동적 스트레칭. 측면 기울이기

097

이점

▶ 엉덩이 부분을 부드럽게 하고 경직을 풀어준다.

▶ 해당 부위의 통증과 불편함을 완화하고 감소시킨다.

주의사항

▶ 무릎을 충분히 구부려 경직성과 불편함을 예방한다.

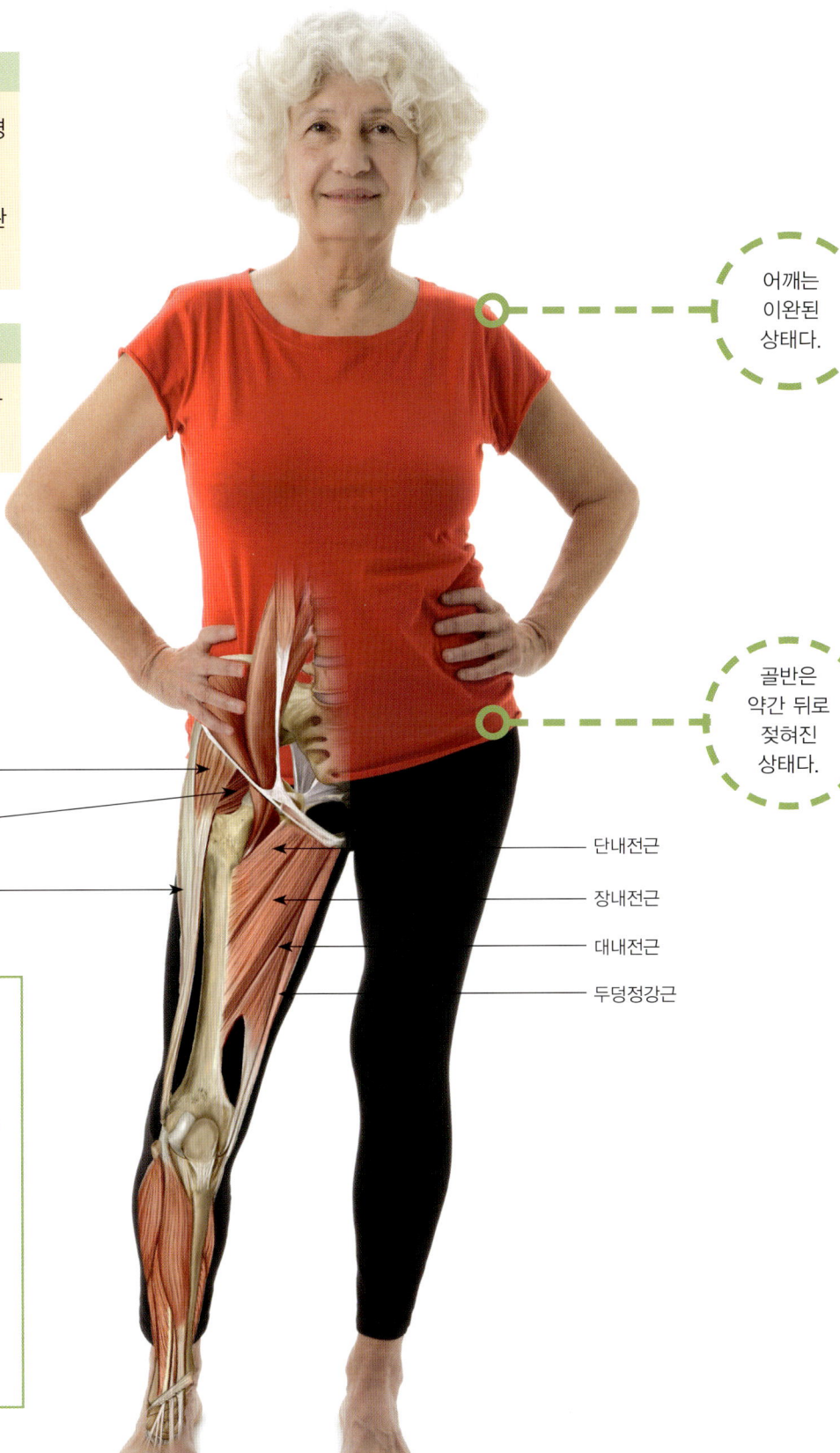

어깨는 이완된 상태다.

골반은 약간 뒤로 젖혀진 상태다.

중둔근
소둔근
근막힘줄
단내전근
장내전근
대내전근
두덩정강근

3   4

Anatomía & Estiramientos para la tercera EDAD

엉덩이 스트레칭

동적 스트레칭. 전만과 후만

시작 자세

- ▶ 1번 시작 자세를 취한다.
- ▶ 장골능(골반)에 손을 얹고 골반을 약간 젖히는 동작을 취한다.

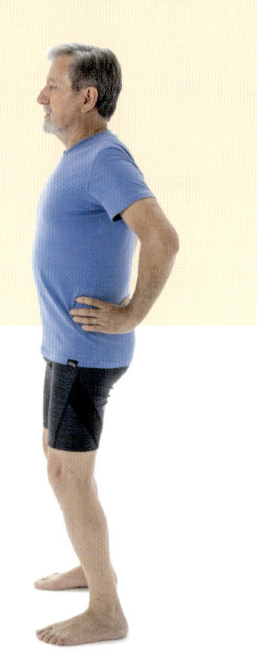

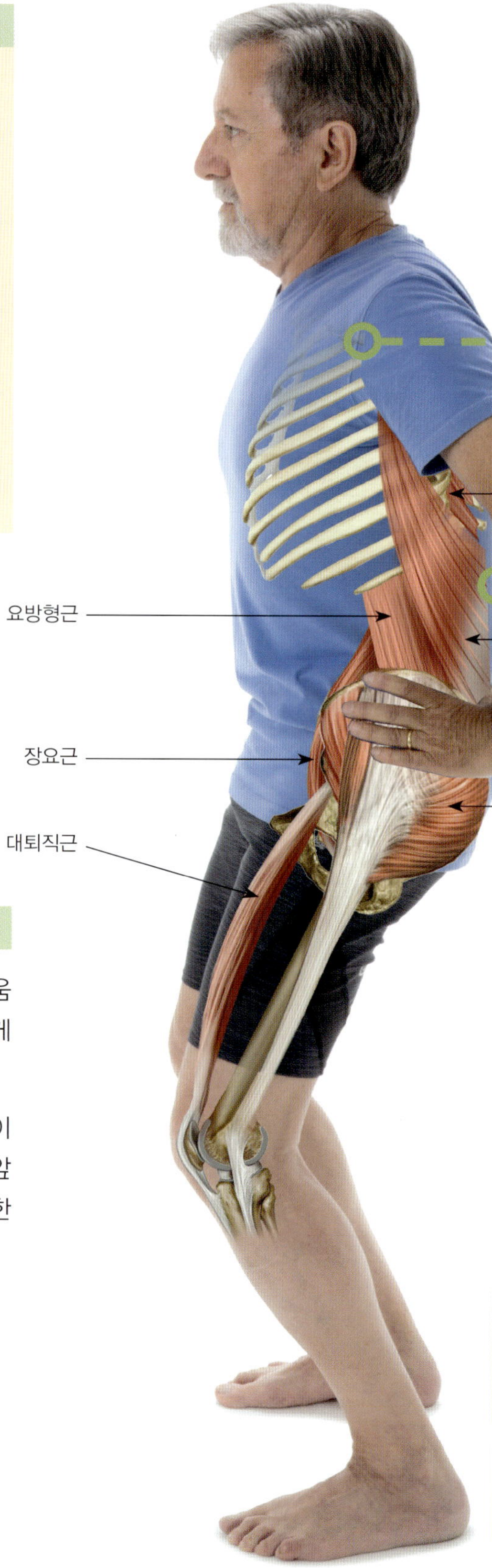

요방형근
장요근
대퇴직근
다열근
광배근
대둔근

몸통은 기울어지지 않는다.

요추전만증이 사라진다.

테크닉

- ▶ 들이쉬고 내쉬는 숨에 골반을 뒤로 움직이고 무릎을 구부리면서 다리를 크게 뒤로 젖힌다.
- ▶ 몇 초 동안 자세를 유지하고 숨을 들이마시면서 시작 자세로 돌아와 골반을 앞으로 가져온다. 스트레칭을 잠시 유지한 후 시작 자세로 돌아온다.
- ▶ 전체 과정을 10~20회 반복한다.

시퀀스

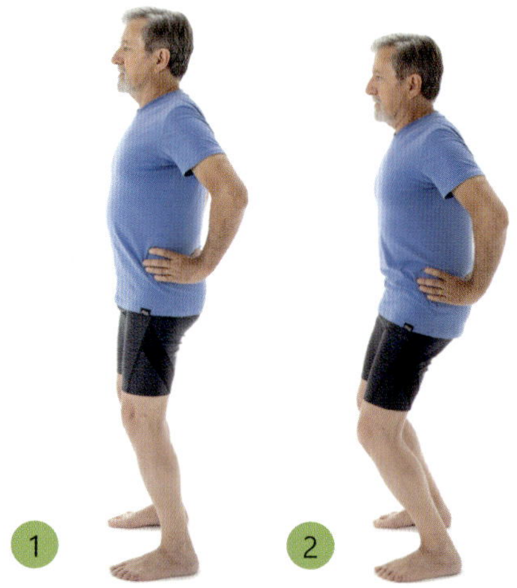

1 2

▶ 몸통이 아닌 엉덩이가 앞뒤로 움직이도록 한다.

시니어 스트레칭 해부학

동적 스트레칭. 전만과 후만

이점

▶ 엉덩이와 골반을 스트레칭한다.

▶ 요추 부위의 긴장과 불편함을 해소하여 요통을 완화한다.

▶ 폐활량을 증가시킨다.

주의사항

▶ 요추 부위에 불편함이 느껴지면 골반을 앞으로 가져오는 동작을 더 부드럽게 수행한다.

▶ 호흡기 문제가 있는 경우, 호흡 단계를 무시한 채 스트레칭을 진행하도록 한다. 호흡은 운동하는 내내 부드럽고 천천히 진행한다.

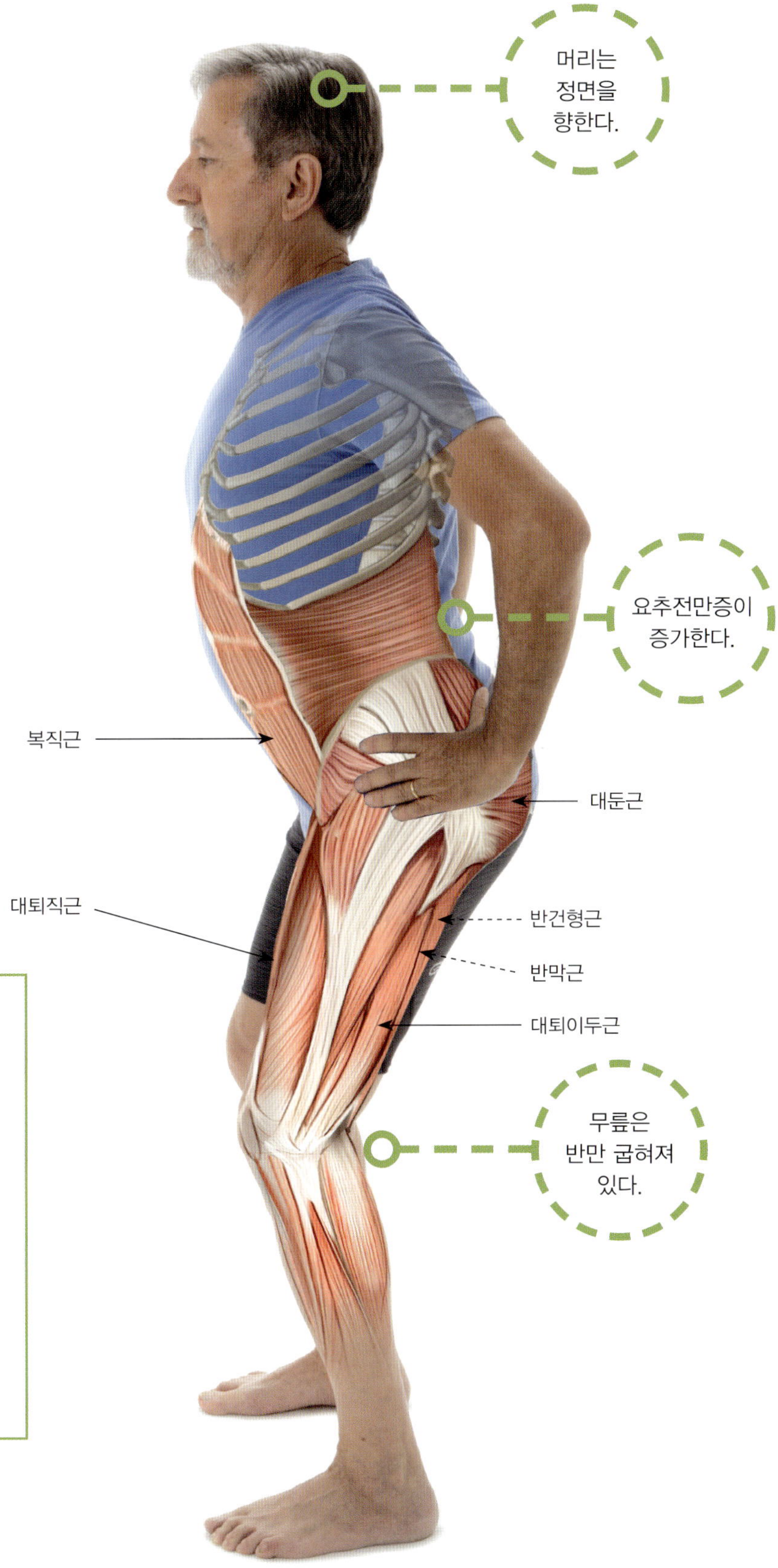

머리는 정면을 향한다.

요추전만증이 증가한다.

복직근

대둔근

대퇴직근

반건형근

반막근

대퇴이두근

무릎은 반만 굽혀져 있다.

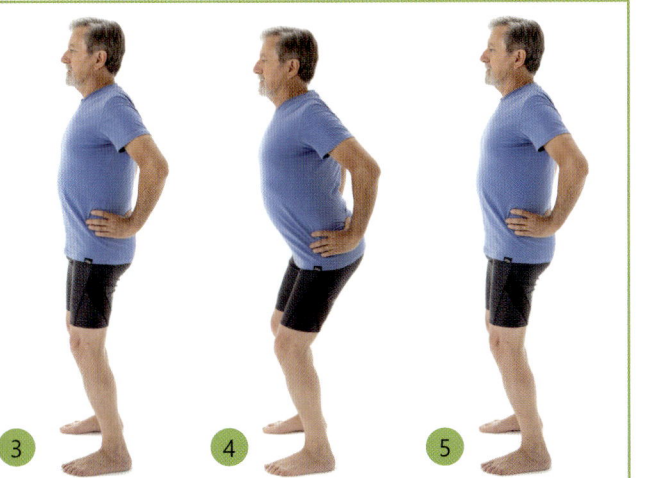

Anatomía & Estiramientos para la tercera EDAD

엉덩이 스트레칭

정적 스트레칭. 바로 누운 자세에서의 굴곡

시작 자세
▶ 3번 시작 자세를 취한다.

이점
곧게 누운 자세와 측면으로 누운 자세의 굴곡
▶ 엉덩이의 경직성을 개선하고 유연성을 높인다.
▶ 요통과 좌골신경통을 완화한다.

테크닉
▶ 왼발을 바닥에서 들어 올리고 양손 손가락으로 깍지를 낀 채 무릎을 잡는다. 무릎을 가슴 쪽으로 가져가면서 엉덩이를 구부린다.

▶ 손으로 무릎을 누르며 가슴 쪽으로 끌어당긴다. 10~15초간 스트레칭을 유지한다.

▶ 시작 자세로 돌아와 전체 과정을 세 번 더 반복한다.

▶ 오른다리도 같은 동작을 수행한다.

주의사항
▶ 요추 부위가 불편하지 않도록 오른다리를 구부린 상태로 유지한다.

▶ 머리를 바닥에 대고 목에 무리가 가지 않도록 뒤로 움직이지 않는다.

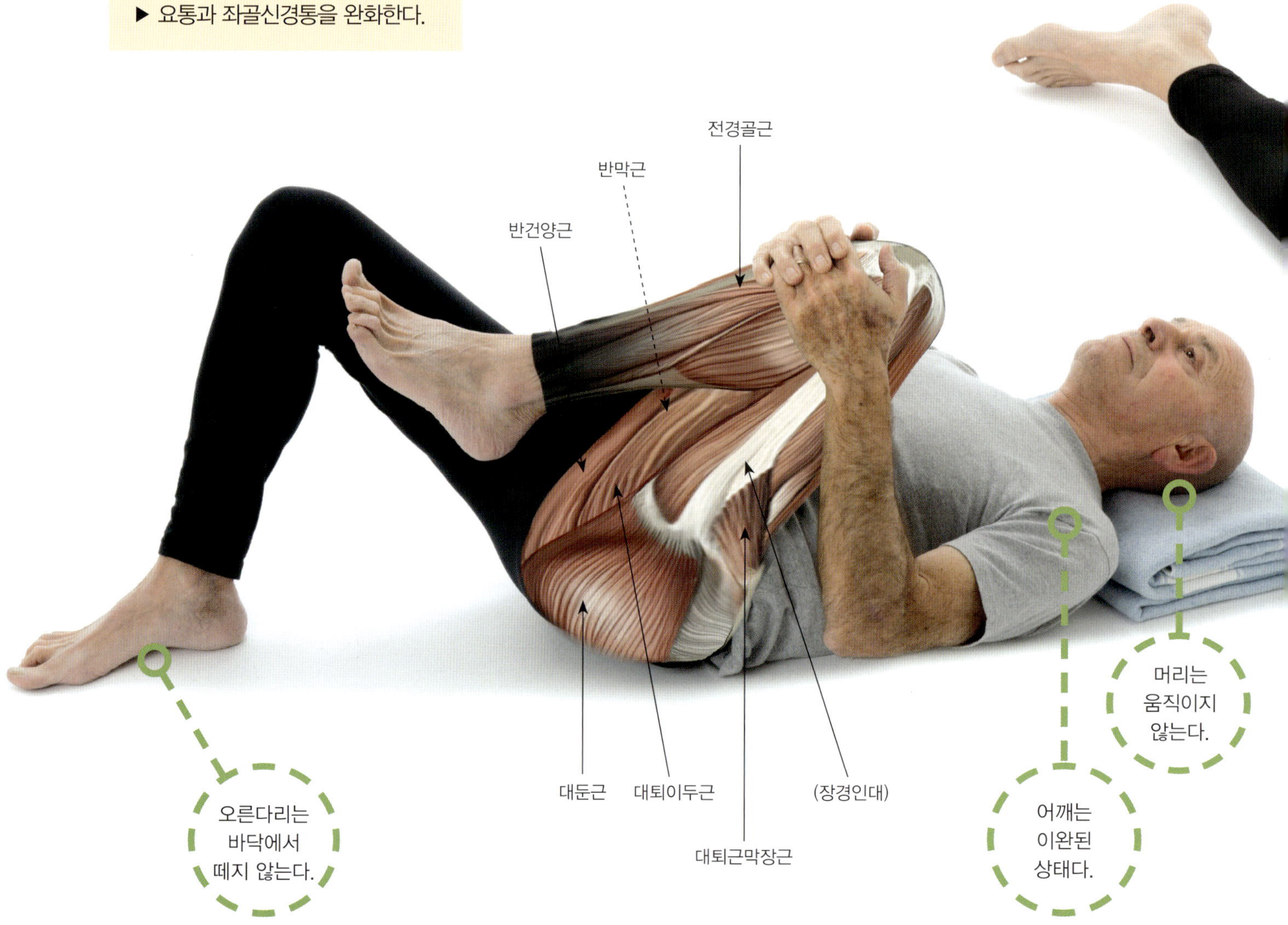

전경골근
반막근
반건양근
대둔근
대퇴이두근
(장경인대)
대퇴근막장근

오른다리는 바닥에서 떼지 않는다.

머리는 움직이지 않는다.

어깨는 이완된 상태다.

시니어 스트레칭 해부학

정적 스트레칭. 측면으로 누운 자세에서의 굴곡

시작 자세

▶ 4번 시작 자세를 취한다.

테크닉

▶ 오른쪽 무릎을 몸통으로 가져와 손으로 잡고 엉덩이를 구부린다.

▶ 다리를 몸통으로 끌어안고 10~15초간 자세를 유지한다.

▶ 시작 자세로 돌아와 전체 과정을 세 번 더 반복한다.

▶ 오른쪽으로 누운 자세를 취하고 왼다리로 동일한 과정을 수행한다.

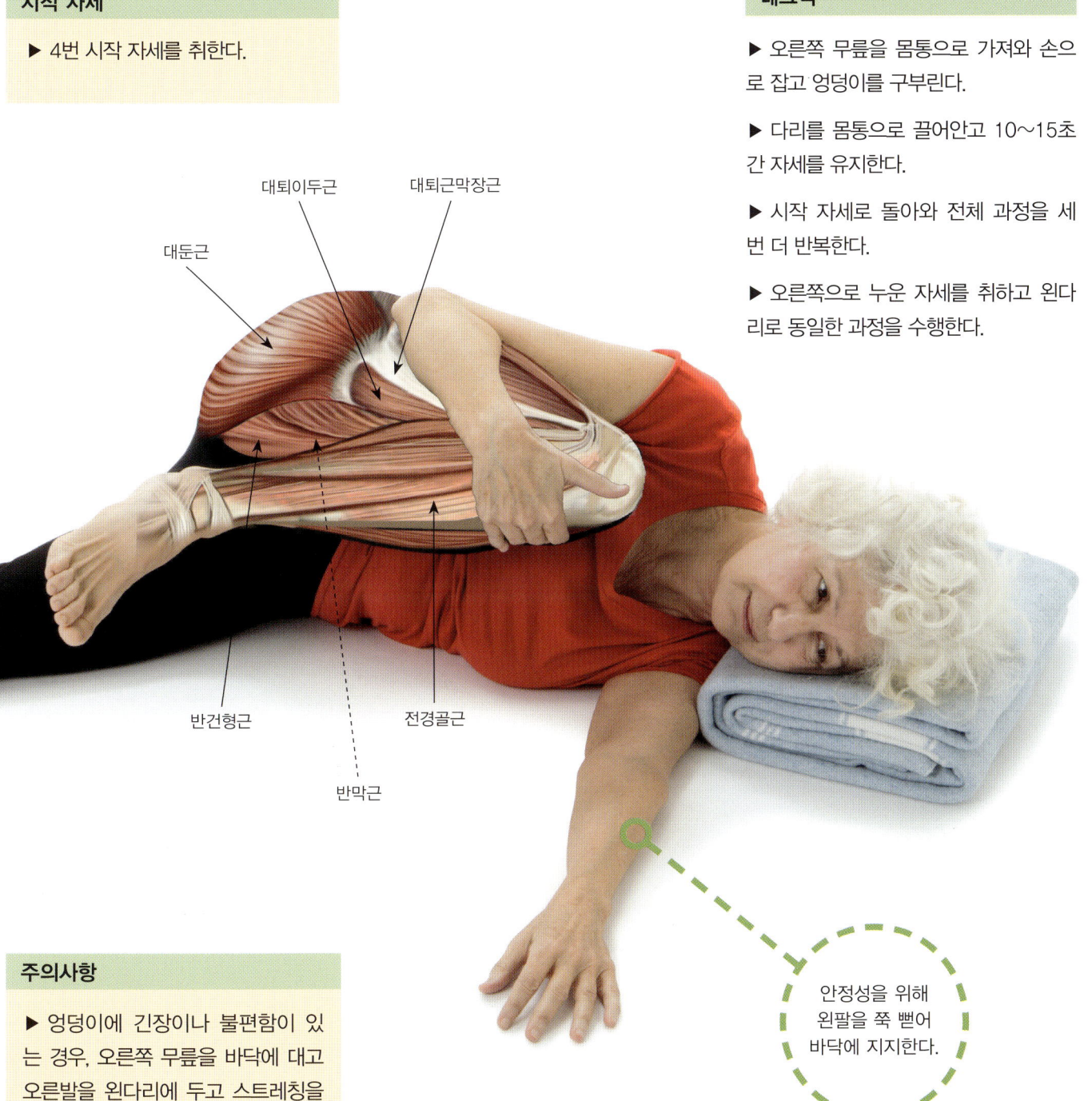

대둔근, 대퇴이두근, 대퇴근막장근, 반건형근, 반막근, 전경골근

안정성을 위해 왼팔을 쭉 뻗어 바닥에 지지한다.

주의사항

▶ 엉덩이에 긴장이나 불편함이 있는 경우, 오른쪽 무릎을 바닥에 대고 오른발을 왼다리에 두고 스트레칭을 한다.

Anatomía & Estiramientos para la tercera EDAD

엉덩이 스트레칭

정적 스트레칭. 측면으로 누운 자세에서의 신전

시작 자세
▶ 4번 시작 자세를 취한다.

이점
▶ 엉덩이의 긴장을 줄이고 가동범위를 확장한다.

테크닉
▶ 오른다리를 뒤로 곧게 뻗으면서 고관절을 길게 스트레칭한다.

▶ 오른손은 균형을 잡기 위해 바닥에 얹는다.

▶ 10~15초간 스트레칭을 유지한다.

▶ 시작 자세로 돌아와서 세 번 더 반복한다.

▶ 오른쪽으로 누운 자세를 취하고 왼다리로도 전체 과정을 수행한다.

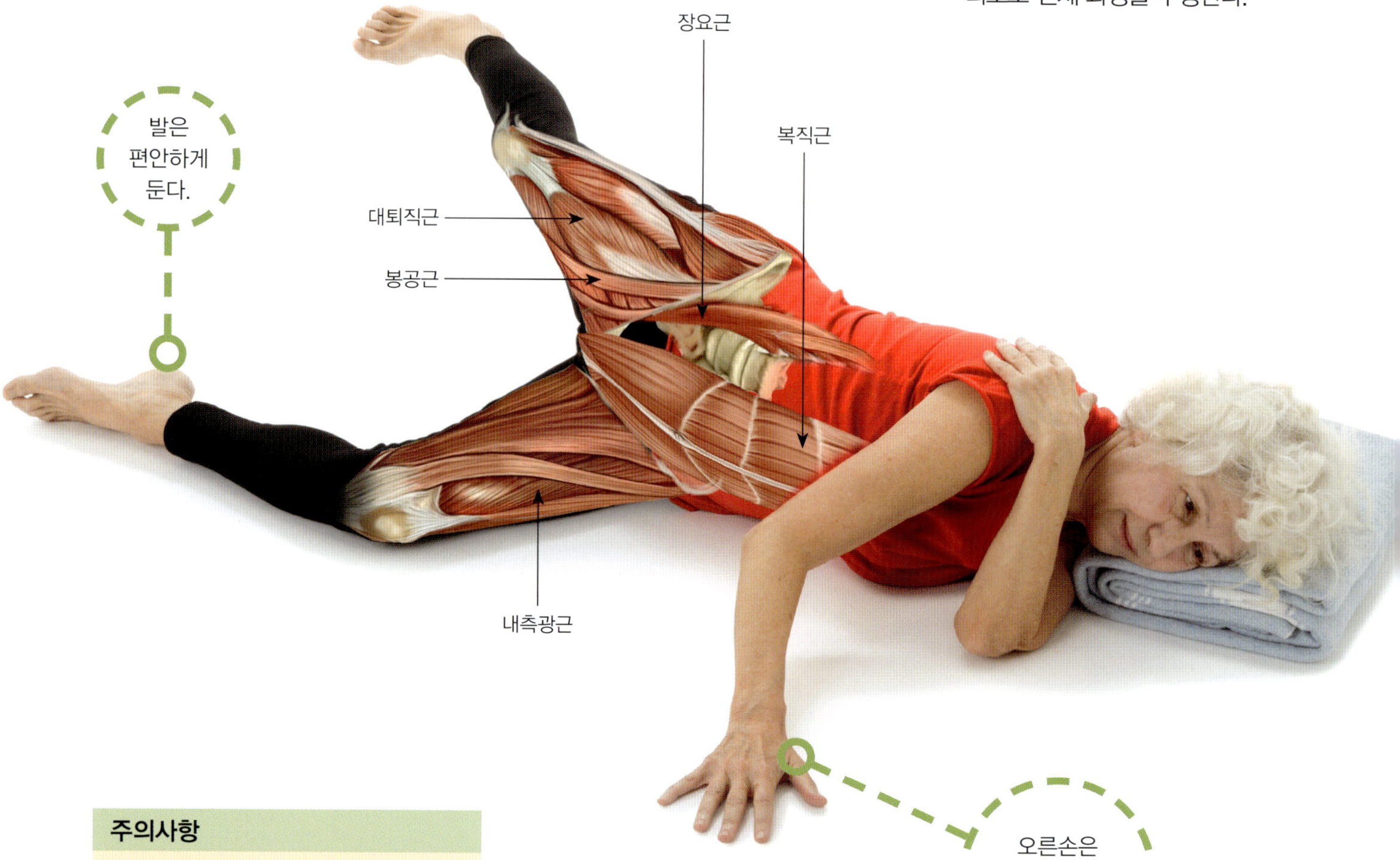

발은 편안하게 둔다.

장요근

복직근

대퇴직근

봉공근

내측광근

오른손은 균형추 역할을 한다.

주의사항
▶ 다리를 뻗을 때 오른발은 최대한 엉덩이와 일직선으로 유지하여 잘못된 엉덩이 변위로 인한 부상을 방지한다.

시니어 스트레칭 해부학

정적 스트레칭. 측면으로 누운 자세에서의 신전과 측면 기울이기

정적 스트레칭. 측면 기울이기

시작 자세

▶ 발은 하나로 모은 채 몸의 왼쪽이 벽과 평행이 되도록 벽 옆에 선다.

▶ 오른손은 엉덩이에, 왼손은 어깨 높이로 팔을 뻗어 벽을 지지한다.

▶ 발은 정면을 향하도록 한다.

이점

▶ 엉덩이를 유연하게 하고 긴장을 풀어준다.

▶ 관절증이나 기타 뼈와 근육으로 인한 통증을 완화한다.

주의사항

▶ 무릎에 과부하가 걸리지 않도록 오른쪽 무릎을 구부리는 것이 중요하다.

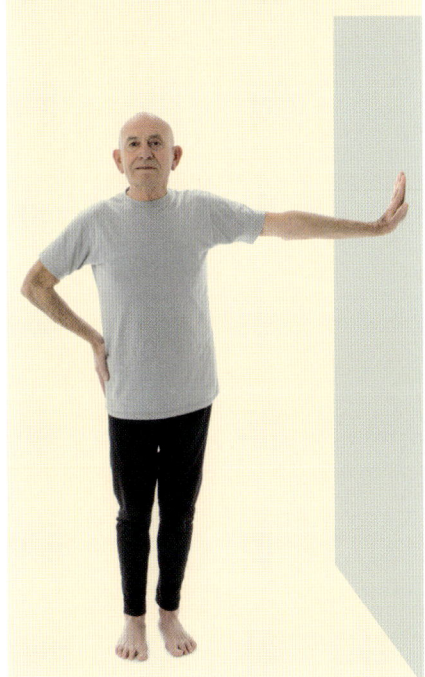

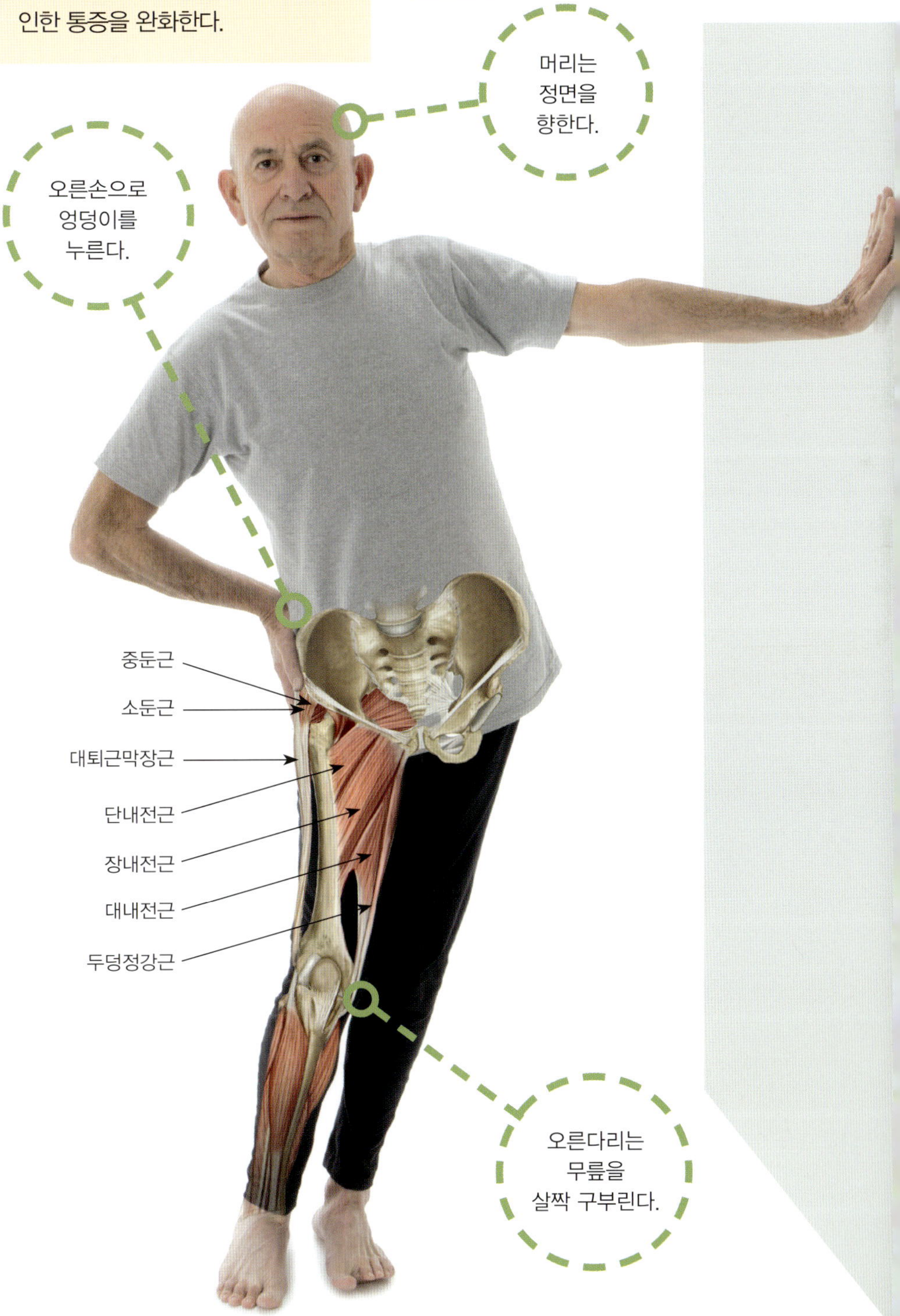

머리는 정면을 향한다.

오른손으로 엉덩이를 누른다.

- 중둔근
- 소둔근
- 대퇴근막장근
- 단내전근
- 장내전근
- 대내전근
- 두덩정강근

오른다리는 무릎을 살짝 구부린다.

테크닉

▶ 숨을 들이쉬고 내쉬면서 엉덩이를 벽 쪽으로 가져가고 왼쪽은 바깥쪽 방향으로, 오른쪽은 안쪽으로 기울인다.

▶ 스트레칭을 유지하면서 10~15초 동안 부드럽게 숨을 들이쉬고 내쉰다.

▶ 숨을 들이마시면서 시작 자세로 돌아와 스트레칭을 세 번 더 실시한다.

▶ 반대쪽으로도 전체 과정을 반복한다.

Anatomía & Estiramientos para la tercera EDAD

엉덩이 스트레칭

정적 스트레칭. 외회전

시작 자세
▶ 3번 시작 자세를 취한다.

테크닉
▶ 왼발은 들고 무릎을 왼쪽으로 움직이면서 엉덩이를 외회전한다.

▶ 왼손으로 무릎을 잡고 바깥쪽으로 당긴다.

▶ 10~15초간 스트레칭을 유지한다.

▶ 시작 자세로 돌아와 전체 과정을 세 번 더 반복한다.

▶ 오른다리로 전체 과정을 반복한다.

이점
▶ 엉덩이의 긴장을 풀어주고 움직임을 개선한다.

주의사항
▶ 왼쪽 무릎은 들어 올리지 말고 옆으로 향하게 두어 엉덩이가 과도하게 늘어나지 않도록 보호한다.

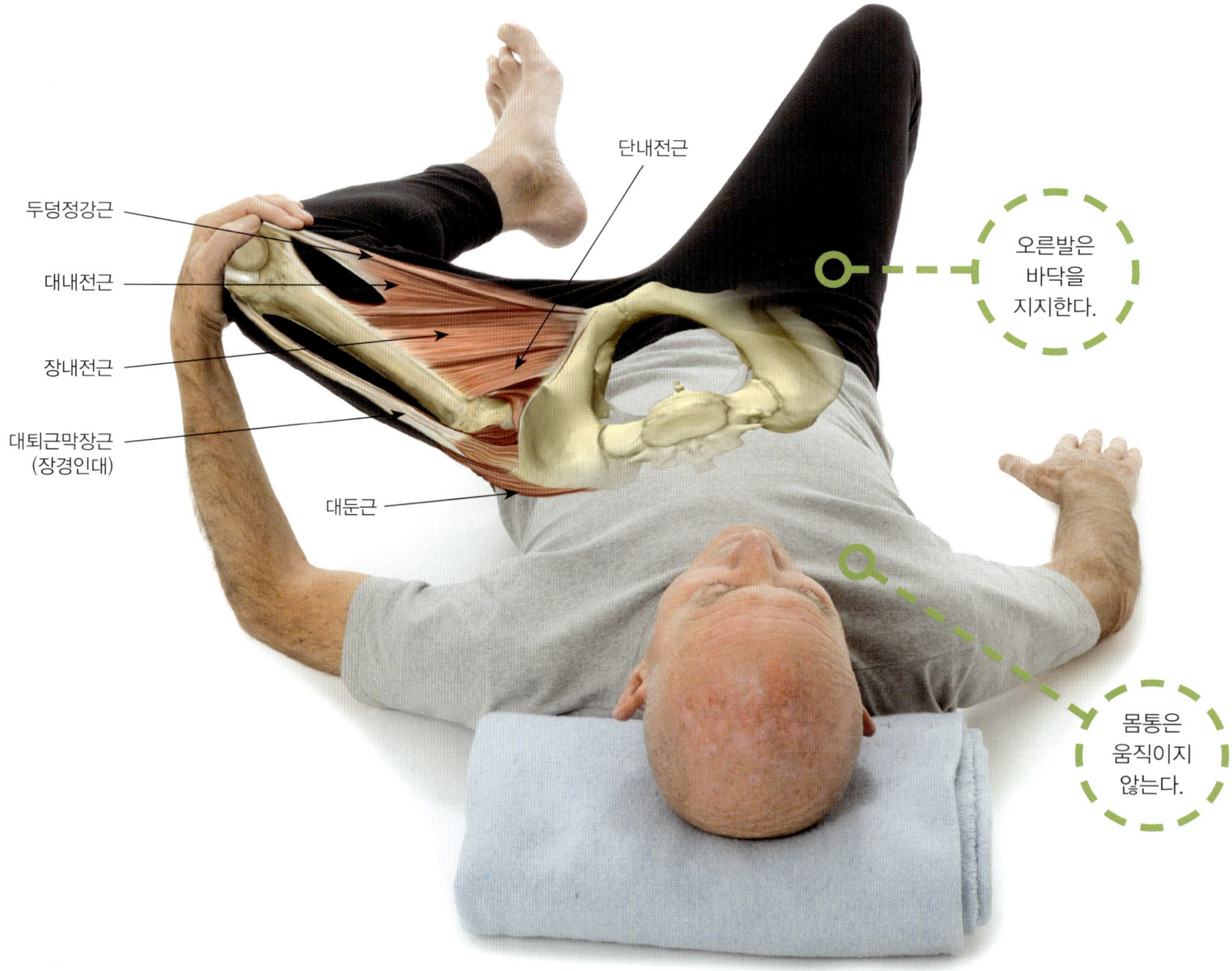

- 두덩정강근
- 대내전근
- 장내전근
- 대퇴근막장근 (장경인대)
- 단내전근
- 대둔근

오른발은 바닥을 지지한다.

몸통은 움직이지 않는다.

정적 스트레칭. 외회전과 내회전

정적 스트레칭. 내회전

시작 자세
▶ 3번 시작 자세를 취한다.

테크닉
▶ 왼발을 들어 올리고 무릎을 오른쪽으로 가져가면서 엉덩이를 내회전한다.

▶ 오른손으로 무릎을 잡고 안쪽으로 당긴다.

▶ 10~15초간 스트레칭을 유지한다.

▶ 시작 자세로 돌아와 전체 과정을 세 번 더 반복한다.

▶ 오른다리로 전체 과정을 반복한다.

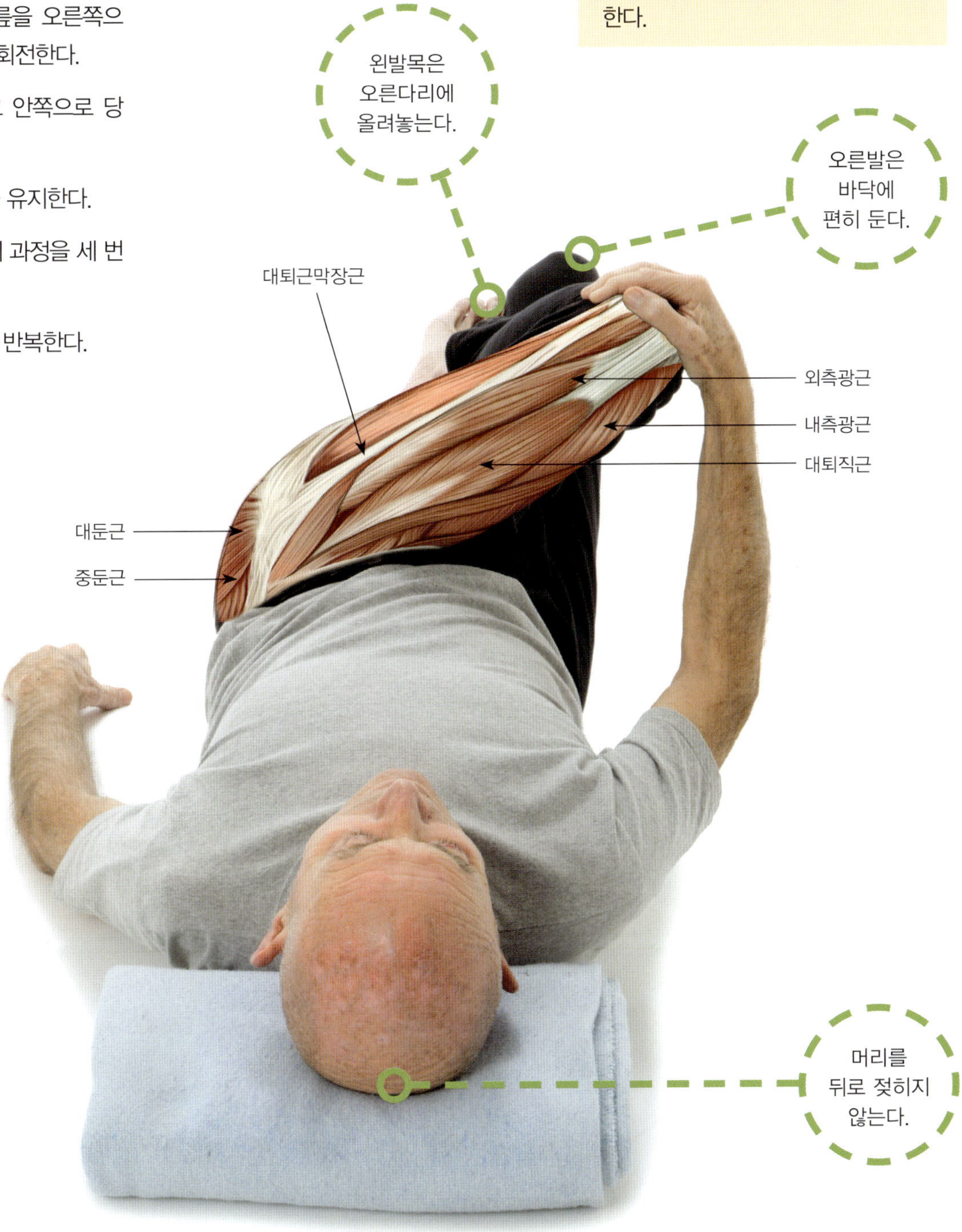

주의사항
▶ 오른쪽 엉덩이와 요추 부위에 무리가 가지 않도록 오른다리가 바깥쪽으로 나가지 않도록 한다.

이점
▶ 엉덩이를 더 유연하게 만든다.

▶ 관절증 및 기타 뼈나 근육 문제로 인한 통증을 완화한다.

▶ 과전만증을 교정하고 요통을 완화한다.

- 왼발목은 오른다리에 올려놓는다.
- 오른발은 바닥에 편히 둔다.
- 대퇴근막장근
- 외측광근
- 내측광근
- 대퇴직근
- 대둔근
- 중둔근
- 머리를 뒤로 젖히지 않는다.

Anatomía & Estiramientos para la tercera EDAD

엉덩이 스트레칭

정적 스트레칭. 외전

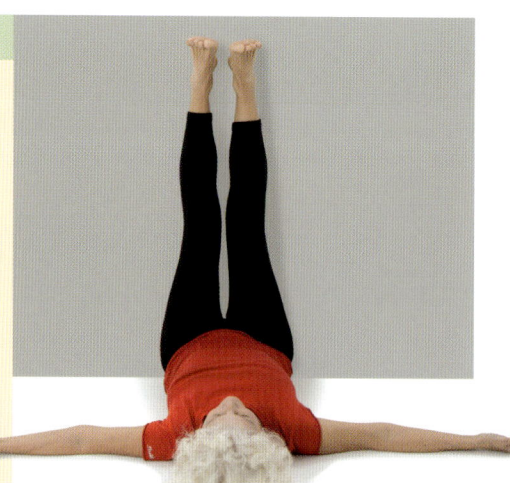

시작 자세

외전 및 내전

▶ 바닥에 누운 자세로 몸통을 벽에 최대한 가깝게 가져간다. 다리를 모아 들어 올려 벽에 대고 쭉 뻗은 상태로 유지한다.

▶ 양팔을 쭉 뻗어 옆으로 편안하게 둔다.

▶ 머리, 몸통, 다리가 일직선이 되도록 한다.

▶ 필요한 경우, 머리 아래에 지지대(쿠션 또는 담요)를 놓는다.

테크닉

▶ 다리를 양쪽으로 최대한 벌린 상태에서 엉덩이를 외전하는 동작을 취한다.

▶ 10~15초간 스트레칭을 유지한다.

▶ 시작 자세로 돌아와 동일한 과정을 세 번 더 반복한다.

주의사항

▶ 스트레칭이 과할 경우, 다리를 최대치로 벌리지 말고 가능한 지점에서 벌린 상태를 유지한다. (발의 높이를 동일하게)

▶ 발은 옆으로 떨어뜨리지 않고 정면을 향하게 하여 엉덩이를 올바르게 배치하고, 부상을 입을 수준으로 벌리지 않는다.

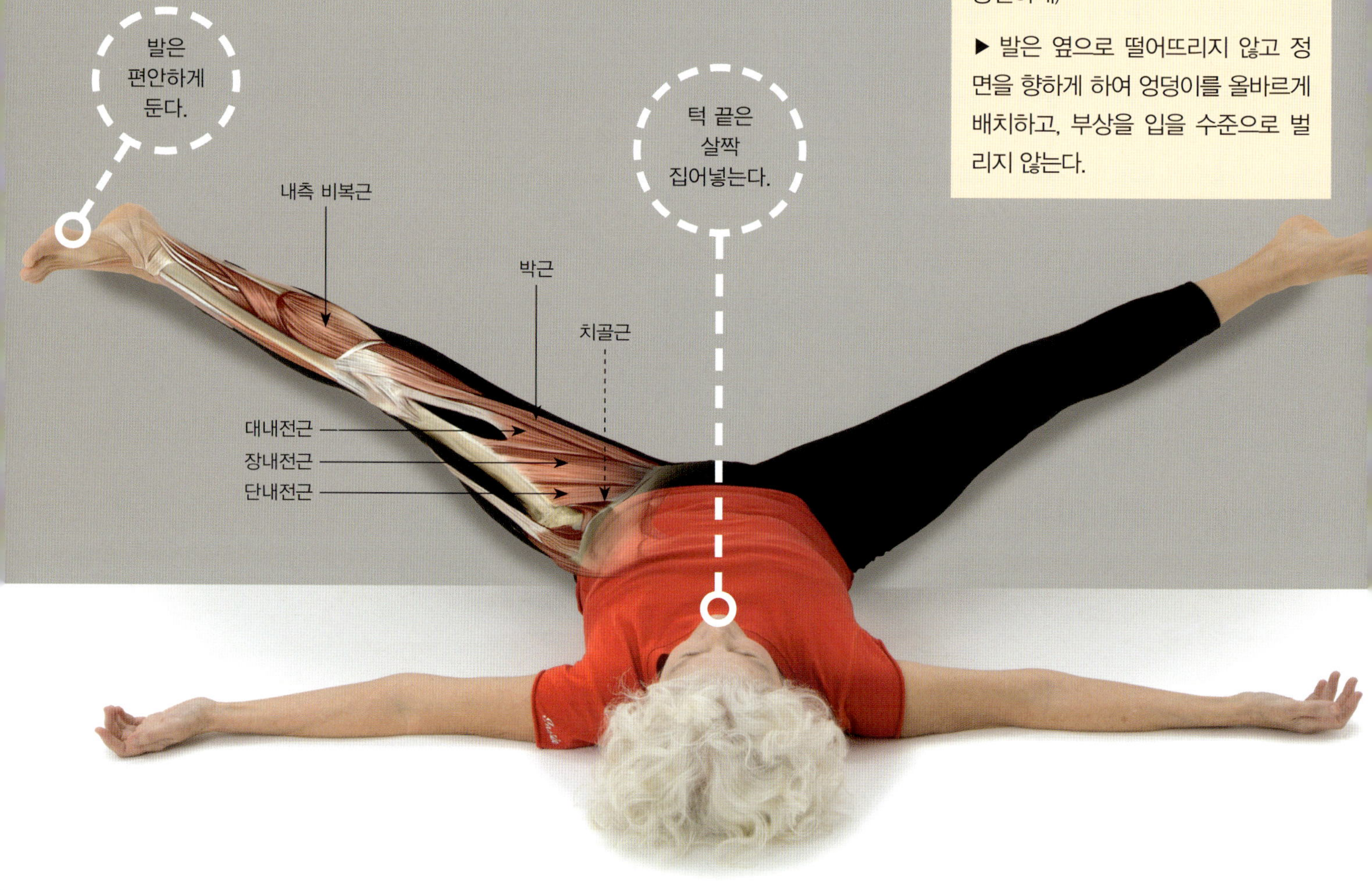

발은 편안하게 둔다.

턱 끝은 살짝 집어넣는다.

내측 비복근

박근

치골근

대내전근
장내전근
단내전근

정적 스트레칭. 내전

테크닉

▶ 다리를 서로 교차하고 엉덩이 내전 동작을 수행하며 왼다리를 오른다리 위로 넘긴다.

▶ 10~15초간 운동 자세를 유지한다.

▶ 시작 자세로 돌아와 전체 과정을 세 번 더 반복한다.

▶ 다리를 반대로 교차하고 전체 과정을 반복한다.

주의사항

외전 및 내전

▶ 요추 부위에 불편함이 있을 경우, 엉덩이 아랫부분을 벽에 기대지 말고 벽에서 약간 뒤로 물러나 머리 아래에 쿠션을 놓는다.

이점

외전 및 내전

▶ 엉덩이를 강화하고 가동범위를 늘리며 근육을 풀어준다.

▶ 다리의 혈액 순환을 개선한다.

▶ 자세를 재정렬한다.

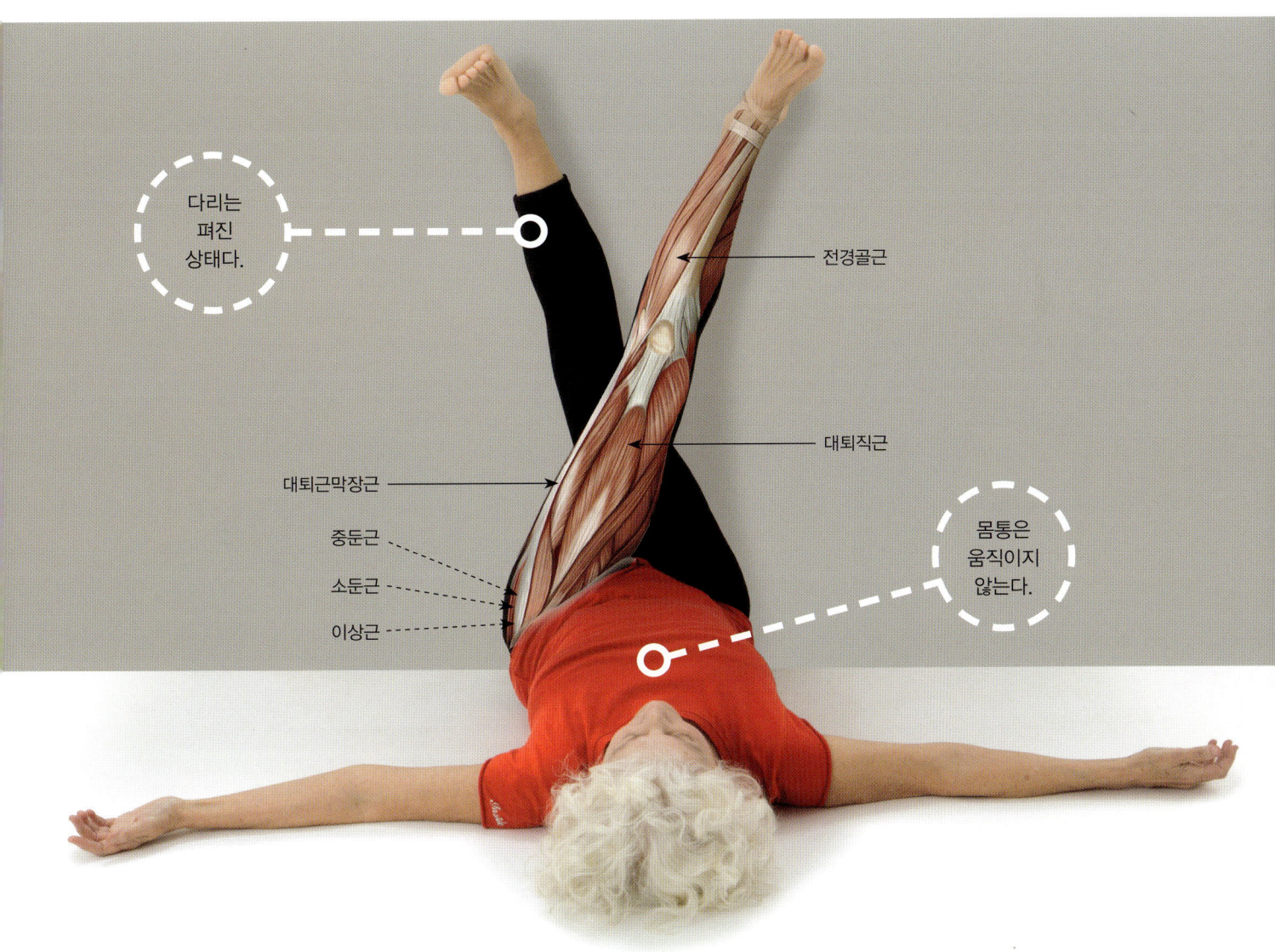

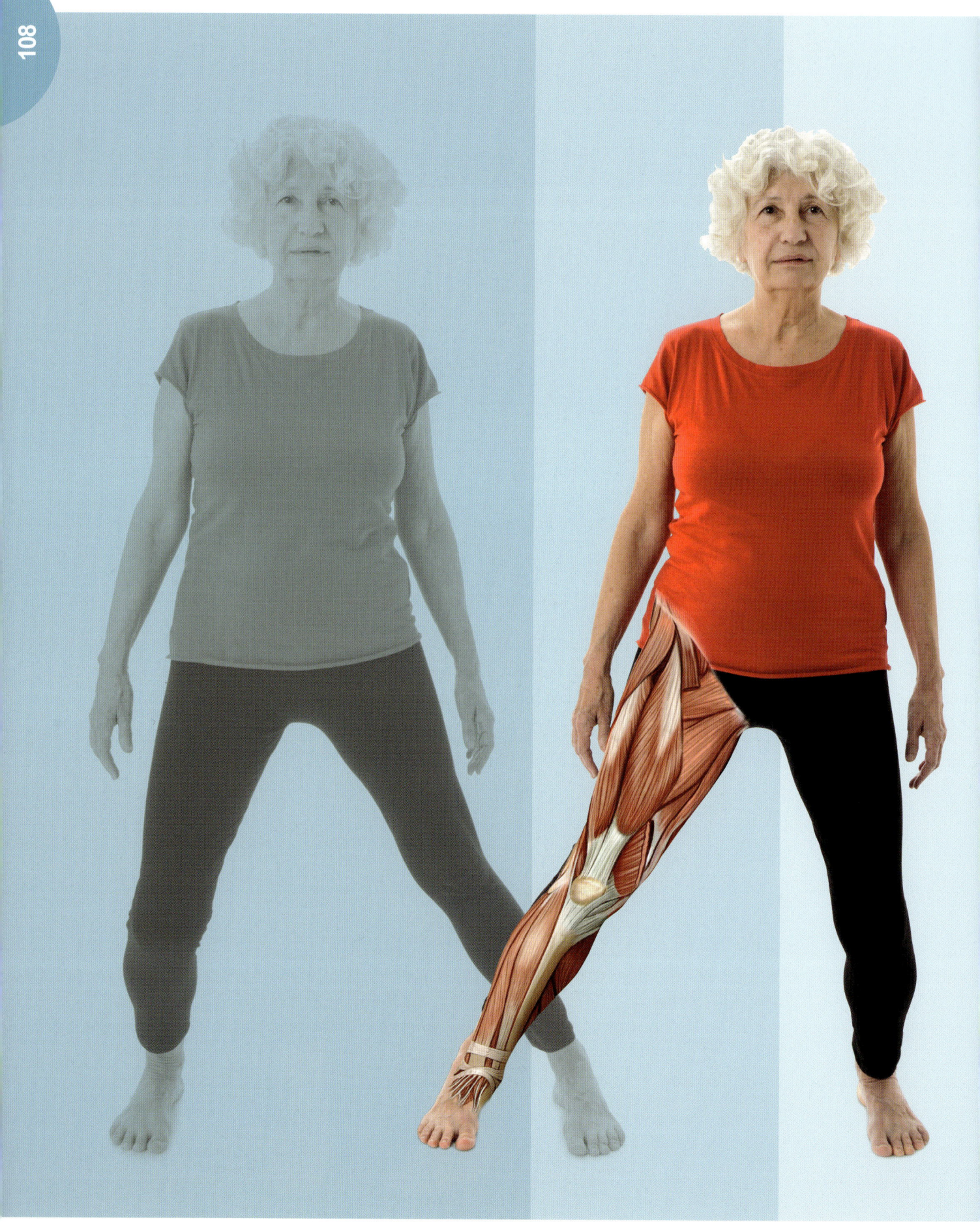

시니어 스트레칭 해부학

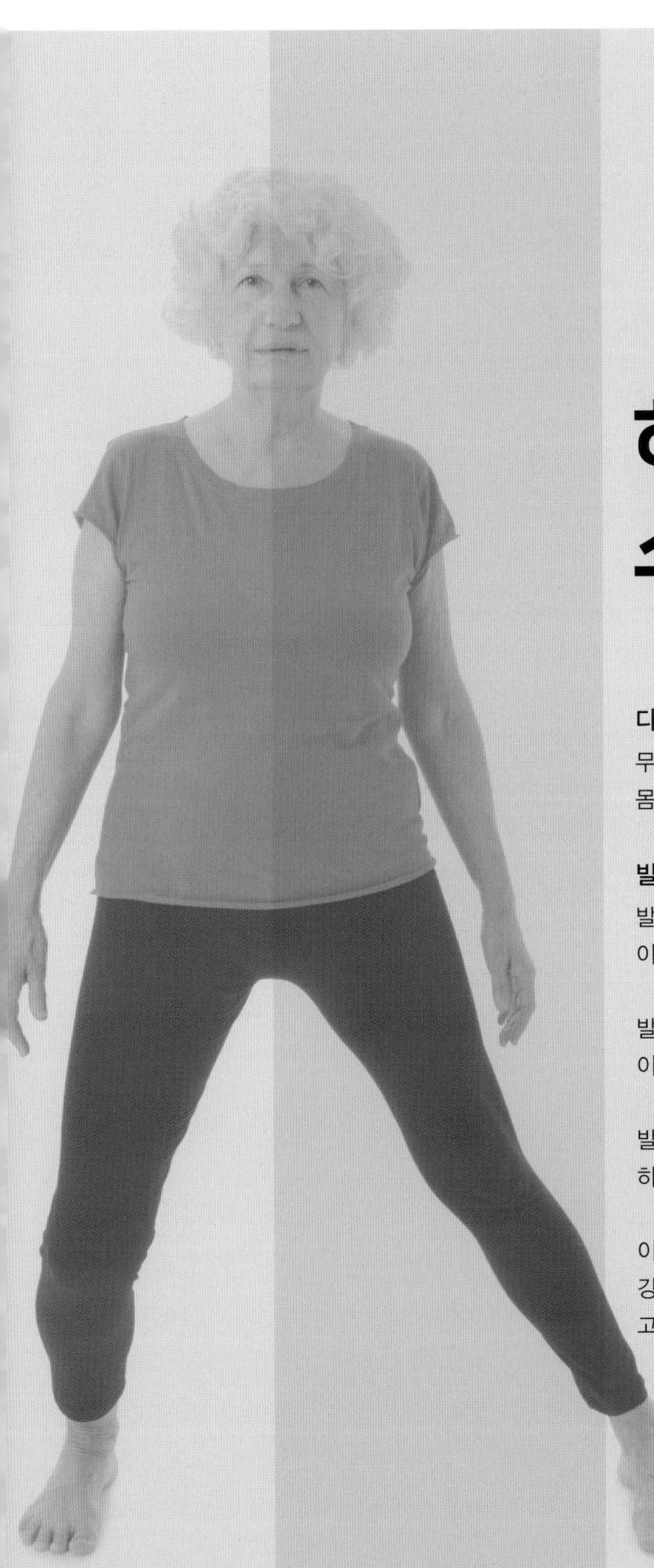

하지
스트레칭

다리와 무릎
무릎은 다리를 구부릴 수 있게 해주고 걷는 데 필수이며, 점프 시 몸의 무게를 지탱하는 역할을 한다.

발목과 발
발목은 발에 안정성을 제공하고 넓은 가동성으로 발의 움직임과 이동을 용이하게 한다.

발은 신체의 기반이자 지지대라고 할 수 있다. 발은 몸을 지탱하고 이동을 가능하게 하며 균형을 유지하는 데 도움을 준다.

발가락은 지면을 쉽게 움켜잡을 수 있게 하고 발을 단단하게 유지하며 앞으로 나아가는 데 도움을 준다.

이 챕터에서 설명하는 스트레칭은 발을 이완하고 무릎과 발목을 강화한다. 일반적으로 하체에 유연성을 부여하여 불편함을 완화하고 부상 회복을 촉진한다.

하지 스트레칭

무릎의 동적 스트레칭. 굴곡과 신전 1

시작 자세

▶ 몸의 오른쪽을 의자 등받이와 평행하게 하고 오른손을 등받이 위에 얹고 왼손은 엉덩이에 둔 채로 선다.

▶ 발은 벌리고 정면을 향한다.

테크닉

▶ 왼다리를 구부리고 무릎과 일직선이 될 때까지 발을 뒤로 가져간다.

▶ 그런 다음 다리를 앞으로 가져가면서 무릎을 펴고 몇 초 동안 스트레칭을 유지한다.

▶ 전체 과정을 10~20회 반복한다.

▶ 오른다리로 전체 과정을 반복한다.

주의사항

▶ 균형을 유지하기 위해 의자를 지지대로 삼는다.

이점

▶ 근육을 이완시켜 다리의 긴장을 완화한다.

▶ 무릎을 더 유연하게 만들고 움직임을 개선한다.

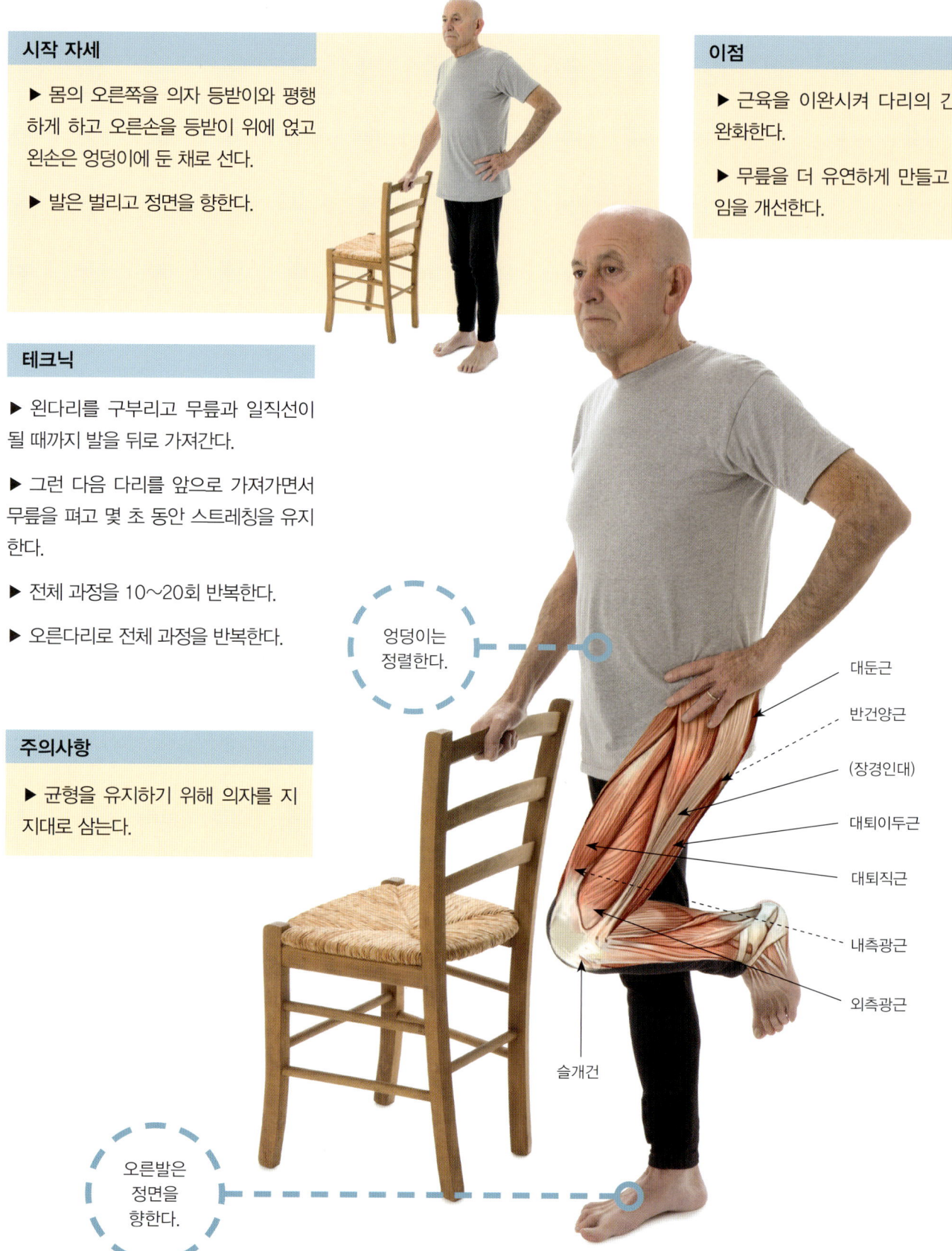

엉덩이는 정렬한다.

대둔근
반건양근
(장경인대)
대퇴이두근
대퇴직근
내측광근
외측광근
슬개건

오른발은 정면을 향한다.

시니어 스트레칭 해부학

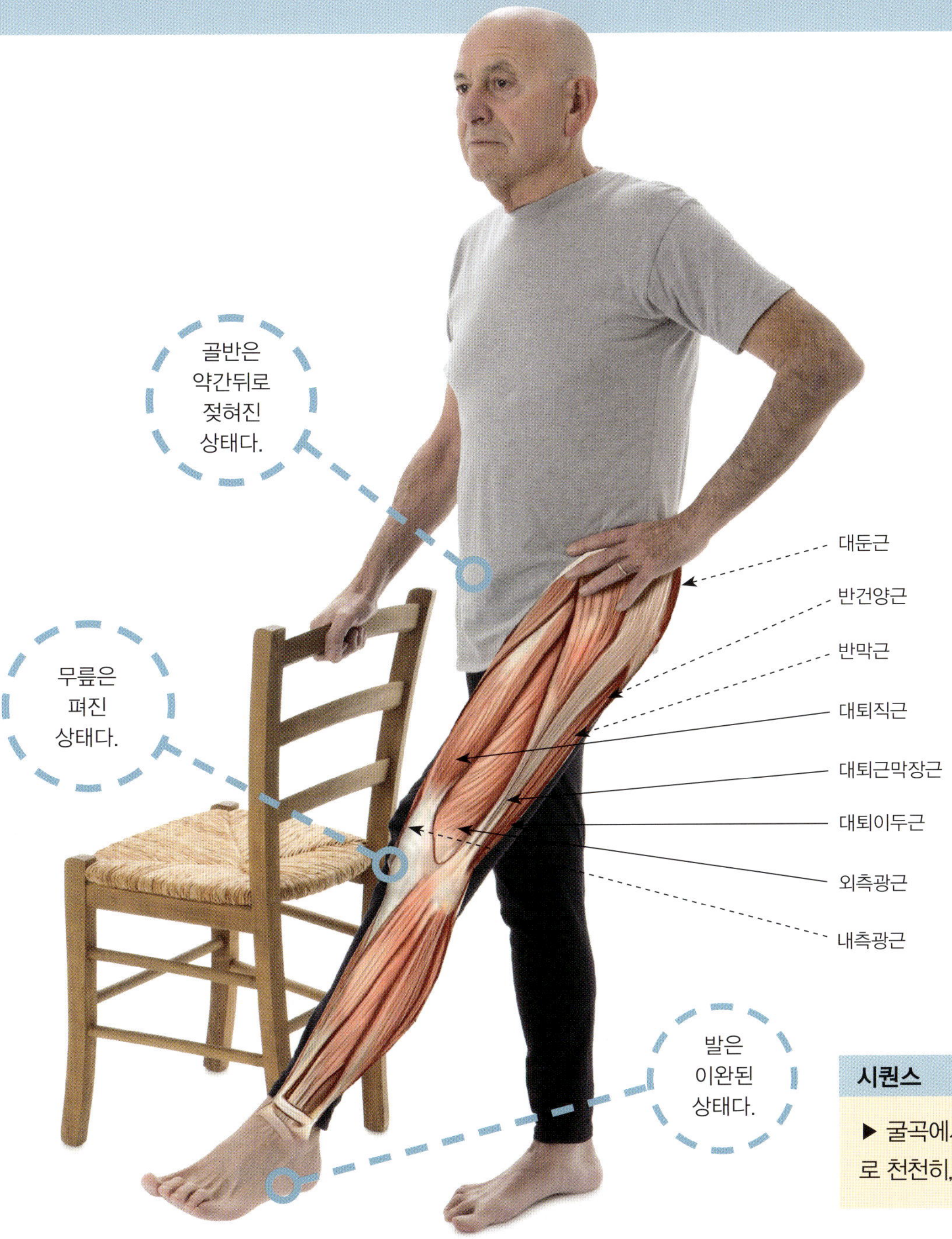

무릎의 동적 스트레칭. 굴곡과 신전 1

골반은 약간 뒤로 젖혀진 상태다.

무릎은 펴진 상태다.

발은 이완된 상태다.

- 대둔근
- 반건양근
- 반막근
- 대퇴직근
- 대퇴근막장근
- 대퇴이두근
- 외측광근
- 내측광근

시퀀스

▶ 굴곡에서 신전으로 또는 그 반대로 천천히, 점진적으로 전환한다.

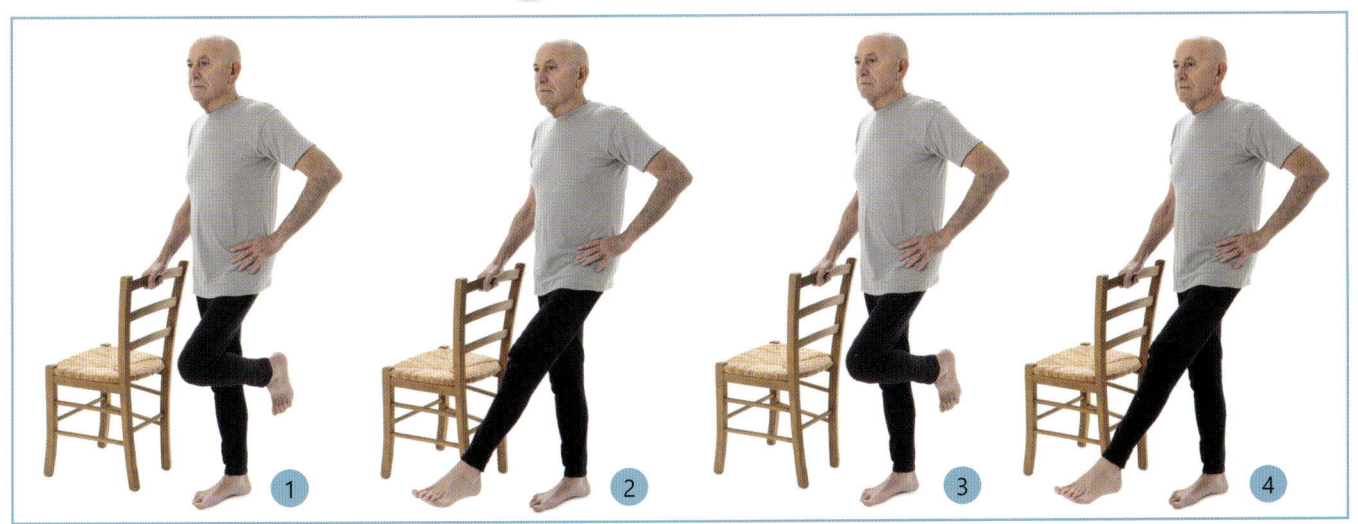

1 2 3 4

Anatomía & Estiramientos para la tercera EDAD

하지 스트레칭

무릎의 동적 스트레칭. 굴곡과 신전 2

시작 자세

▶ 다리를 벌리고 발이 정면을 향하도록 선다.

▶ 팔은 몸의 양옆에 편하게 둔다.

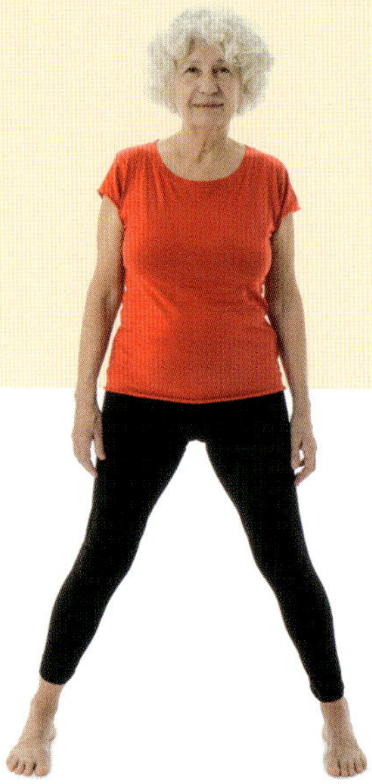

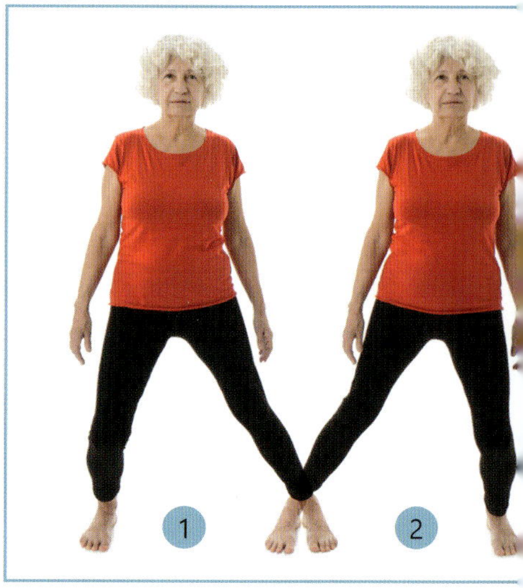

① ②

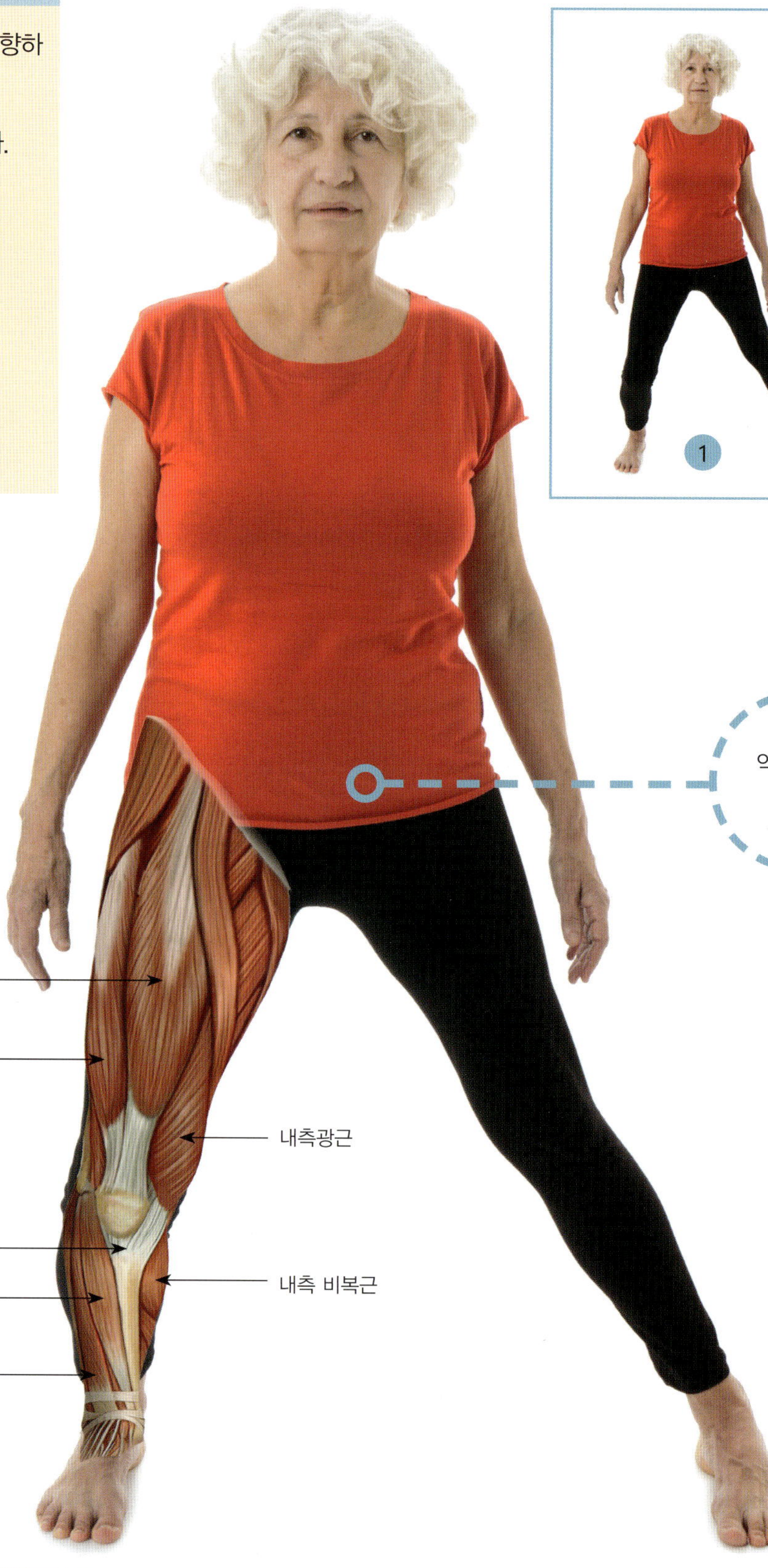

골반은 약간 뒤로 젖혀진 상태다.

- 대퇴직근
- 외측광근
- 내측광근
- 슬개건
- 전경골근
- 내측 비복근
- 장지신근

시니어 스트레칭 해부학

무릎의 동적 스트레칭. 굴곡과 신전 2

시퀀스

3 4

▶ 운동하는 내내 몸통이 어느 한쪽으로 기울어지거나 비틀리지 않게 하고 중심을 유지한다.

테크닉

▶ 왼다리의 펴진 상태를 유지하면서 오른다리를 구부린다.

▶ 몇 초간 자세를 유지한 다음 오른다리를 곧게 펴고 왼다리를 구부리면서 스트레칭을 짧게 유지한다.

▶ 전체 과정을 10~20회 반복한다

- 단내전근
- 장내전근
- 두덩정강근
- 대내전근
- 전경골근
- 내측 비복근
- 장지신근

엉덩이는 정렬된 상태다.

이점

▶ 무릎과 다리 근육을 강화하고 탄력을 준다.

주의사항

▶ 굴곡에서 신전으로 또는 그 반대로 천천히, 점진적으로 전환한다.

발은 정면을 향한다.

Anatomía & Estiramientos para la tercera EDAD

발목의 동적 스트레칭. 발등과 발바닥 굴곡

시작 자세
▶ 2번 시작 자세를 취한다.

테크닉
▶ 오른다리를 편 채로 들어 올리고 발을 위쪽으로 구부린 다음 발목과 함께 발등을 구부리는 동작을 한다. 몇 초 동안 자세를 유지한다.

▶ 그런 다음 발을 아래로 내리고 발목은 발바닥 굴곡 상태로 만든다. 스트레칭 자세를 잠시 유지한다.

▶ 전체 과정을 10~20회 반복한다.

▶ 왼발도 같은 방법으로 진행한다.

이점
▶ 발목을 강화하고 염좌 및 골절로부터 회복을 돕는다.

▶ 발의 불편함을 완화한다.

▶ 다리 근육을 단련한다.

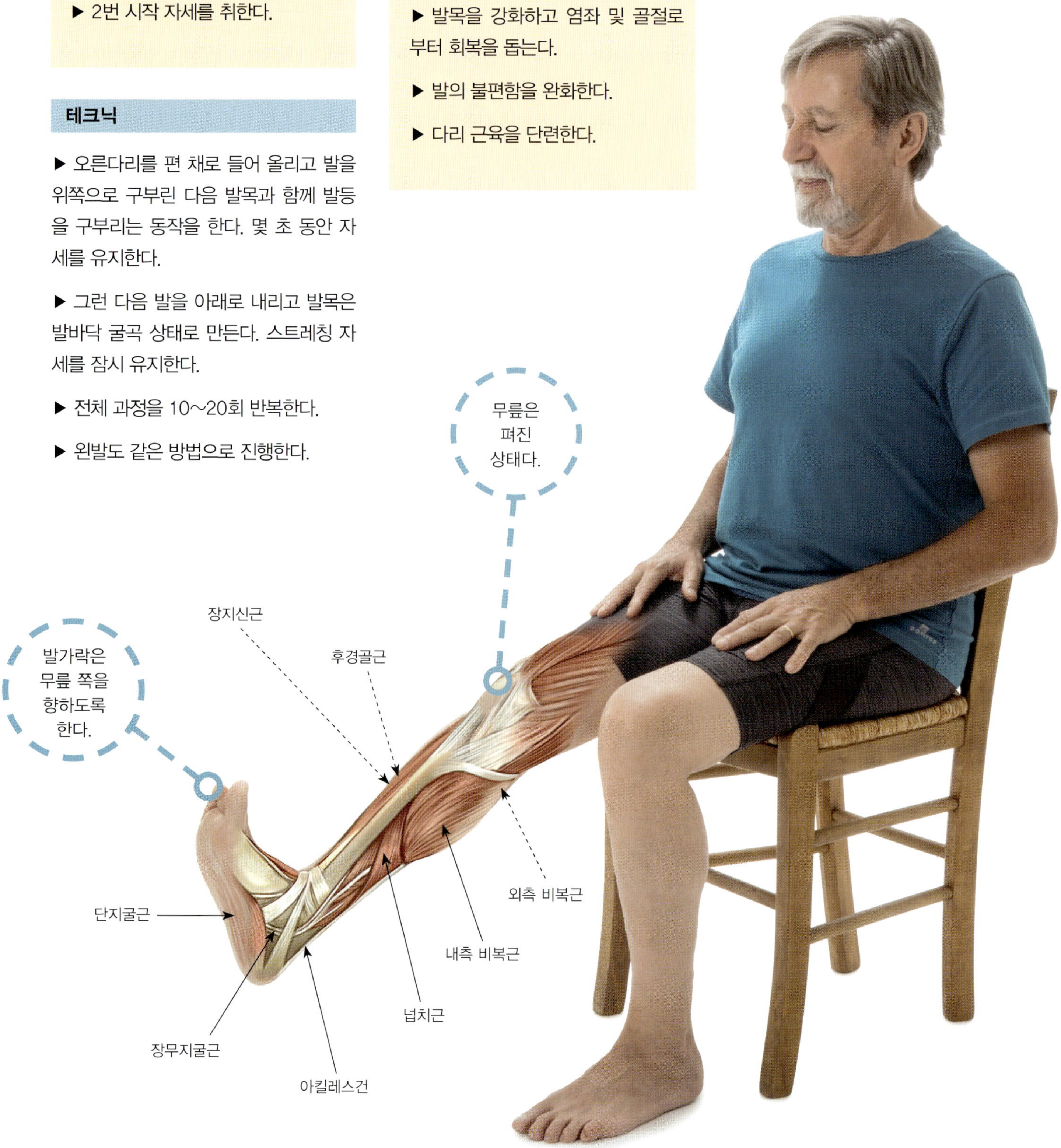

- 무릎은 펴진 상태다.
- 발가락은 무릎 쪽을 향하도록 한다.

장지신근, 후경골근, 단지굴근, 장무지굴근, 아킬레스건, 넙치근, 내측 비복근, 외측 비복근

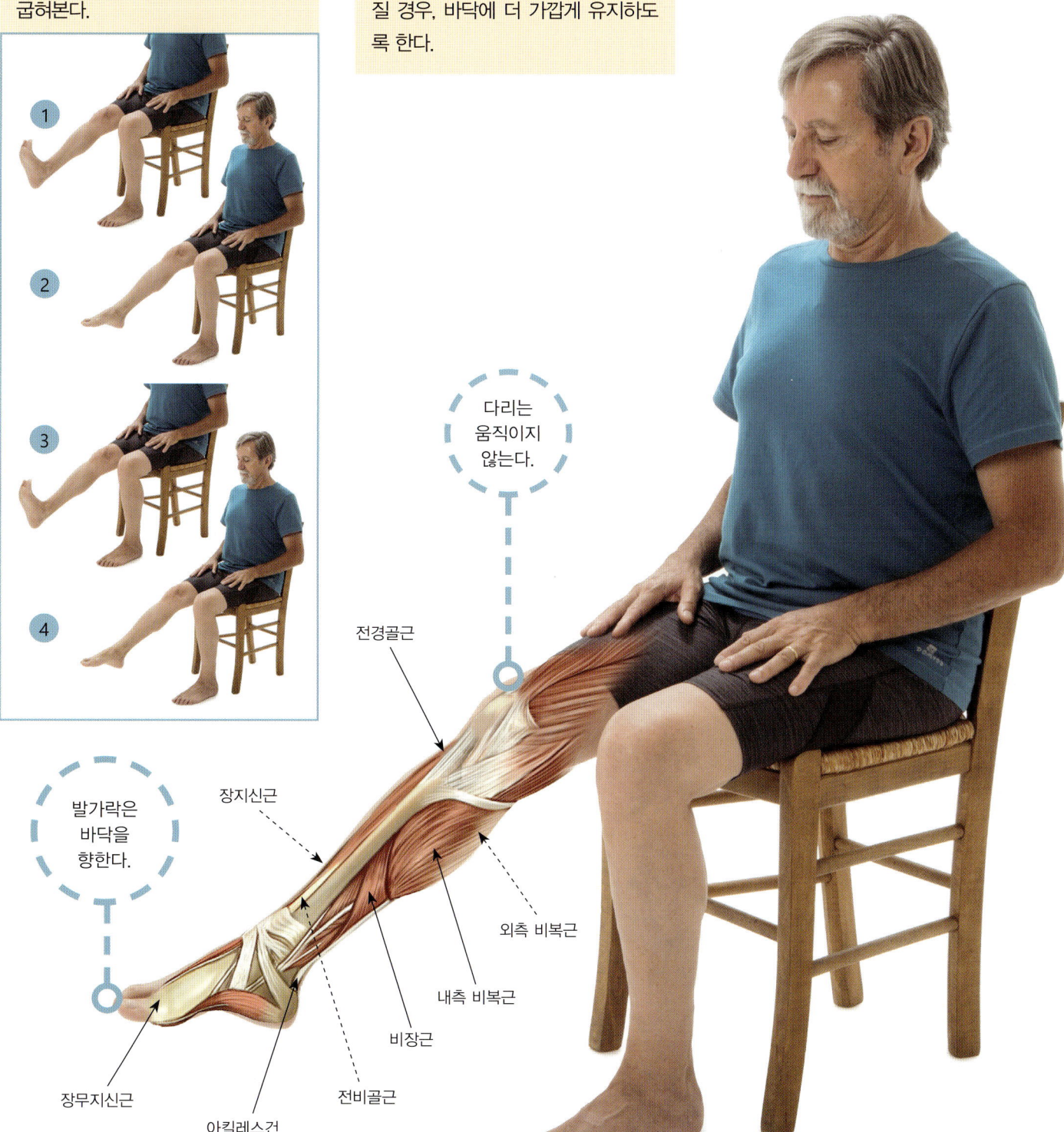

하지 스트레칭

발목의 동적 스트레칭. 내전과 외전

시작 자세
▶ 2번 시작 자세를 취한다.

테크닉
▶ 다리를 바닥에서 몇 센티미터 정도 들어 올린다. 발가락 끝을 안쪽으로 가져가면서 발목으로 내전 동작을 하고 몇 초 동안 자세를 유지한다.

▶ 그런 다음 발가락을 바깥쪽으로 움직이면서 발목으로 외전 동작을 취하고 몇 초 동안 스트레칭을 유지한다.

▶ 전체 과정을 10~20회 반복한다.

이점
▶ 발목의 긴장을 풀고 염좌 및 골절로부터 회복을 돕는다.

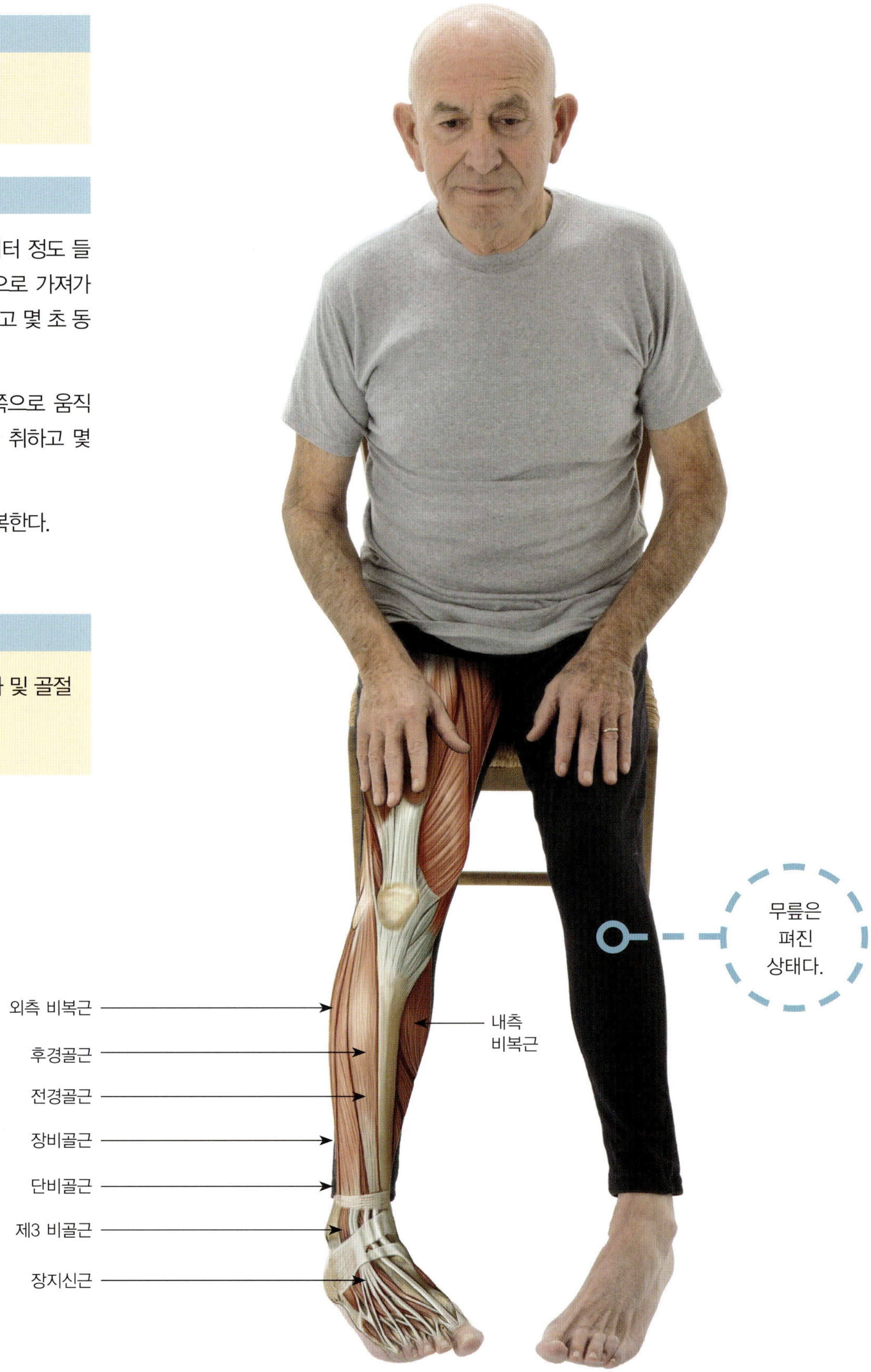

무릎은 펴진 상태다.

외측 비복근
후경골근
전경골근
장비골근
단비골근
제3 비골근
장지신근

내측 비복근

시니어 스트레칭 해부학

발목의 동적 스트레칭. 내전과 외전

시퀀스

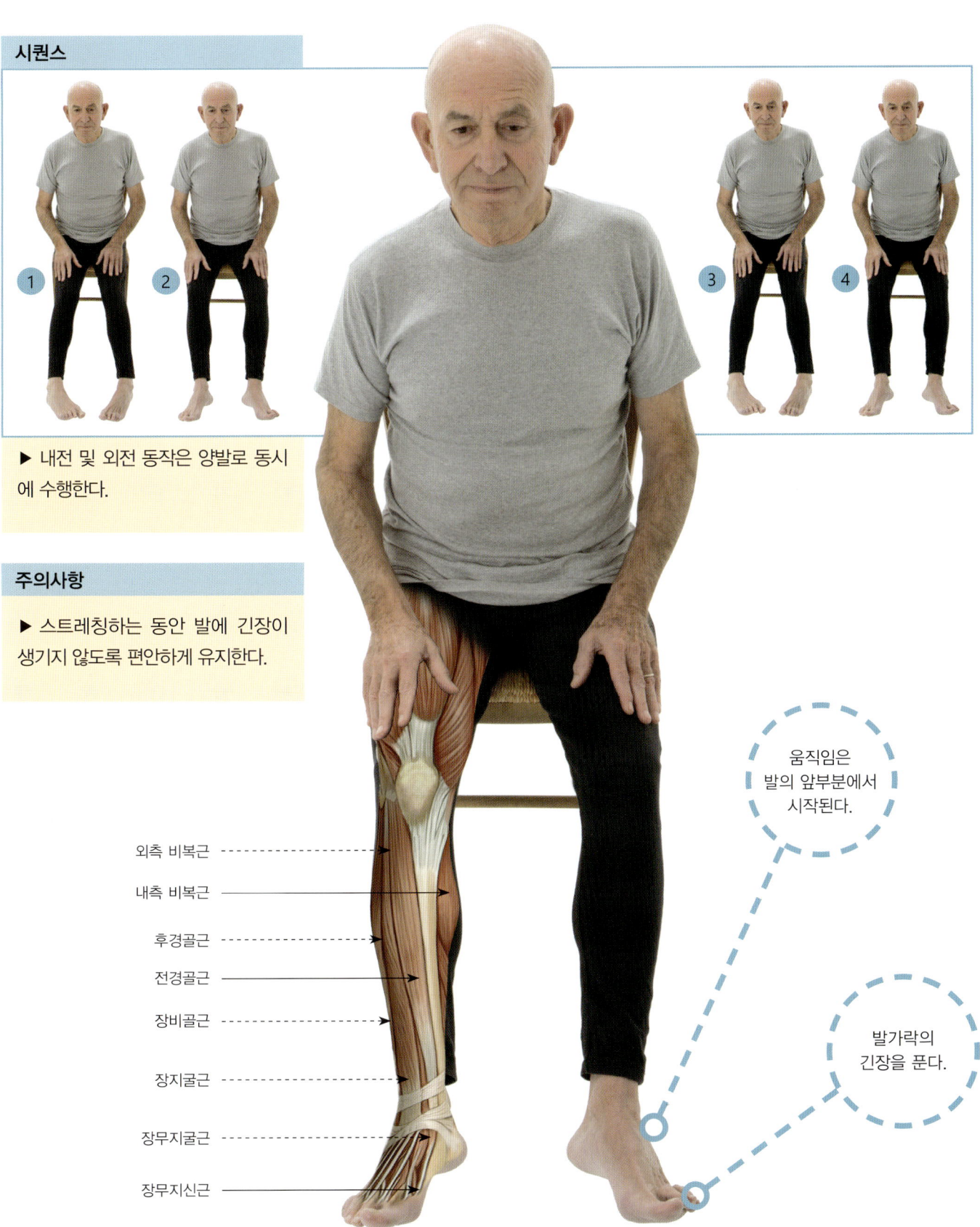

▶ 내전 및 외전 동작은 양발로 동시에 수행한다.

주의사항

▶ 스트레칭하는 동안 발에 긴장이 생기지 않도록 편안하게 유지한다.

- 외측 비복근
- 내측 비복근
- 후경골근
- 전경골근
- 장비골근
- 장지굴근
- 장무지굴근
- 장무지신근

움직임은 발의 앞부분에서 시작된다.

발가락의 긴장을 푼다.

Anatomía & Estiramientos para la tercera EDAD

발목의 동적 스트레칭. 휘돌림

시작 자세
▶ 2번 시작 자세를 취한다.

테크닉
▶ 곧게 뻗은 오른다리를 들어 올리고 발가락을 아래쪽으로 구부려 발바닥 굴곡을 만든다. 발등 굴곡이 될 때까지 외전 동작으로 발을 위쪽과 바깥쪽으로 서서히 회전한다. 그런 다음 내전 및 발바닥 굴곡 동작으로 발을 안쪽으로 돌리면서 시작 자세로 돌아온다. 전체 과정을 10~20회 반복한다.

▶ 왼다리로도 전체 과정을 수행한다.

이점
▶ 발목 관절을 강화한다.

▶ 발에 발생할 수 있는 부상을 예방하고 완화한다.

시퀀스
▶ 움직임은 리드미컬하고 연속적인 방식으로 천천히 수행된다. 발바닥 굴곡, 외전, 발등 굴곡 및 내전을 모두 진행한다.

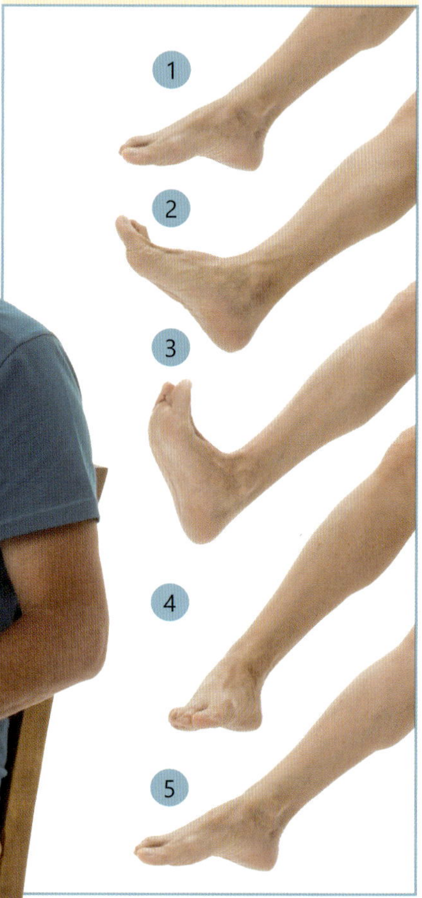

1
2
3
4
5

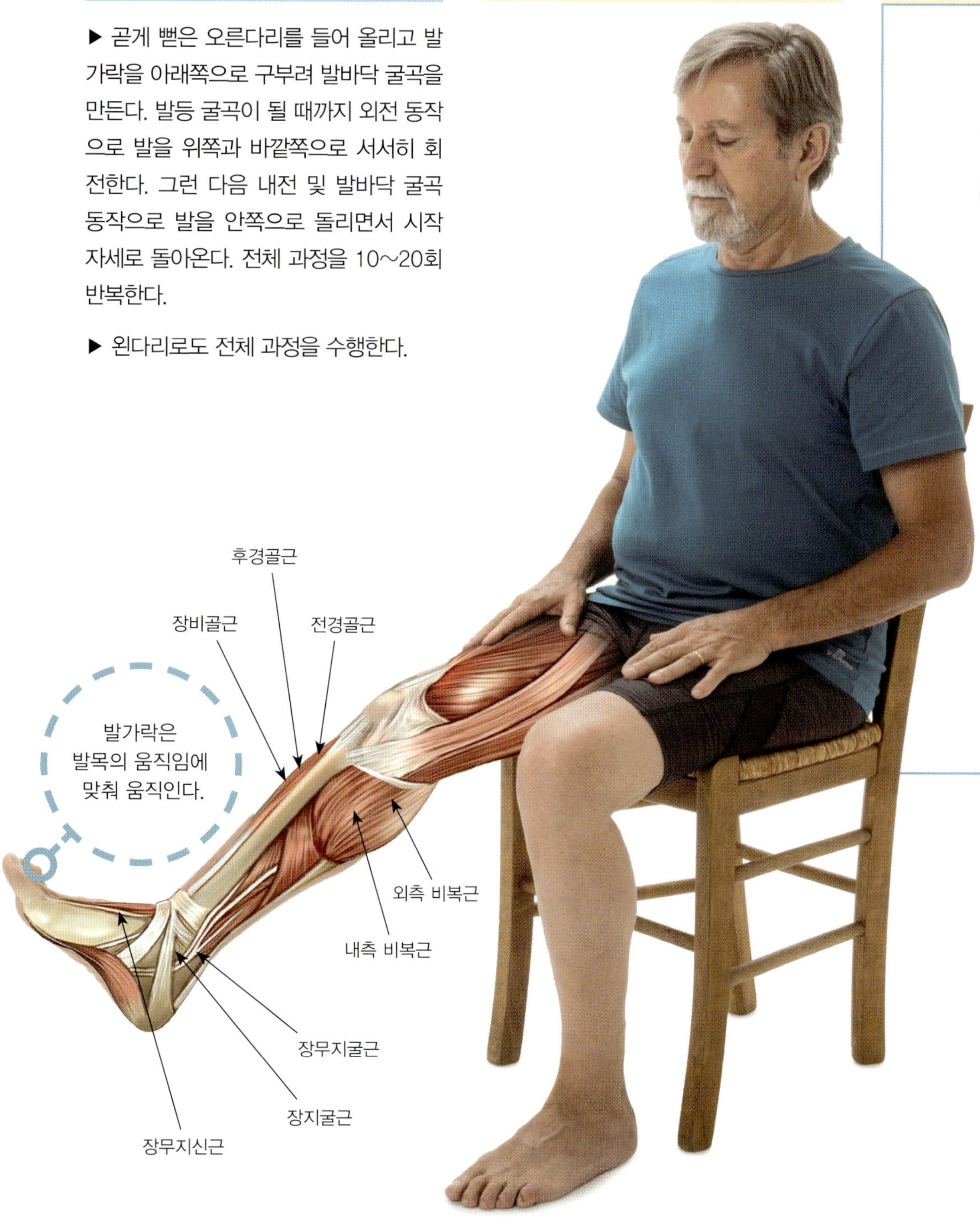

발가락은 발목의 움직임에 맞춰 움직인다.

후경골근
장비골근
전경골근
외측 비복근
내측 비복근
장무지굴근
장지굴근
장무지신근

발목의 동적 스트레칭. 안으로 휘돌리기

시작 자세
▶ 2번 시작 자세를 취한다.

테크닉
▶ 곧게 뻗은 오른다리를 들어 올리고 발가락을 아래쪽으로 구부려 발바닥 굴곡을 만든다. 내전 동작으로 천천히 발을 위쪽과 안쪽으로 돌리면서 발등 굴곡이 될 때까지 회전한다. 그런 다음 외전 및 발바닥 굴곡 동작을 바깥쪽으로 회전하여 시작 자세로 돌아온다. 전체 과정을 10~20회 반복한다.

▶ 발을 바꾸어 전체 과정을 진행한다.

주의사항
▶ 발목 통증이 있는 경우 최대 스트레칭 지점까지 동작을 취하지 않고 좀 더 제한적으로 회전한다.

시퀀스
▶ 발바닥 굴곡, 내전, 발등 굴곡 및 외전을 번갈아 가며 실시한다.

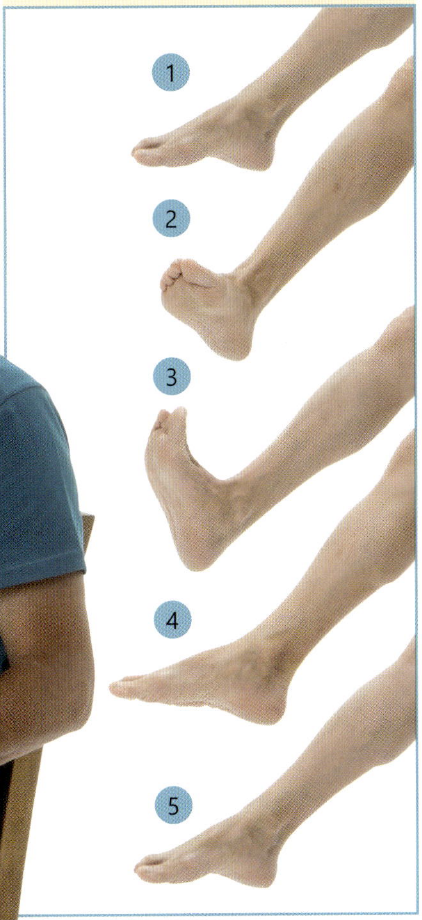

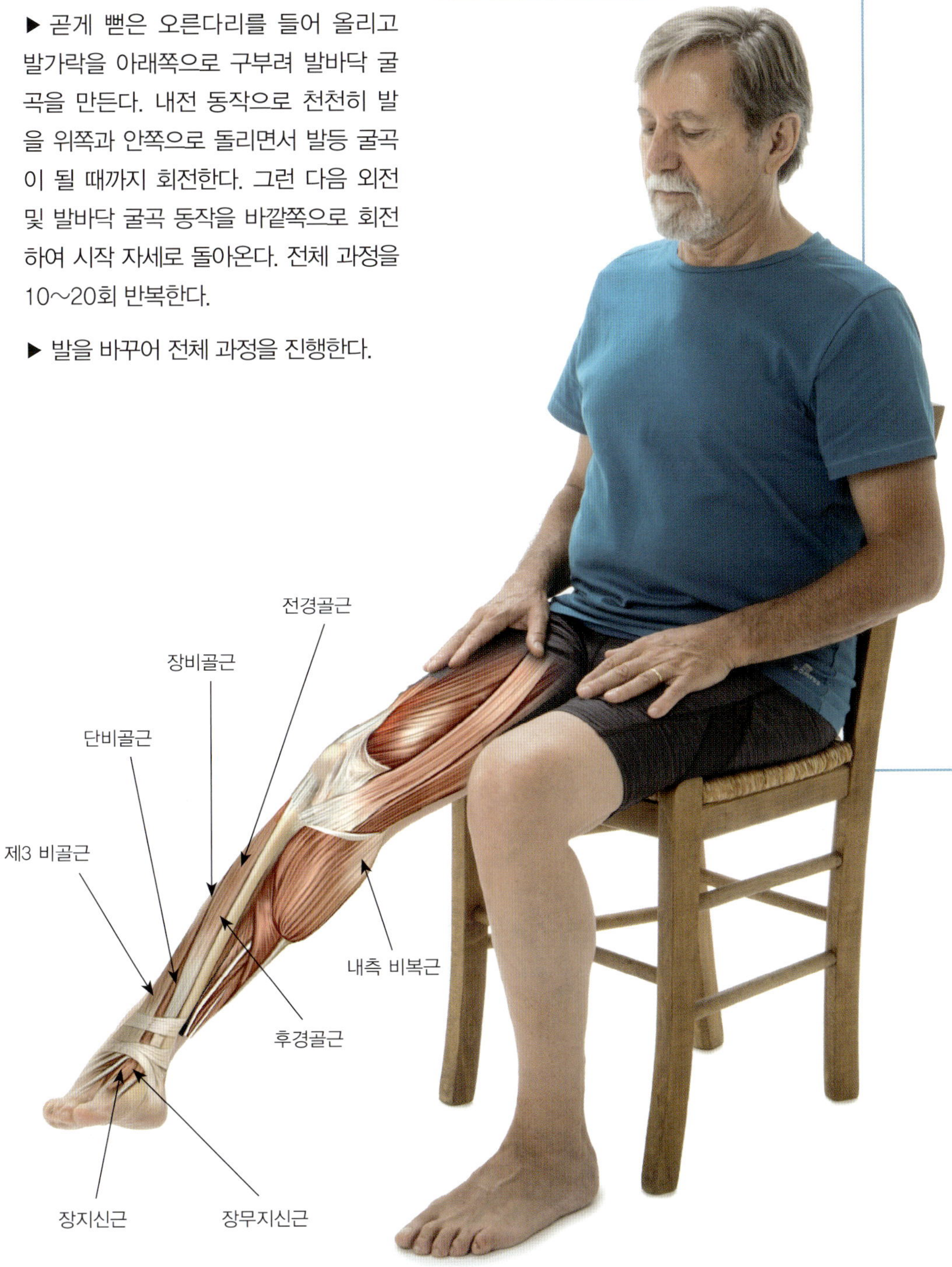

Anatomía & Estiramientos para la tercera EDAD

하지 스트레칭

발가락의 동적 스트레칭. 신전과 굴곡

시작 자세
▶ 2번 시작 자세를 취한다.

테크닉
▶ 발뒤꿈치를 바닥에 대고 발바닥을 들어 올려 발가락을 발등 쪽으로 쭉 뻗는다.

▶ 잠시 스트레칭 자세를 유지한다.

▶ 그런 다음 발가락을 구부려 바닥을 향하게 한다. 몇 초간 이 자세를 유지한다.

▶ 전체 과정을 10~20회 반복한다.

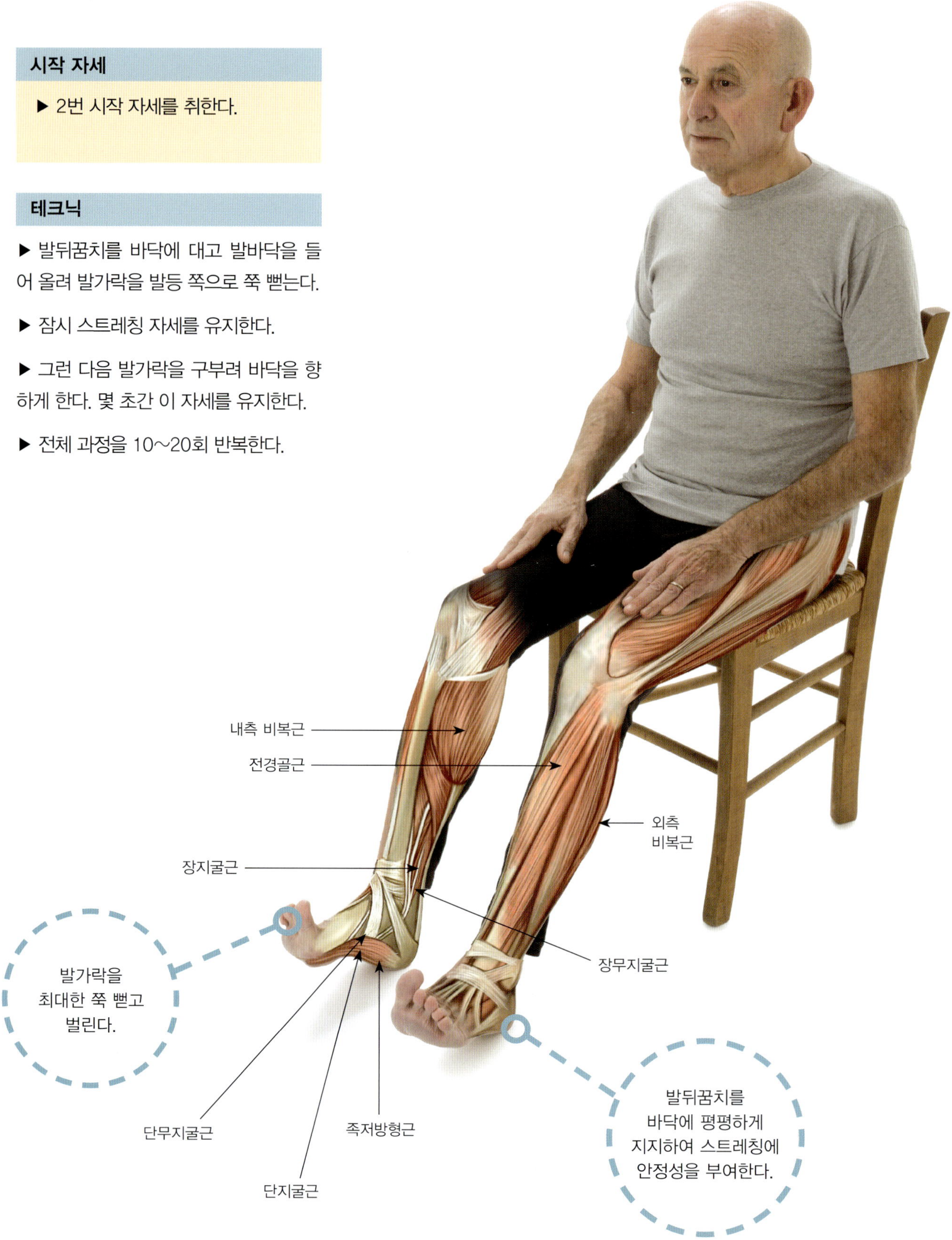

- 내측 비복근
- 전경골근
- 외측 비복근
- 장지굴근
- 장무지굴근
- 단무지굴근
- 족저방형근
- 단지굴근

발가락을 최대한 쭉 뻗고 벌린다.

발뒤꿈치를 바닥에 평평하게 지지하여 스트레칭에 안정성을 부여한다.

시니어 스트레칭 해부학

발가락의 동적 스트레칭. 신전과 굴곡

121

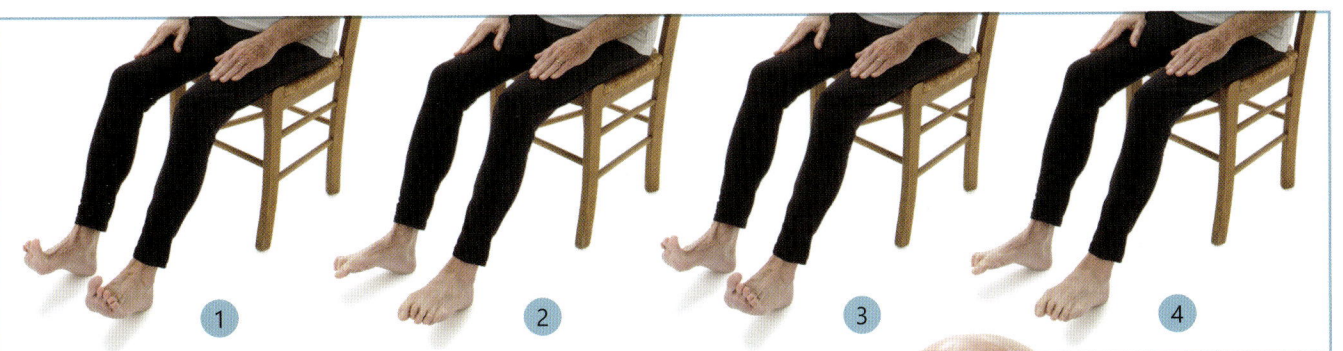

시퀀스
▶ 발가락을 펴는 동작에서는 발가락을 벌리고, 구부리는 동작에서는 발가락을 모은다.

주의사항
▶ 발목에 불편함이 느껴지면 발바닥의 일부를 바닥에 대고 더 부드럽게 스트레칭을 수행하도록 한다.

이점
▶ 발의 지지력을 향상시킨다.
▶ 발가락을 더 유연하게 만들고 발가락의 긴장을 완화한다.
▶ 발, 발목 및 종아리 근육을 강화한다.

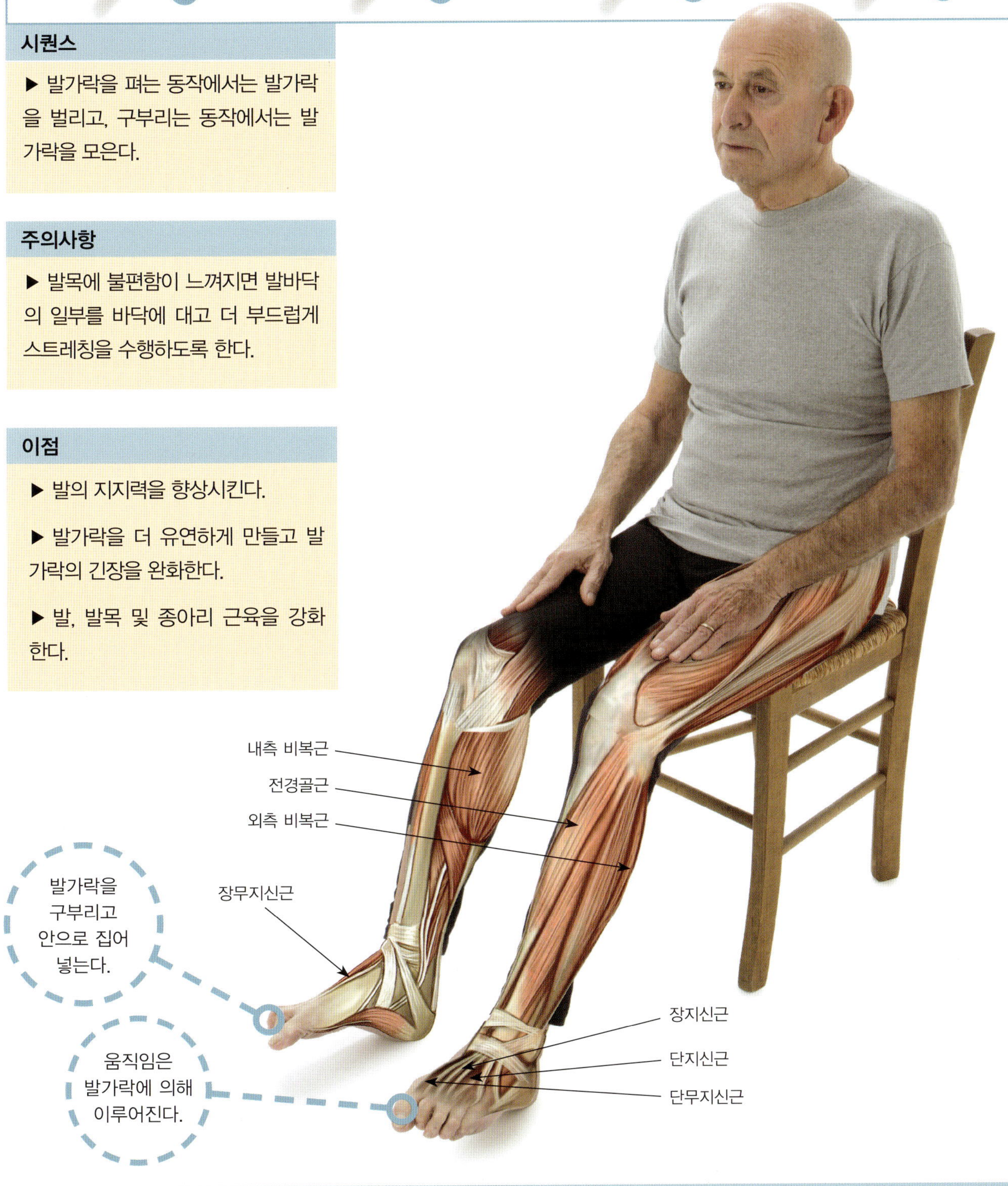

발가락을 구부리고 안으로 집어 넣는다.

움직임은 발가락에 의해 이루어진다.

내측 비복근
전경골근
외측 비복근
장무지신근
장지신근
단지신근
단무지신근

Anatomía & Estiramientos para la tercera EDAD

하지 스트레칭

무릎의 정적 스트레칭. 굴곡과 신전

시작 자세

굴곡과 신전

▶ 등받이가 왼다리 쪽에 오도록 의자를 두고 선 채로 왼손을 등받이 위에 올려놓는다. 오른발을 들어 의자 위에 올려놓고 무릎을 구부려 허벅지와 다리가 90° 각도를 이루도록 한다. 발은 앞을 향하도록 한다.

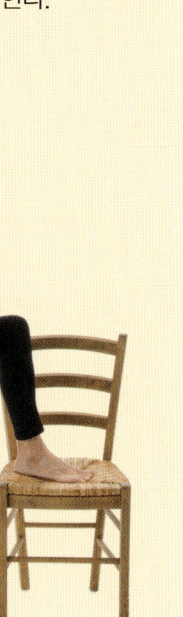

테크닉

굴곡

▶ 시작 자세에서 오른쪽 무릎을 최대로 구부리면서 동시에 오른발을 천천히 발등 쪽으로 구부린다.

▶ 천천히 호흡하면서 10~15초간 스트레칭을 유지한다.

▶ 시작 자세로 돌아와 전체 과정을 세 번 더 반복한다.

▶ 왼다리도 같은 동작을 수행한다.

몸통은 구부러지거나 기울어지지 않고 곧게 유지한다.

발뒤꿈치를 들지 말고 바닥과 의자에 단단히 고정한 채로 앞쪽을 향하도록 한다.

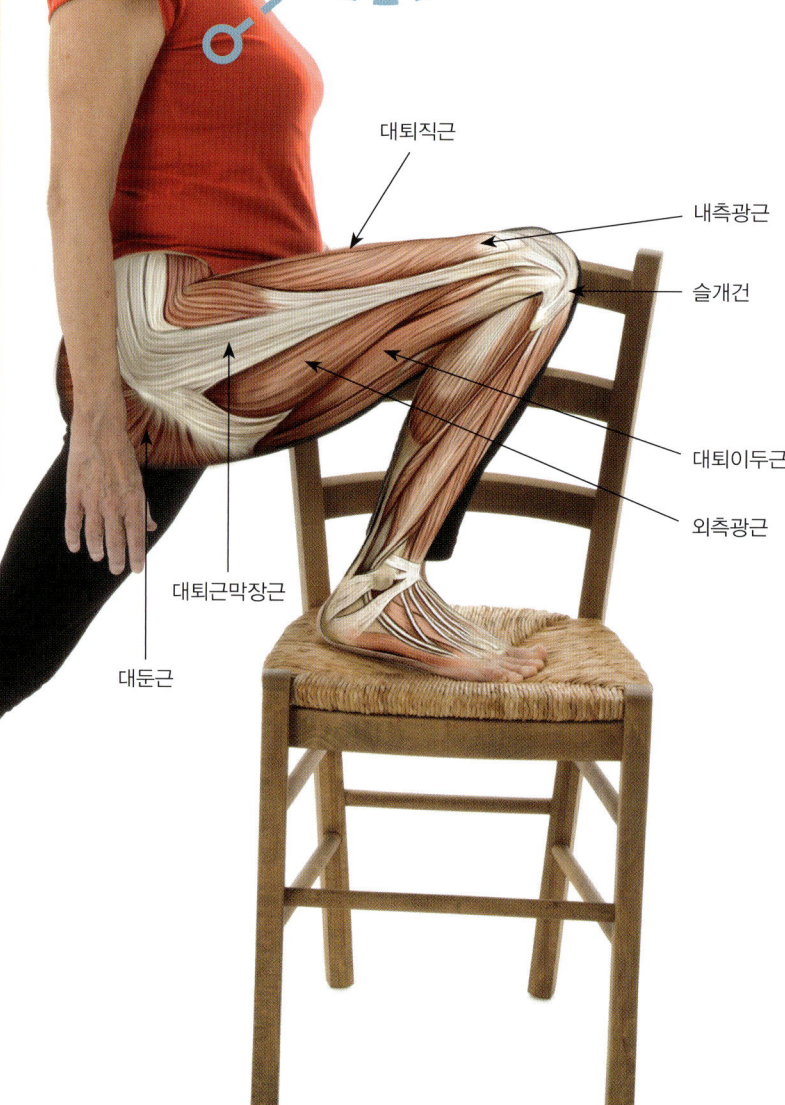

대퇴직근
내측광근
슬개건
대퇴이두근
외측광근
대퇴근막장근
대둔근

시니어 스트레칭 해부학

무릎의 정적 스트레칭: 굴곡과 신전

테크닉

신전

▶ 시작 자세에서 오른다리를 곧게 펴고 뒤꿈치를 의자에 올려놓는다.

▶ 부드럽게 호흡하면서 10~15초간 스트레칭을 유지한다.

▶ 시작 자세로 돌아와 전체 과정을 세 번 더 반복한다.

▶ 왼발도 같은 방법으로 진행한다.

주의사항

굴곡과 신전

▶ 운동하는 동안 의자가 미끄러지지 않도록 벽에 기대어 두도록 한다.

▶ 요추 부위나 왼다리에 불편함이 있는 경우, 왼다리를 구부리도록 한다.

▶ 다리를 펴는 동안 긴장이 있으면 오른다리를 약간 구부린 상태로 유지할 수 있다.

오른발은 편안하게 둔다.

대둔근
대퇴근막장근
반막근
반건양근
대퇴직근
내측광근
외측광근
대퇴이두근
외측 비복근
내측 비복근

다리는 곧게 편 상태를 유지한다.

이점

굴곡과 신전

▶ 다리와 무릎을 더 유연하게 만든다.

▶ 종아리 쌍둥이 근육을 강화한다.

▶ 무릎과 발목의 건염과 염좌로부터 회복을 돕는다.

Anatomía & Estiramientos para la tercera EDAD

하지 스트레칭

발목의 정적 스트레칭. 발등의 최소·최대 굴곡

시작 자세

발등의 작은 굴곡, 큰 굴곡

▶ 두 발을 벌리고 엉덩이와 일직선이 되게 하여 벽을 향해 선다. 오른 다리는 앞으로 내밀고 두 발 사이에 15~20cm의 거리를 둔다. 양손은 어깨너비로 벌리고 어깨 높이로 들어 올려 벽에 댄다.

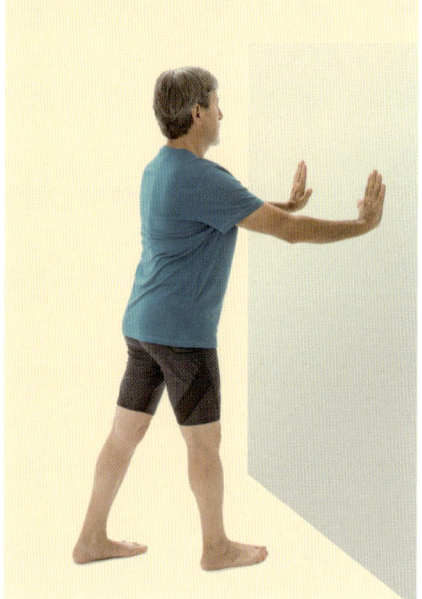

테크닉

발등의 작은 굴곡

▶ 오른쪽 무릎을 구부리고 왼다리는 곧게 펴면서 발등 쪽으로 구부린다. 손은 벽에 대고 왼발은 바닥에 대고 누른다. 스트레칭을 10~15초간 유지한다.

▶ 시작 자세로 돌아와 전체 과정을 세 번 더 반복한다.

▶ 왼다리를 앞으로 내밀어 같은 동작을 수행한다.

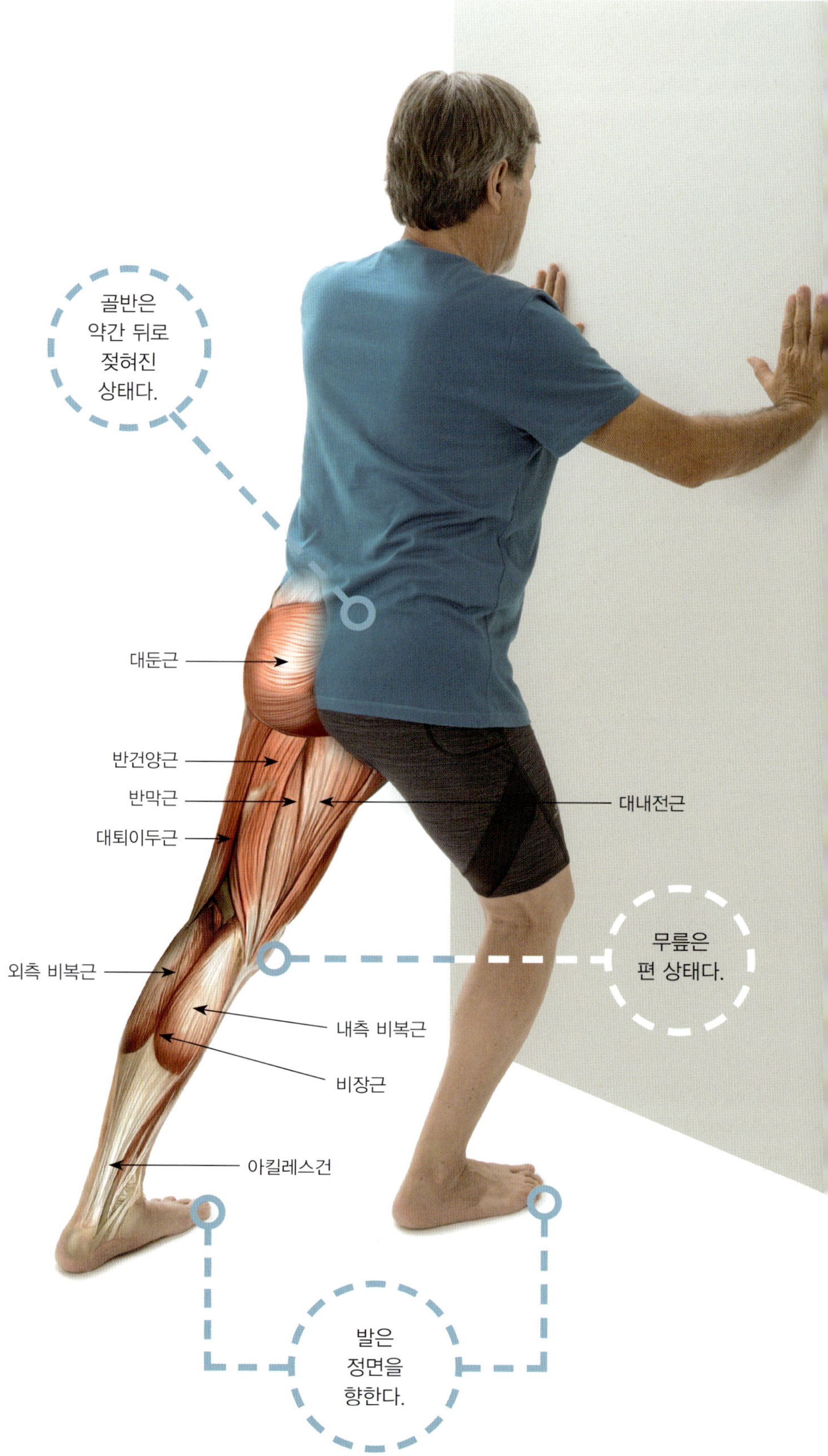

- 골반은 약간 뒤로 젖혀진 상태다.
- 대둔근
- 반건양근
- 반막근
- 대퇴이두근
- 대내전근
- 외측 비복근
- 내측 비복근
- 비장근
- 아킬레스건
- 무릎은 편 상태다.
- 발은 정면을 향한다.

시니어 스트레칭 해부학

테크닉

발등의 큰 굴곡

▶ 양쪽 무릎을 구부리고 발은 발등 굴곡 동작을 수행한다. 손은 벽에 대고 왼발은 바닥에 대고 누른다. 스트레칭을 10~15초간 유지한다.

▶ 시작 자세로 돌아와 전체 과정을 세 번 더 반복한다.

▶ 왼다리를 앞으로 내밀고 동일한 동작을 수행한다.

이점

발등의 작은 굴곡, 큰 굴곡

▶ 발목을 유연하게 한다.

▶ 발 근육을 강화하고 걷는 동작을 개선한다.

▶ 종아리를 강화한다.

▶ 아킬레스건의 불편함을 줄여주고 질병을 예방한다.

주의사항

발등의 작은 굴곡, 큰 굴곡

▶ 스트레칭할 때 왼다리에 과도한 긴장이 느껴지면 바닥에 발을 대고 최소한의 압력만 가하도록 한다.

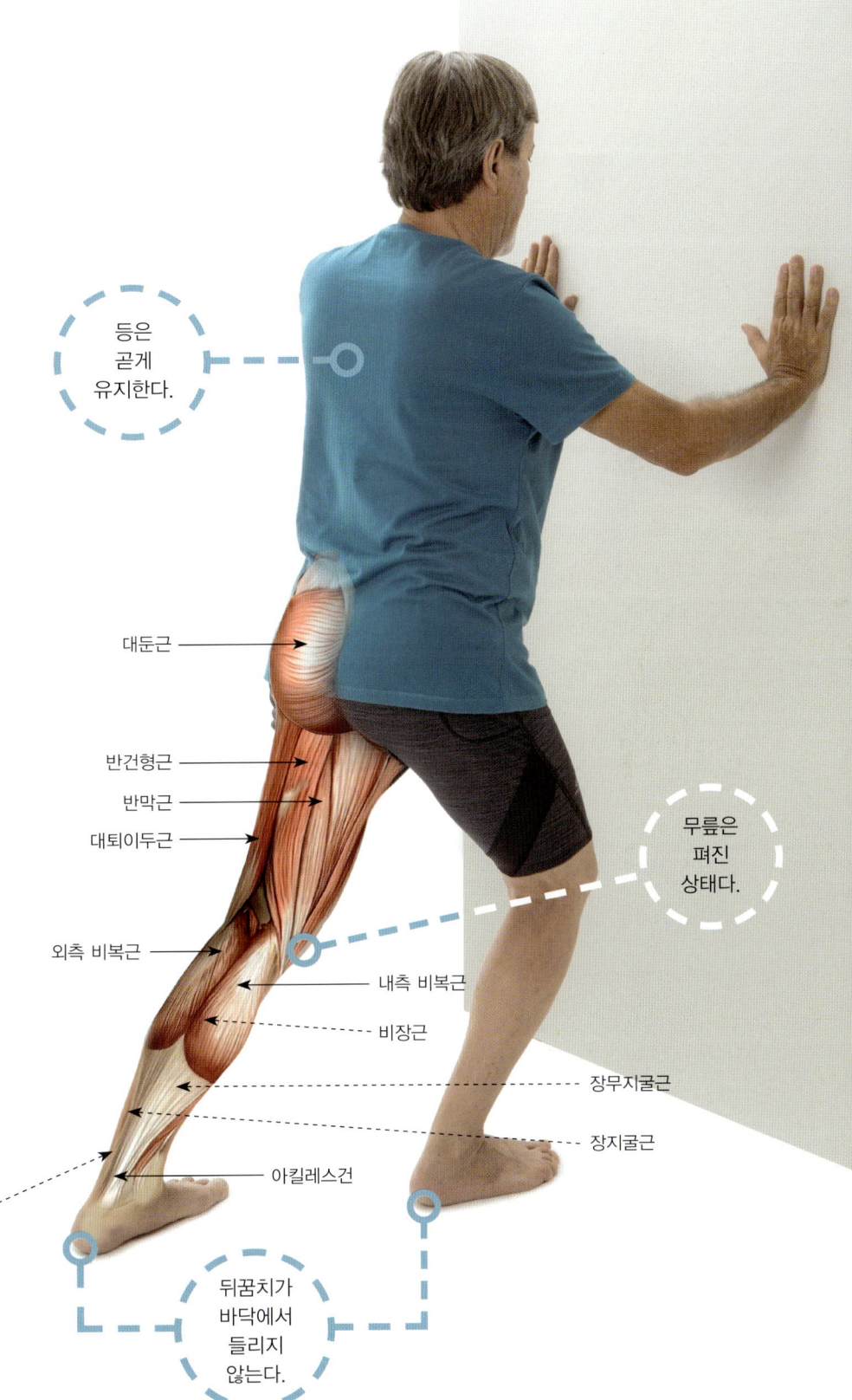

Anatomía & Estiramientos para la tercera EDAD

발가락의 정적 스트레칭. 신전

시작 자세
▶ 1번 시작 자세를 취한다.

테크닉
▶ 양손을 골반(장골능)에 얹는다.

▶ 오른다리는 무릎을 구부린다. 오른발 뒤꿈치와 발바닥을 땅에서 들어 올리고 발가락만 바닥을 지지하고 발가락을 쭉 뻗는 동작을 한다. 발가락을 바닥에 대고 누른다.

▶ 10~15초간 스트레칭을 유지한다.

▶ 시작 자세로 돌아와 전체 과정을 세 번 더 반복한다.

▶ 왼발도 같은 방법으로 진행한다.

이점
▶ 발가락과 발목을 강화한다.

▶ 발가락 기형과 무지외반증을 개선한다.

▶ 발 경련을 줄여준다.

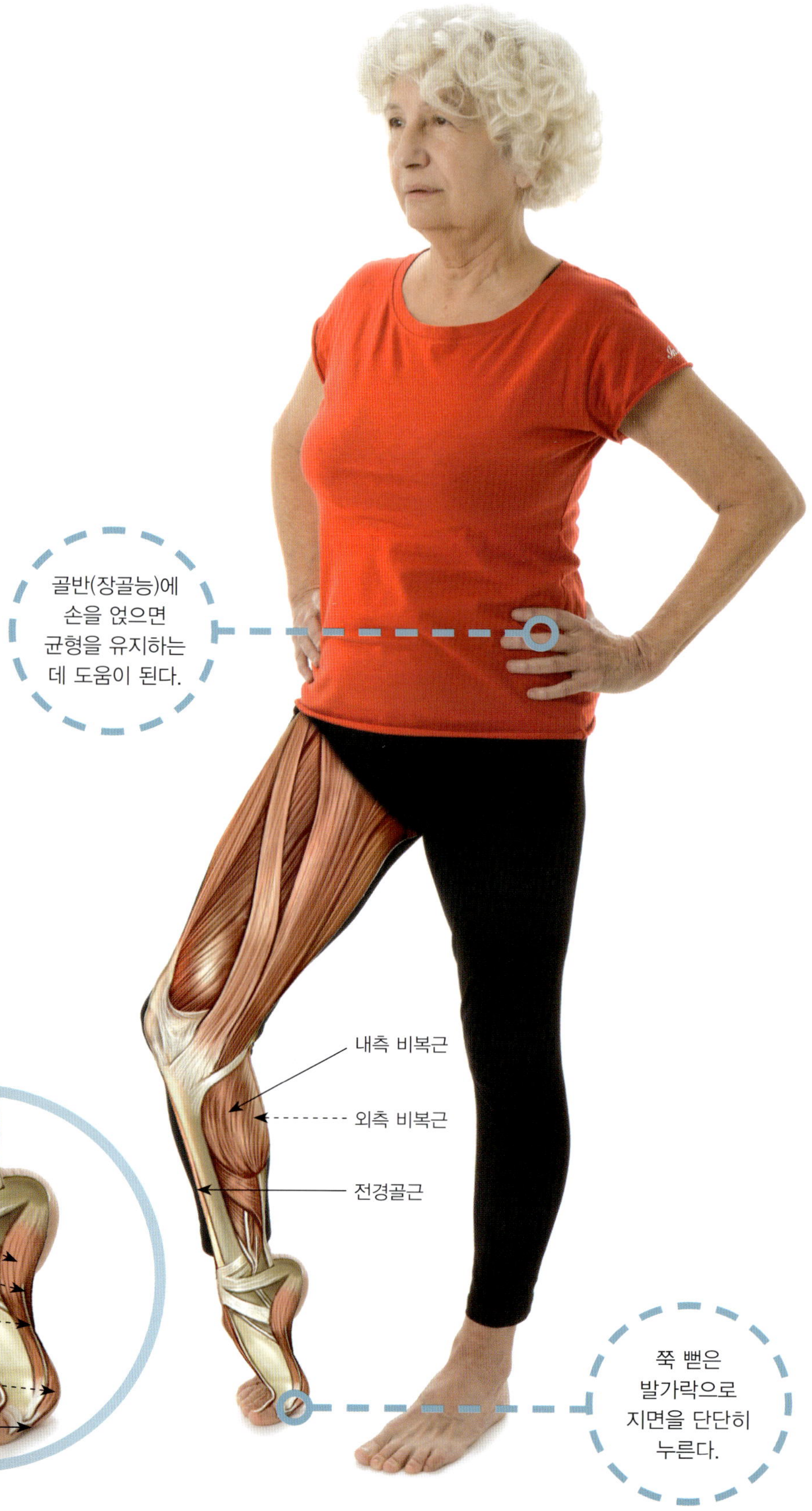

골반(장골능)에 손을 얹으면 균형을 유지하는 데 도움이 된다.

내측 비복근
외측 비복근
전경골근

장지굴근
족저방형근
장무지굴근
단무지신근
단지신근

쭉 뻗은 발가락으로 지면을 단단히 누른다.

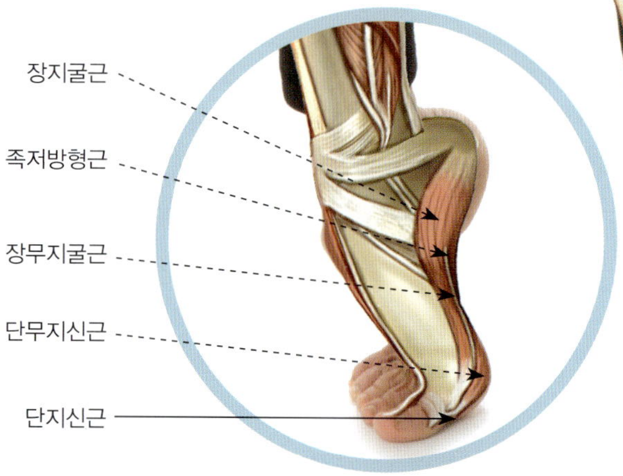

발가락의 정적 스트레칭. 굴곡

시작 자세
▶ 1번 시작 자세를 취한다.

테크닉
▶ 양손을 엉덩이에 얹는다.

▶ 오른다리는 무릎을 구부린다. 오른발 뒤꿈치와 발바닥을 바닥에서 떼고 발가락으로 바닥을 지지하고 발가락을 구부리는 동작을 수행한다. 발가락으로 바닥을 가볍게 누르고 5~10초간 스트레칭을 유지한다.

▶ 시작 자세로 돌아와 전체 과정을 세 번 더 반복한다.

▶ 왼발로도 같은 동작을 수행한다.

이점
▶ 발가락을 이완한다.

▶ 발바닥의 긴장을 풀어준다.

▶ 발등을 강화한다.

주의사항

신전 및 굴곡
▶ 발가락 관절은 작고 섬세하다는 점을 염두에 두고 스트레칭을 부드럽고 조심스레 진행한다.

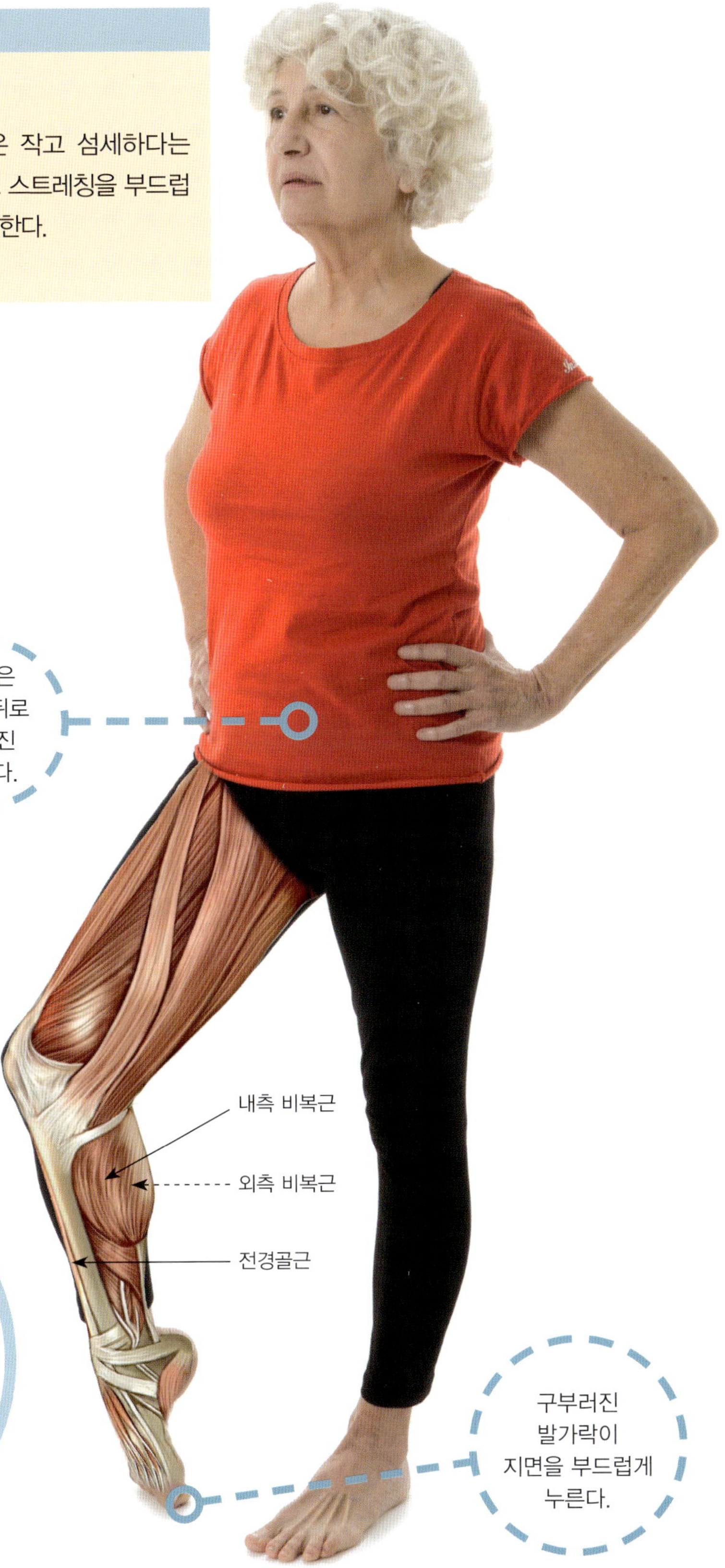

골반은 약간 뒤로 젖혀진 상태다.

내측 비복근
외측 비복근
전경골근

장무지신근
장지신근
단지신근
단무지신근

구부러진 발가락이 지면을 부드럽게 누른다.

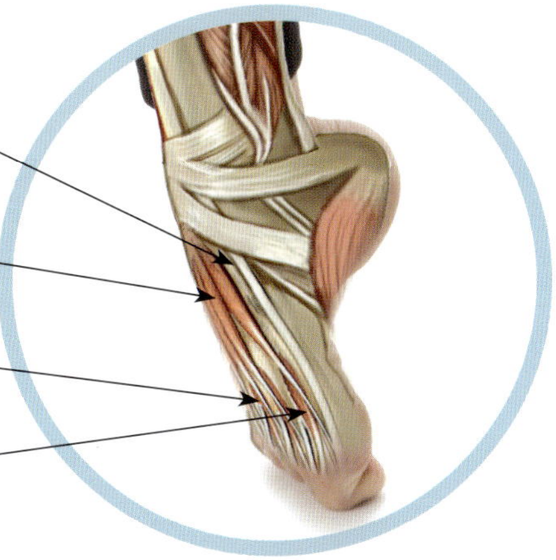

Anatomía & Estiramientos para la tercera EDAD

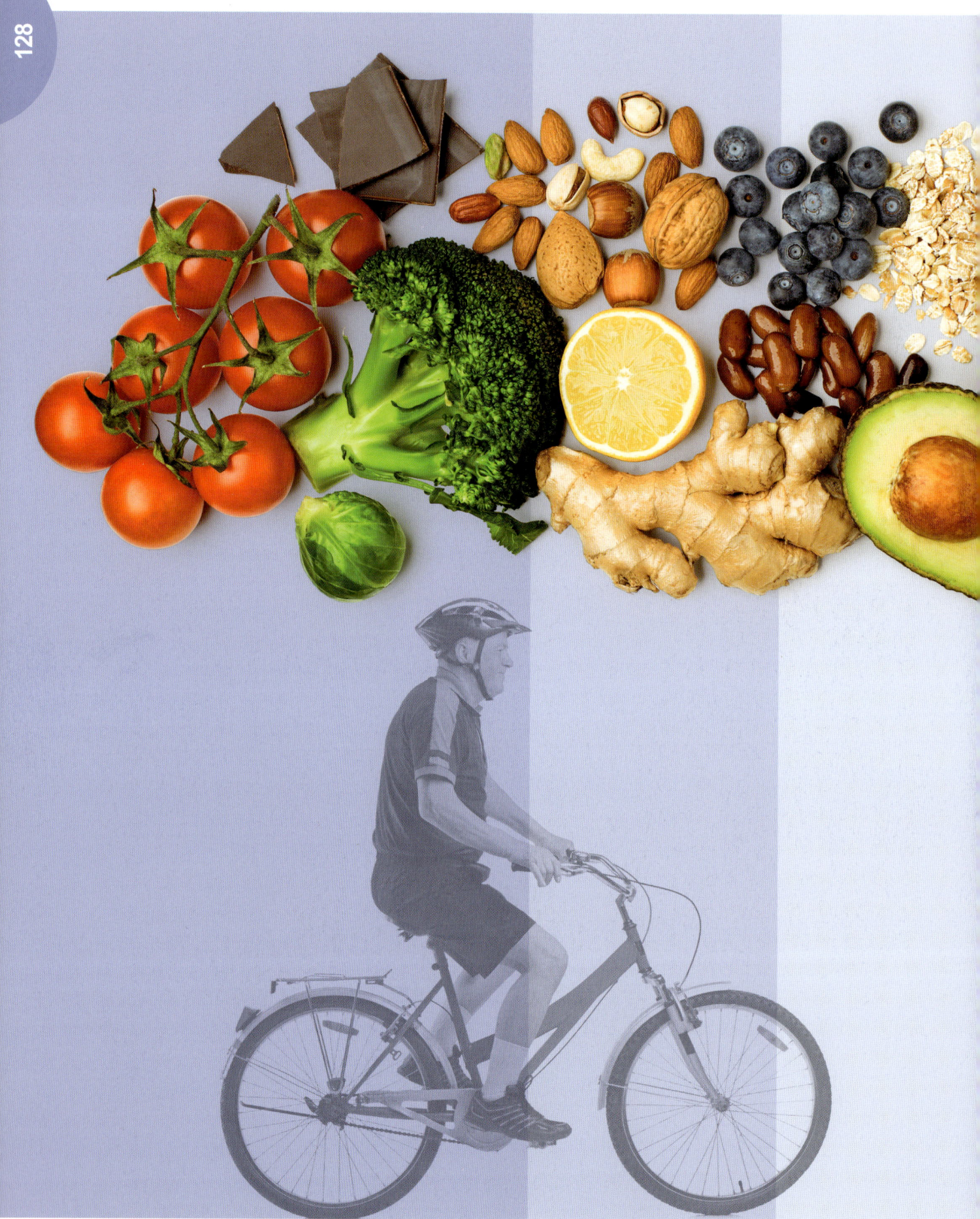

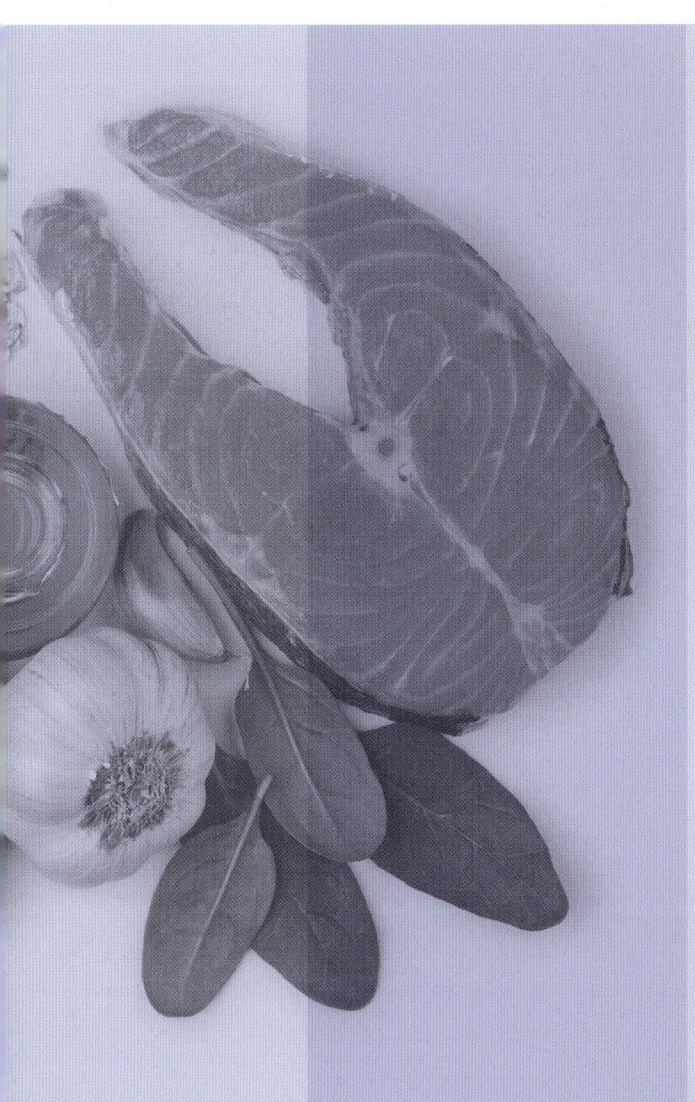

건강한 습관

건강한 습관이라는 개념은 인간 생활의 다양한 측면을 포괄하는 광범위한 용어다. 이는 몸과 마음에 건강과 행복을 가져다주는 라이프스타일이다. 신체 운동, 특히 스트레칭은 이러한 유익한 습관 중 중요한 한 부분이다. 하지만 건강을 위해 고려해야 할 다른 주요 요소들도 많이 있다.

이 섹션에서는 건강을 위해 고려해야 할 필수적인 사항들에 대해 자세히 설명한다.

영양 섭취, 휴식, 수면, 자연과의 접촉, 여가, 대인관계 등이다.

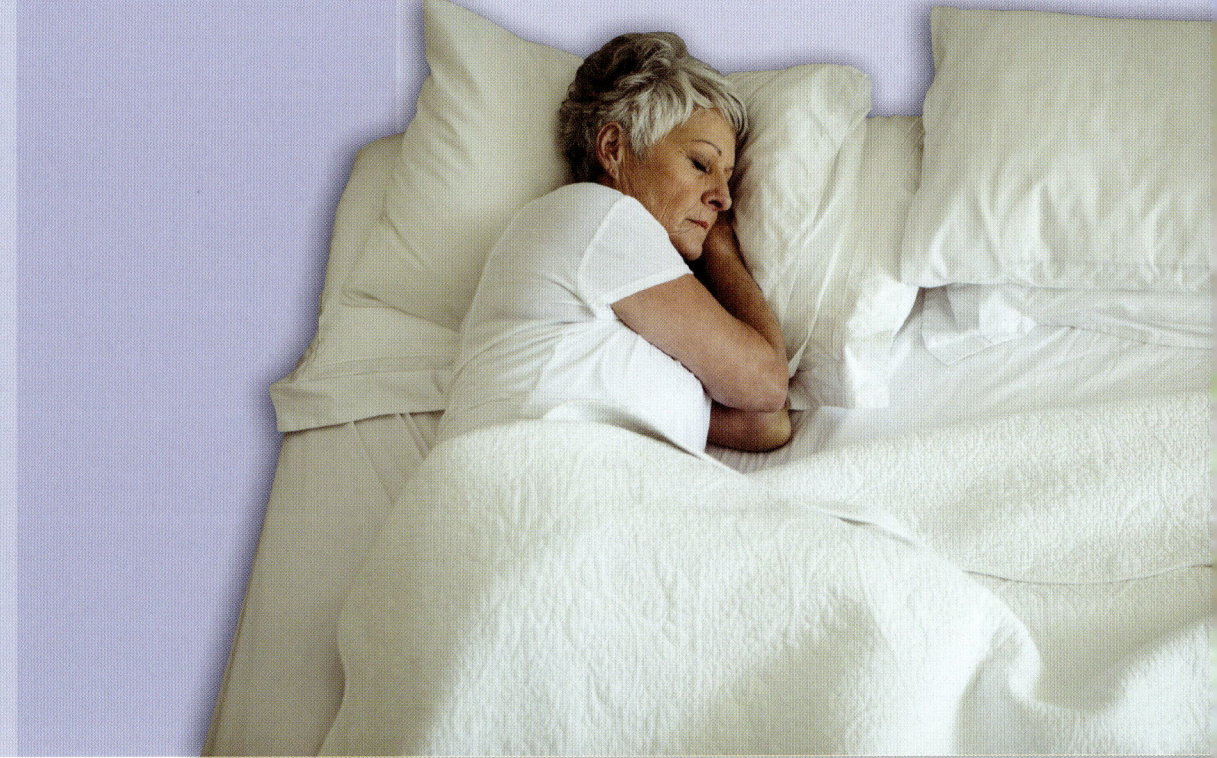

건강한 습관

영양 섭취

건강한 식단과 운동은 노화로부터 오는 원치 않는 영향들을 지연시킬 수 있다. 우리가 먹는 음식은 건강 상태를 결정짓는 요소다.

이로운 영양 섭취를 위해서는 균형 잡힌 식단을 유지하는 것이 중요하다. 이는 몇 가지 한정적인 음식이 아닌 모든 종류의 음식을 섭취하는 것을 의미한다.

연령대별로 필요한 영양소는 다르지만 일반적으로 모든 연령대에 동일한 기본 원칙이 적용된다.

시간이 지나면서 식단도 달라졌다. 식단은 점점 더 다양해지고 있으며, 그 중 일부는 동물성 식품 섭취를 배제하는 소비자의 민감도가 높아지면서 유제품-채식주의자, 비건, 육류는 섭취하지 않고 생선만 먹는 식단, 백색육만 먹는 식단 등 여러 식단을 찾아볼 수 있게 되었다.

식품군 및 영양소	
채소, 과일, 나물	주로 비타민, 향신료, 미네랄, 섬유질을 제공한다.
콩류, 견과류, 씨앗류	단백질, 지질(脂質), 기름, 섬유질을 제공한다.
곡물, 식물성 우유	탄수화물과 섬유질을 제공한다.
동물성 유제품	단백질과 칼슘을 공급한다.
육류, 생선, 달걀	단백질을 공급한다.

글루텐에 민감한 사람들도 증가하고 있으며, 이에 따라 글루텐프리 식단은 또 다른 옵션으로서 점점 더 많은 사람들이 이 식단을 선택하고 있다.

이러한 이유들로 인해 오늘날 식품군의 분류는 정확히 정리된 것으로 볼 수 없다. 일반적으로 다섯 그룹으로 나뉘어 있지만, 같은 그룹의 식품을 섭취하지 않고 다른 그룹의 식품을 잘 조합하여 균형 잡힌 식단을 섭취하는 사람들이 점점 더 많아지고 있다.

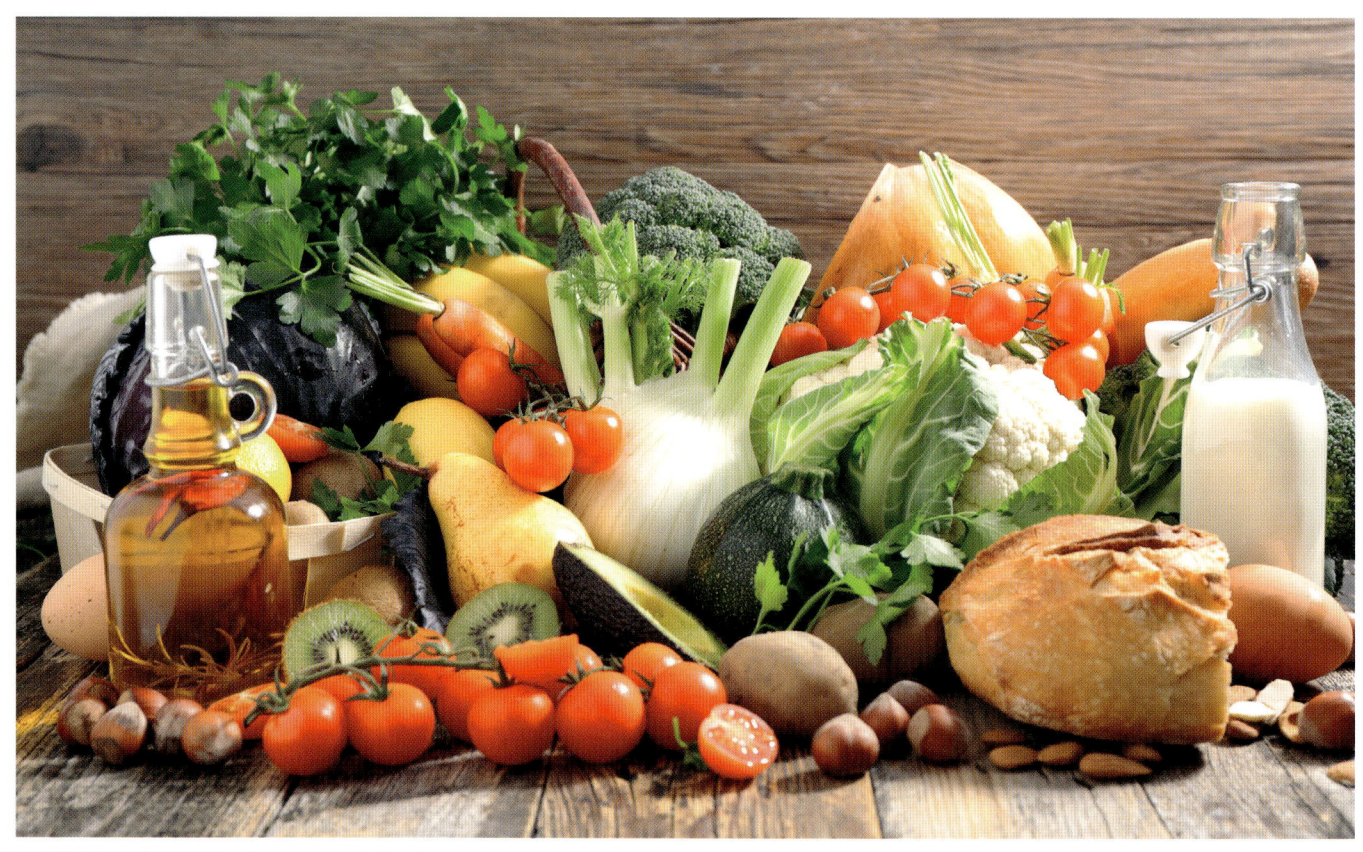

균형 잡힌 식단은 주요 식품군의 다양한 식품으로 구성된다.

노년기의 영양 필요량

나이가 들면 신체 변화가 일어나는데, 이에 따라 필요한 영양소를 제공하는 균형 잡힌 식단을 유지하기 위해 식단 조절의 필요성이 생긴다.

노년에는 에너지 소비량이 적기 때문에 식사량을 줄여야 한다. 그러나 다른 한편으로는 소화 기능이 둔화되기 시작하고 위 분비물이 감소하며 소화가 더 어려워지고 장 흡수가 감소하여 기본 영양소가 손실된다. 이때부터 이러한 결핍을 보충할 수 있는 특정 식품의 섭취를 늘려야 한다. 식품 중에 특히 채소를 너무 익히지 않고 굽거나 쪄서 조리하면 대부분의 영양소를 보존하는 데 큰 도움이 된다.

소화를 촉진하고 독소를 제거하며 몸에 수분을 공급하기 위한 또 다른 훌륭한 권장 사항은 식사 시간을 제외하고 하루 종일 물을 충분히, 소량씩 마시는 것이다. 가급적이면 식사 외에 마시도록 하며, 허브차, 국물, 맑은 수프를 마시는 것도 필요한 수분을 섭취할 수 있는 좋은 방법이다.

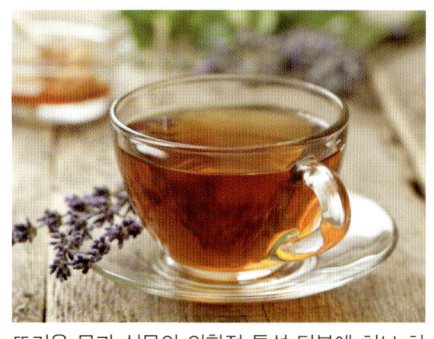

뜨거운 물과 식물의 의학적 특성 덕분에 허브 차를 마시면 몸을 정화하고 독소를 용해하는 데 도움이 된다.

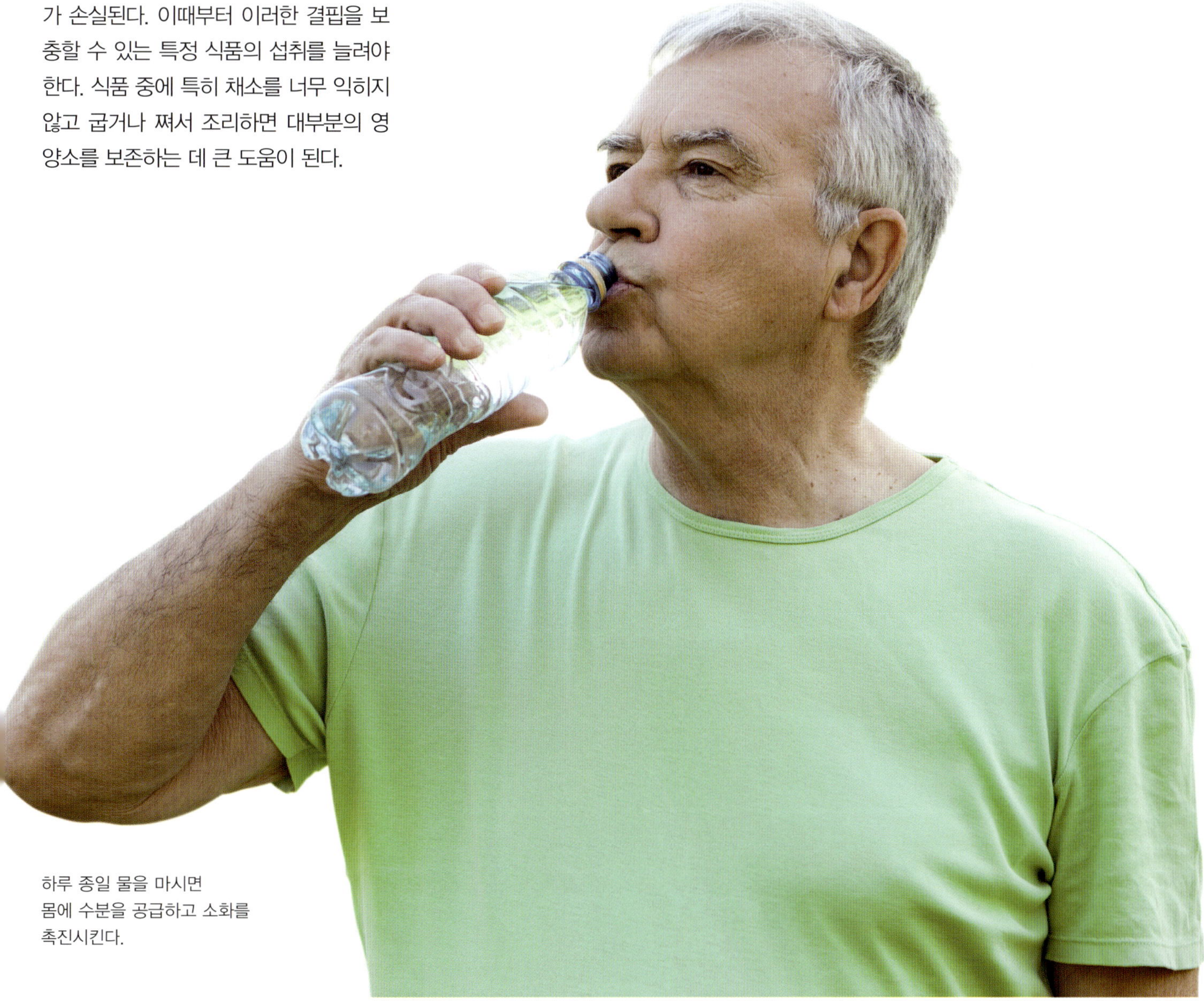

하루 종일 물을 마시면 몸에 수분을 공급하고 소화를 촉진시킨다.

건강한 습관

영양 섭취를 위한 기본적인 제언사항

▶ 과일, 채소, 콩류의 섭취를 늘린다. 이와 같은 음식은 한편으로는 우리 몸에 필요한 미네랄과 비타민을 공급하고, 다른 한편으로는 장 운동을 개선하는 섬유질을 제공한다.

▶ 칼슘 섭취를 늘린다. 이 미네랄은 우유뿐만 아니라 녹색 잎 채소에도 함유되어 있다.

▶ 유제품의 경우 과도한 지방 섭취를 피하기 위해 탈지유 또는 반탈지유를 섭취하는 것이 좋다.

▶ 동물성 제품을 섭취하는 경우 동물성 단백질과 식물성 단백질 섭취가 균형을 이루어야 한다.

▶ 적색육, 소시지, 버터 같은 포화지방 섭취를 줄이도록 한다.

▶ 올리브오일과 생선 등 불포화지방의 섭취를 늘리도록 한다.

▶ 설탕은 칼슘 흡수를 감소시키고 몸에 중독되므로 가능한 한 섭취를 줄이고 제한한다.

▶ 소금 섭취량을 조절하는 대신 요리와 조미료에 허브를 사용하도록 한다.

▶ 커피와 알코올은 가능한 한 피한다.

▶ 포장 및 기조리된 식품의 섭취를 줄인다.

▶ 살충제, 항생제 등의 흡수를 피하기 위해 가능한 한 유기농 제품을 섭취하는 것이 좋다.

채소의 영양소를 대부분 유지하려면 굽거나 쪄서 먹는 것이 좋다.

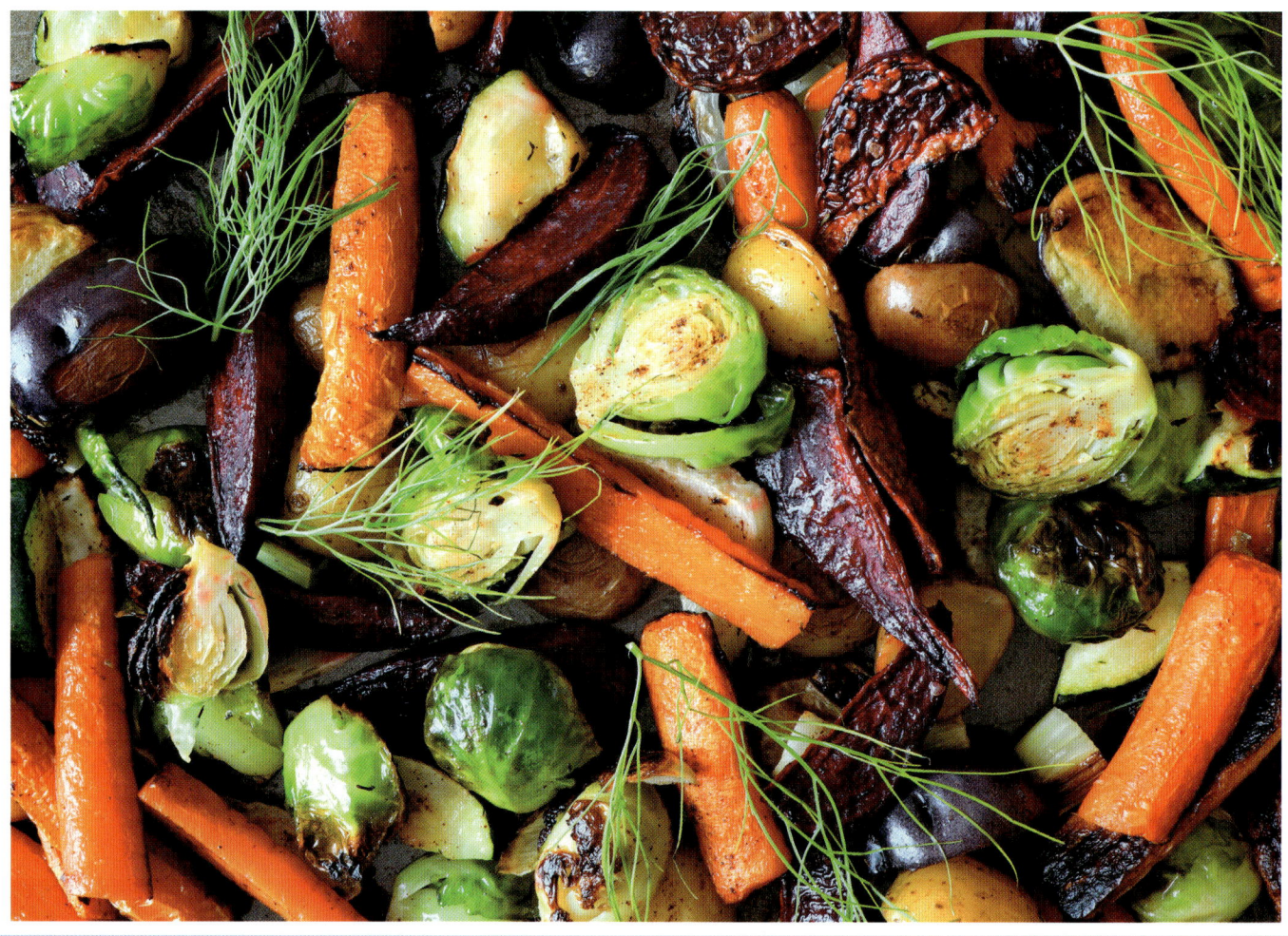

영양 섭취

식사와 관련된 제언사항

▶ 식사를 거르지 말고 하루에 3~4끼 시간을 정하여 먹도록 한다.

▶ 식사 사이에는 음식을 먹지 않도록 한다.

▶ 적당량의 음식을 섭취한다.

▶ 조리하기 쉬운 찜, 오븐 구이 또는 그릴에 구운 음식을 선택한다.

▶ 휴식을 잘 취할 수 있도록 저녁은 가볍게 먹는다.

▶ 식사 시간에는 편안한 분위기에서, 가능하면 여럿이 함께 먹도록 한다.

▶ 천천히 먹고 천천히 씹는다.

▶ 가능하면 식사 후 짧은 산책이나 적당한 신체 활동을 통해 소화를 돕는다.

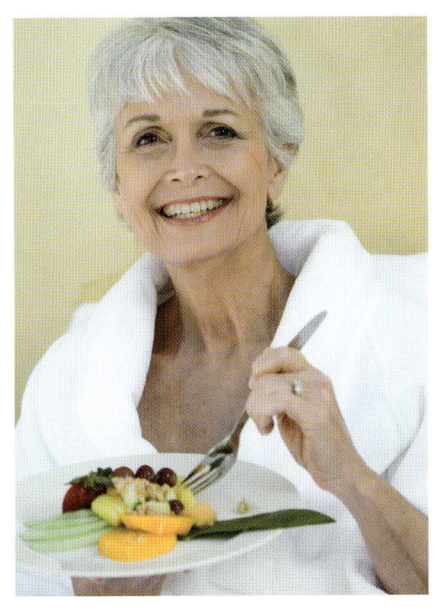

천천히 씹으면 음식을 더 쉽게 소화시킬 수 있다.

편안하고 쾌적한 환경에서 식사하는 것을 추천한다.

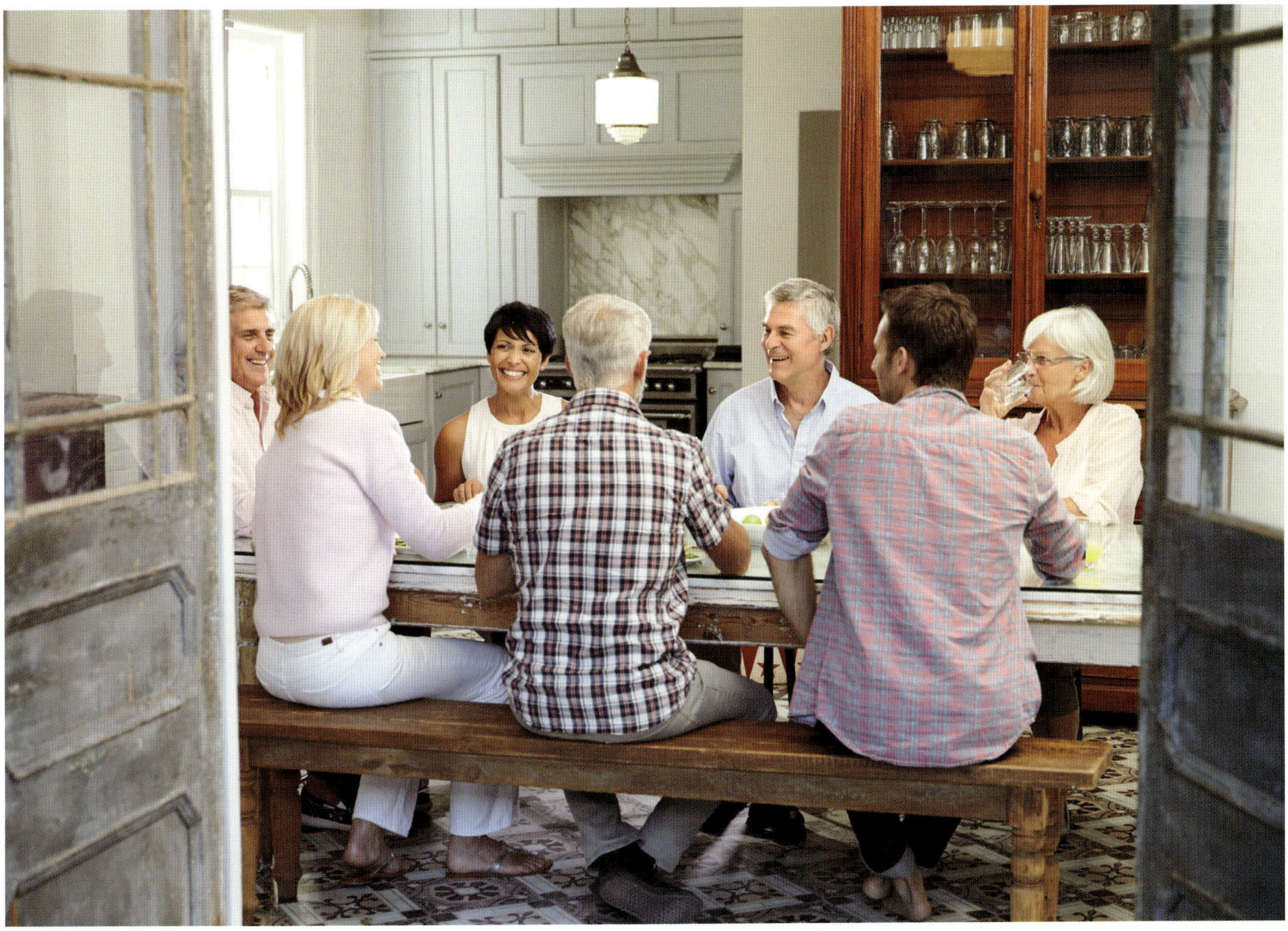

Anatomía & Estiramientos para la tercera EDAD

건강한 습관

휴식

휴식은 건강을 위해 꼭 필요하다. 휴식과 이완 시간이 없으면 몸과 마음이 병들게 된다. 편안한 수면, 산책, 목욕, 마사지, 편안한 사람들과의 관계, 자연과의 접촉, 잔잔한 음악 등 긴장이 쌓이는 것을 방지하는 방법에는 여러 가지가 있으며, 각자가 안정을 찾는 각각의 방법들이 있다. 이 책 전체에 소개된 부드러운 스트레칭도 몸의 긴장을 풀고 마음을 차분하게 만드는 데 도움이 될 것이다.

위와 같은 방법 외에도 또 다른 휴식 방법들이 있다. 마음챙김 방식으로 이완하는 법을 배우는 것은 근육에는 깊은 이완을, 몸에는 완전한 휴식을, 마음에는 평온한 상태를 가져다주는 매우 간단한 방법이다.

이 섹션에서는 매우 간단하고 효과적인 휴식 방법을 소개한다.

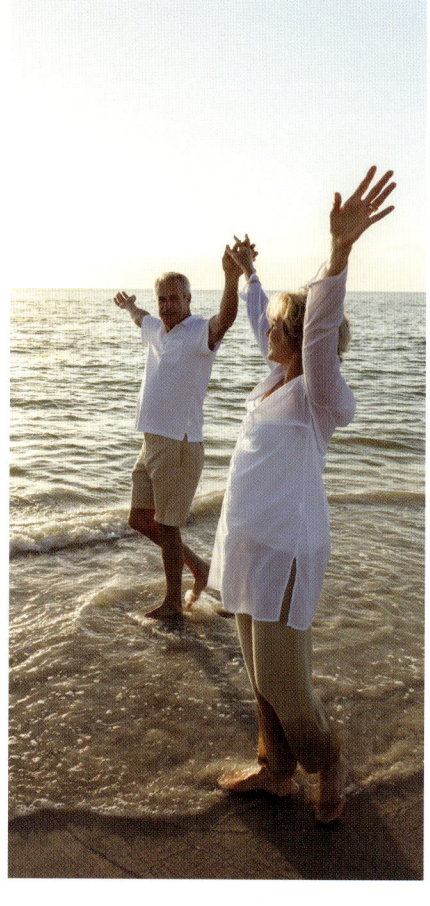

> **준비**
>
> ▶ 조용하고 차분한 공간을 찾는다.
>
> ▶ 의자에 앉거나 담요, 두꺼운 매트를 깐 바닥 또는 매트리스, 침대 위에 누워 스트레칭을 한다.
>
> ▶ 부드럽고 기분 좋은 음악을 재생하는 것이 도움이 될 수 있다.

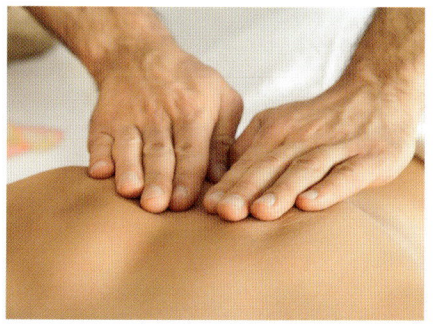

마사지를 받거나, 맨발로 해변을 따라 걷거나 숲속을 산책하는 것도 건강한 휴식 방법이다.

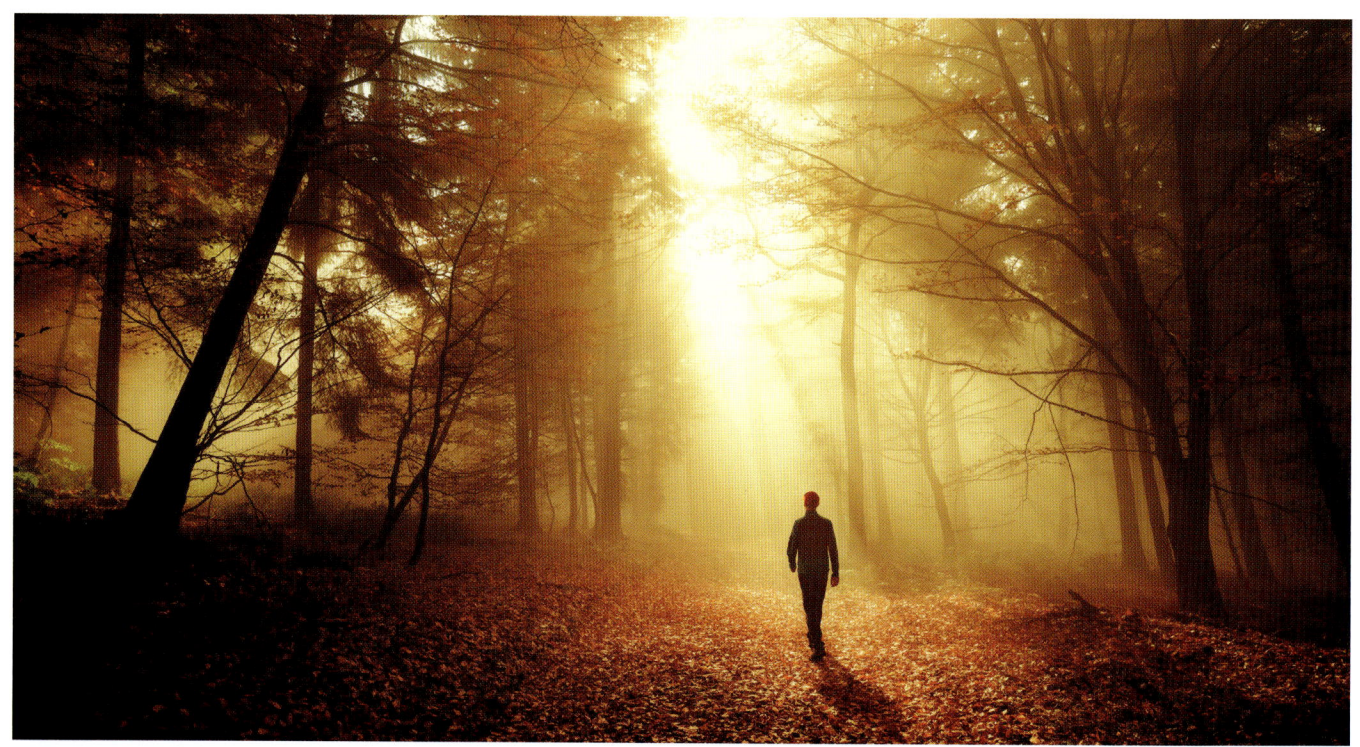

시니어 스트레칭 해부학

시작 자세

1. 의자에서

▶ 등은 곧게 펴고 등받이에 기댄 상태로 의자에 앉고, 골반은 뒤로 젖혀진 상태로 좌골에 기대어 앉는다.

▶ 머리를 곧게 펴고 몸통과 일직선이 되도록 하며 턱 끝은 약간 집어넣는다.

▶ 발은 정면을 향한 채 서로 평행하게 두고 약간 벌린다. 발이 바닥에 닿지 않으면 발 받침대, 단단한 쿠션 또는 지지대를 그 아래에 놓도록 한다.

▶ 손은 허벅지 위에 올려놓는다.

▶ 입은 벌리고 턱은 느슨하게 긴장을 풀어둔다.

시작 자세

2. 바닥 또는 침대에 누워서

▶ 바닥에 담요, 두꺼운 매트 또는 매트리스를 깔고 눕는다. 바닥에 눕기 어려운 경우, 침대에 누워도 된다.

▶ 손바닥을 약간만 위로 향하게 한 채로 팔을 몸통에서 멀리 떨어뜨려놓는다.

▶ 다리는 약간 벌린 채로 둔다.

▶ 경추와 요추 부위가 바닥에 잘 붙어있도록 하는 것이 중요하다. 이를 위해 담요, 쿠션 또는 기타 지지대를 머리와 무릎 아래에 놓는다.

▶ 입은 벌리고 턱은 느슨하게 긴장을 풀어둔다.

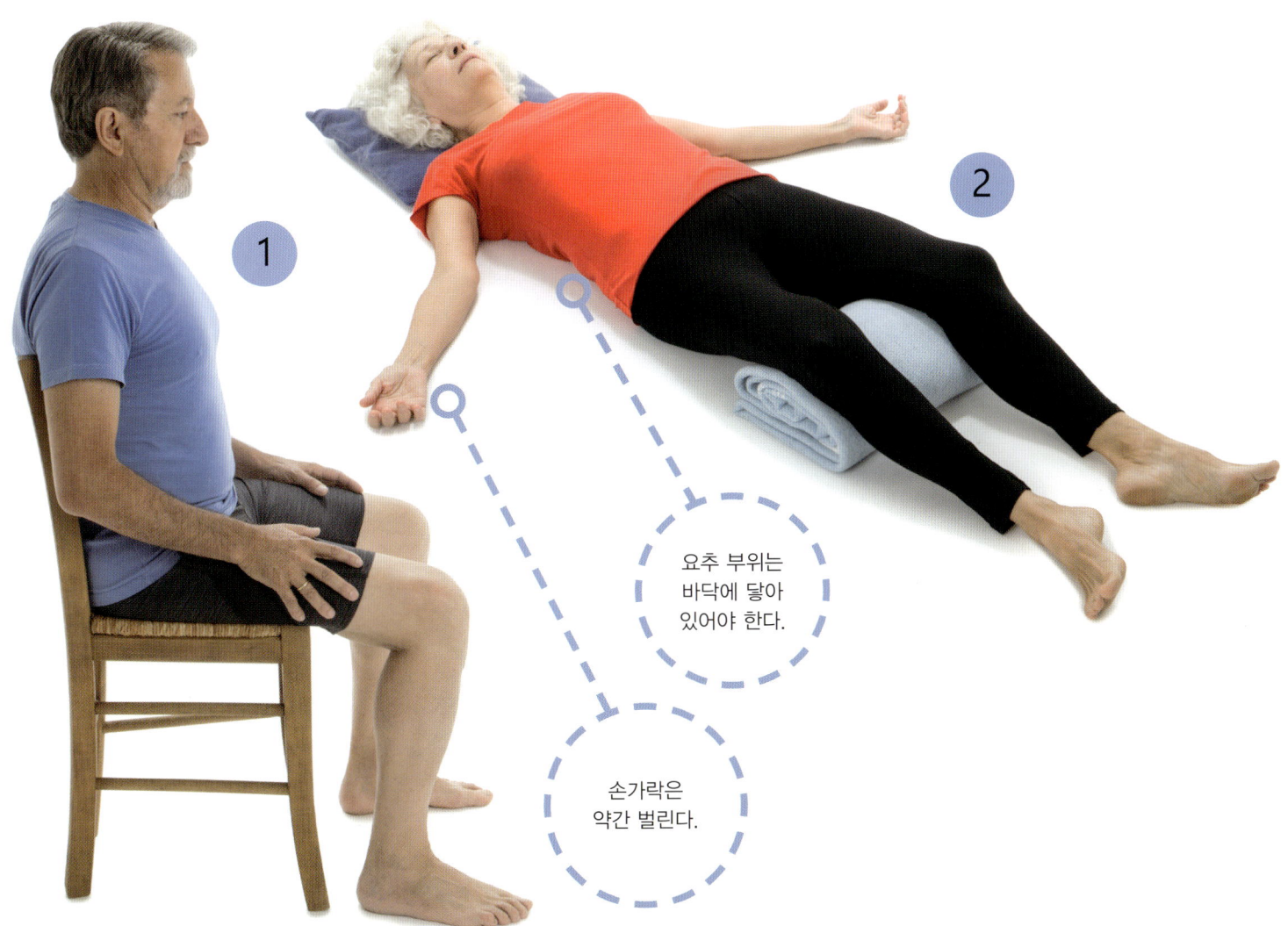

요추 부위는 바닥에 닿아 있어야 한다.

손가락은 약간 벌린다.

건강한 습관

시작 자세

3. 바닥에서 의자를 지지대로 활용하여

▶ 무릎 아래 지지대가 허리를 받치기에 충분하지 않은 경우, 의자를 지지대로 사용할 수 있다.

▶ 담요, 두꺼운 매트 또는 매트리스를 깔고 바닥에 눕는다.

▶ 너무 높지 않은 의자 또는 받침대에 다리를 약간 벌리고 구부린 채로 올린다.

▶ 손바닥이 위를 향하도록 하고 팔을 몸통에서 약간 떨어뜨려놓는다.

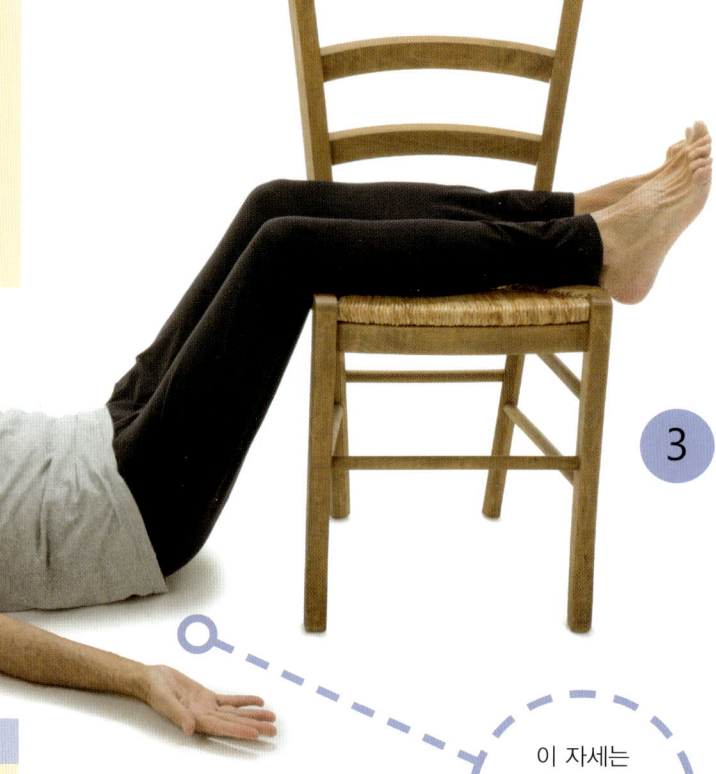

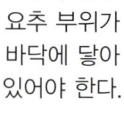

이 자세는 요추 부위가 바닥에 닿아 있어야 한다.

시작 자세

4. 바닥이나 침대에서 측면으로 누운 자세

▶ 등을 대고 누울 수 없거나 불편한 경우 옆으로 누워 휴식을 취하는 방법이 있다.

▶ 바닥에 담요, 두꺼운 매트 또는 매트리스를 깔거나 침대에 다리를 구부린 채 옆으로 눕는다.

▶ 쿠션이나 접은 담요를 머리 아래에 놓는다.

테크닉

▶ 눈을 감는다.

▶ 호흡을 관찰해본다. 코로 들어오고 나가는 공기와 복부의 리드미컬한 움직임을 관찰한다.

▶ 현재 순간, 현재 위치와 자신의 몸을 느껴보도록 한다.

▶ 서두르지 말고 정신적으로 천천히 신체의 여러 부위를 하나하나 느끼며 이완하도록 한다.

먼저 오른발에 집중하고 오른발을 인식해본 다음 발을 느슨하게 둔다. 오른쪽 발목, 종아리, 무릎, 허벅지에도 똑같이 수행한다.

왼다리와 왼발로도 동일한 과정을 반복한다.

주의를 오른손으로 옮겨 손가락이 서로 약간 떨어지도록 하고, 손을 느슨하게 둔 뒤 긴장을 풀어준다. 오른쪽 손목, 팔뚝, 팔꿈치, 팔, 어깨를 계속 느슨하게 풀어준다.

왼손과 왼팔로 동일한 과정을 반복한다.

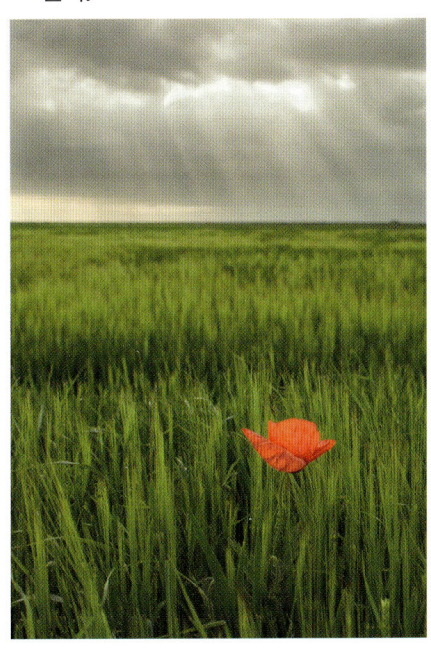

눈을 감고 푸른 초원이나 잔잔한 호수 표면을 상상하면 마음을 편안하게 하는 데 도움이 될 수 있다.

몸통에 신경을 집중하며 골반저를 느슨하게 한다.

둔부, 엉덩이, 허리, 복부, 가슴의 긴장을 계속 풀어준다.

등까지 긴장을 풀어주고, 요추 부위에 집중하며 이 부분을 편안하게 둔다. 흉부 및 경추 부위도 같은 방법으로 수행한다.

머리의 긴장을 풀고 이마, 눈썹, 눈꺼풀, 코, 광대뼈, 뺨, 턱 등 얼굴의 긴장을 풀어주며 마무리한다. 입은 벌리고 턱을 느슨하게 한다.

▶ 온몸이 완전히 이완됨을 느껴본다.

▶ 몇 분 동안 침묵을 지키며 천천히 느리게 호흡을 관찰한다.

▶ 잔잔한 호수, 일몰 또는 휴식이 생각나는 이미지를 시각화하며 마무리한다.

▶ 마지막에는 갑자기 일어나지 않도록 한다. 손, 발, 머리를 서서히 움직인 다음 마지막으로 눈을 뜨는 것이 좋다.

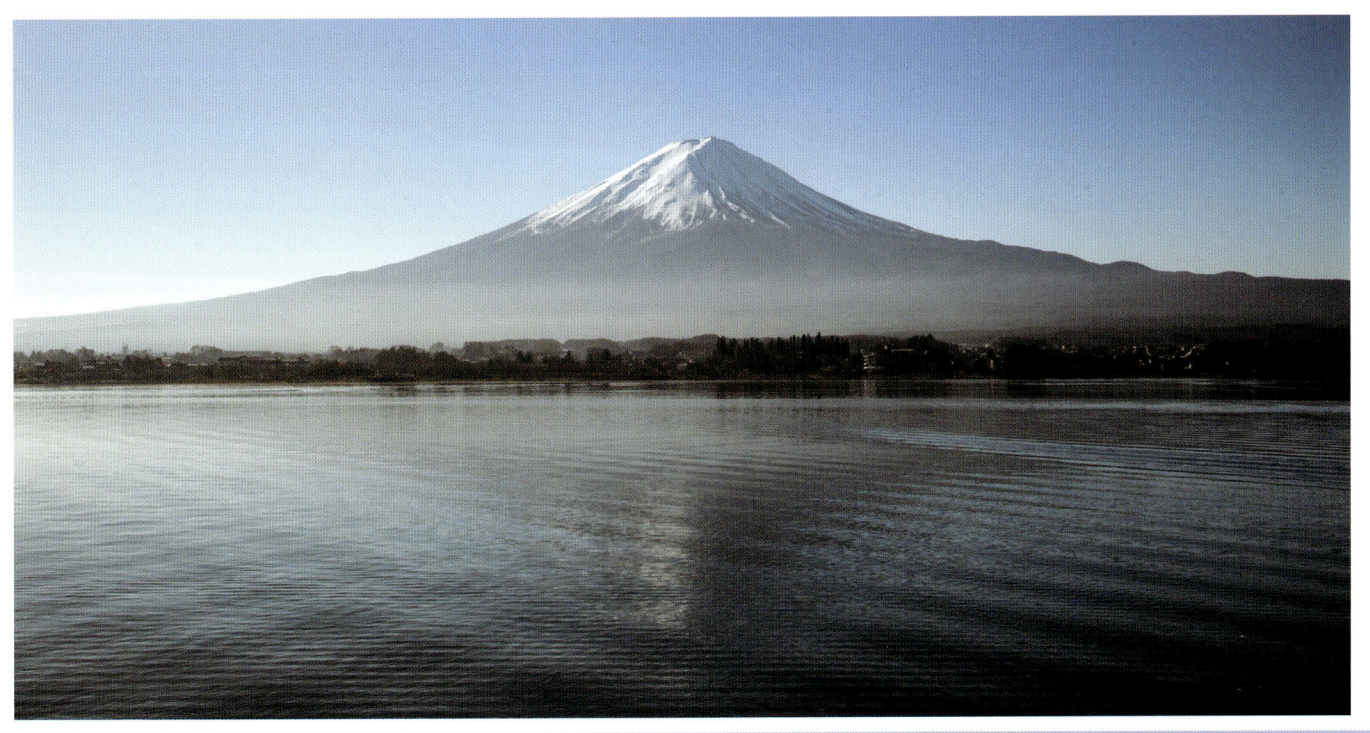

수면

수면은 건강에 필수적인 기본 요소다. 인간은 신체 에너지와 건강을 회복하기 위해 휴식과 수면이 필요하다. 어떤 사람은 하루에 6시간, 어떤 사람은 10시간 등 각자에게 충분한 수면의 양은 다르다. 하지만 일반적으로 하루에 8시간 정도는 자야 숙면을 취했다고 할 수 있다. 또한 연령대마다 고유한 패턴이 있고, 나이가 들수록 수면 습관도 변화하여 수면의 필요량이 줄어들고 자주 깨고 간헐적으로 잠을 자게 된다.

수면에는 여러 단계가 있다. 처음에는 매우 얕은 수면이며 조금씩 더 깊어지고 뇌파가 느려져 깨어나기가 더 어려운 깊고 편안한 수면 단계에 들어간다. 다음으로 뇌가 다시 활동하는 단계가 있는데, 이것은 대부분의 꿈이 발생하는 REM(급속 안구 운동) 단계이며, 이로 인해 눈이 더 많이 움직이게 된다. 이 단계는 긴장과 걱정을 꿈 이미지의 형태로 방출하는 데 사용되며, 무의식은 꿈을 통해 도움과 조언이 될 수 있는 메시지를 보낸다.

노인은 정신적 휴식에 필요한 깊은 수면과 렘 수면의 단계가 더 적다. 몇 가지 제안 사항을 고려하면 좀 더 편안한 수면을 취하는 데 도움이 될 수 있을 것이다.

숙면을 취하는 방법

▶ 통풍이 잘되고, 소음과 빛이 차단된 적절한 환경을 조성한다.

▶ 너무 딱딱하거나 너무 푹신하지 않은 알맞은 매트리스를 사용하고 따뜻하지만 무겁지 않은 소재로 몸을 덮는다.

▶ 편안한 자세를 찾는다. 특히, 요추와 경추 부위에 불편함을 유발할 수 있으므로 엎드린 자세(입이 아래로 향함)로 자거나 무릎 아래에 지지대 없이 누운 자세(입이 위로 향함)로 자는 것은 권장하지 않는다. 이상적인 자세는 몸을 편히 쉬게 하는 옆으로 누운 자세다.

▶ 카페인이나 기타 각성제 없이 가벼운 저녁 식사를 한다.

▶ 영감을 주는 책을 읽고, 편안한 음악을 듣고, 간단한 스트레칭을 하는 등 잠들기 전 시간을 차분하고 쾌적하게 만들어 조용하고 고요한 공간을 만든다.

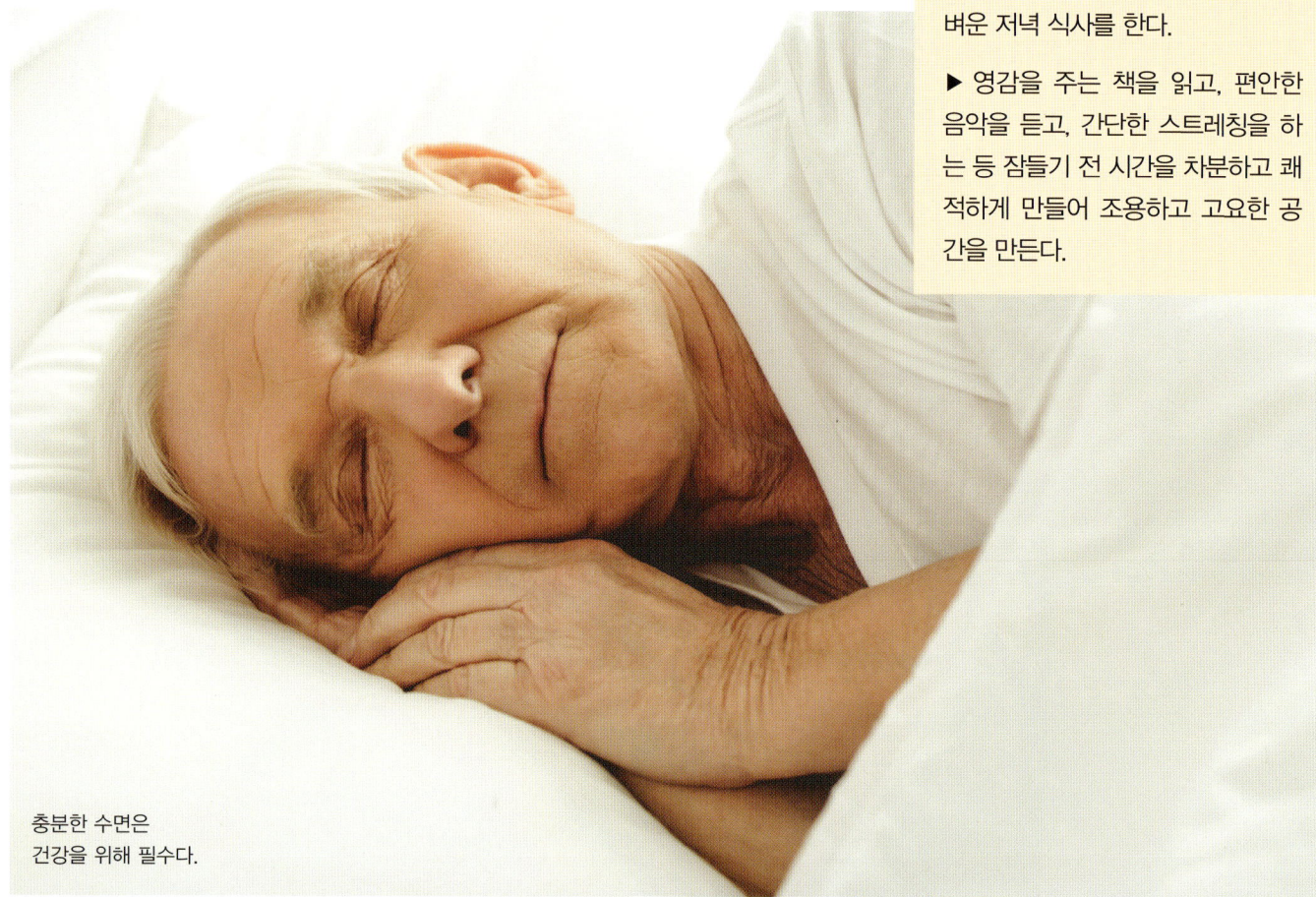

충분한 수면은 건강을 위해 필수다.

자연과의 접촉

특히 자연을 접할 수 있는 깨끗한(오염이 없는) 야외에서 시간을 보내는 것은 신체적, 정신적 건강을 유지하는 데 필수다. 특히 도시에 거주하는 사람들에게 적극 권장한다.

자연은 에너지를 주고, 면역 체계를 자극하며, 방어력을 높이고, 행복 호르몬인 엔도르핀을 분비하는 다양한 요소를 제공한다.

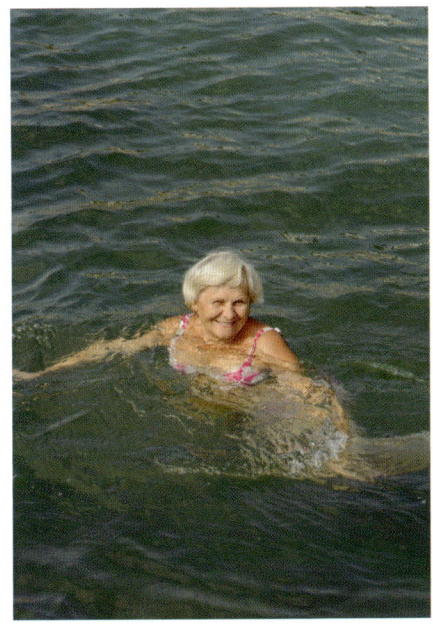

바다 수영은 정화 및 진정 효과 등 많은 이점이 있다.

자연에서의 활동들

▶ 맨발로 모래, 풀, 흙 위 걷기

▶ 일광욕하기

▶ 바다, 강 또는 호수에 들어가기

▶ 나무를 만지고, 나무 그늘에서 쉬고, 숲속 걷기

▶ 밤하늘, 수평선, 일출과 일몰, 다양한 풍경 감상하기

▶ 얼굴에 스치는 바람 느껴보기

▶ 다양한 소리 들어보기

▶ 다양한 향기 맡아보기

▶ 산책로와 산에서 하이킹하기

▶ 조용한 곳에서 휴식을 취하며 차분해지기

나무를 만지는 것은 신체적·정신적 건강에 도움이 되며 긴장을 완화하며 에너지를 제공한다.

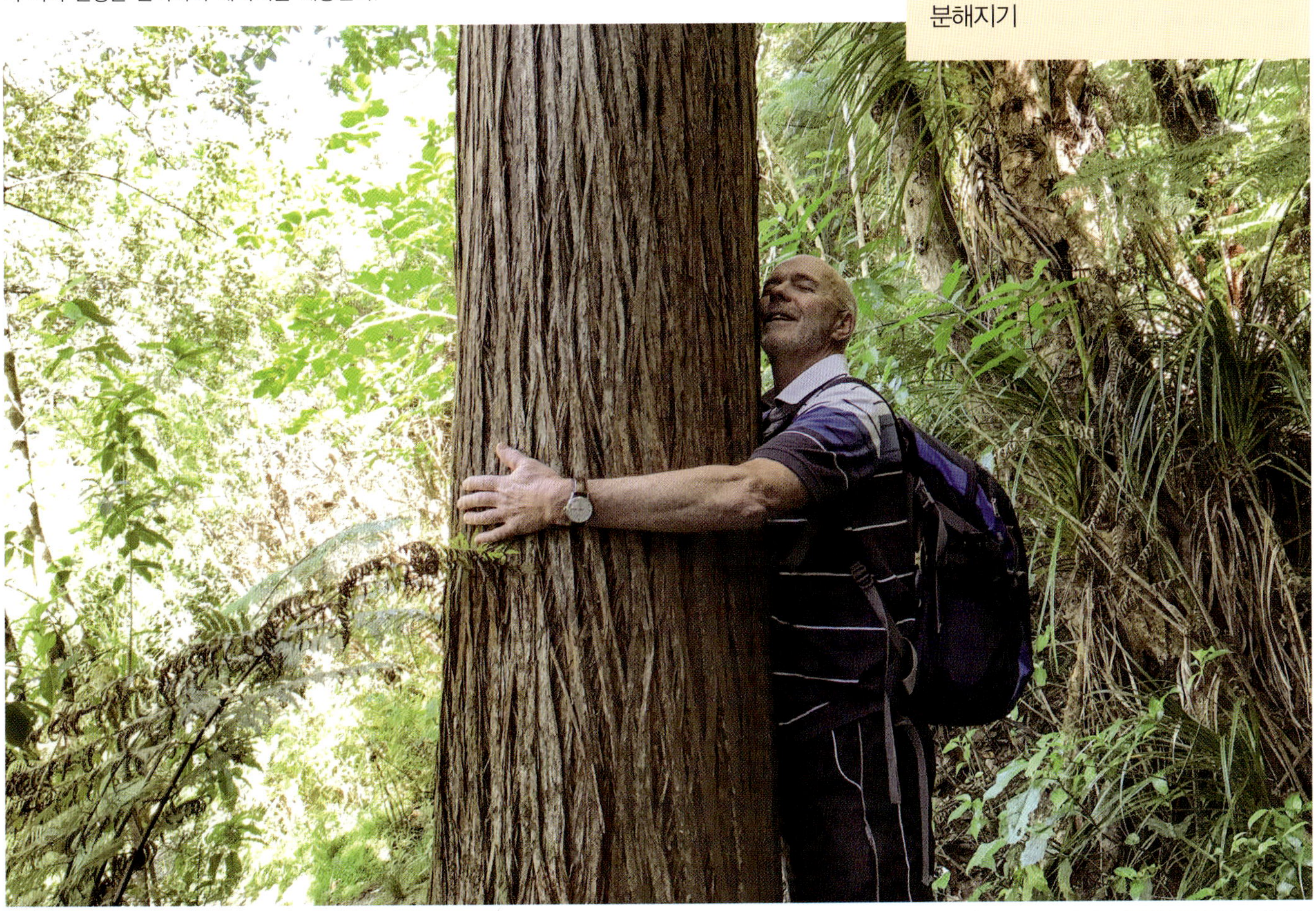

Anatomía & Estiramientos para la tercera EDAD

건강한 습관

취미와 대인관계

나이가 들면 일과 업무 및 가정에서 오는 부담을 내려두게 되면서 더 많은 자유 시간을 갖게 된다. 이 시간은 개인의 습관과 라이프스타일에 따라 다양한 방법으로 활용할 수 있다. 보람 있는 여가 활동은 단순히 시간을 보내기 위해 하는 지루한 취미 활동보다 생활을 더 낙관적이고 즐겁게 만드는 데 도움이 된다. 개인의 필요나 취향에 따라 여가 활동은 무궁무진하며, 새롭게 배우거나 배우기를 중단한 경우 다시 시작하기에도 전혀 늦지 않았다.

이러한 활동 중 일부는 개별적으로 할 수 있고 또 일부는 그룹으로 참여해야 하는데, 후자는 다른 사람을 만나고 대인 관계를 발전시킬 수 있다는 장점이 있다.

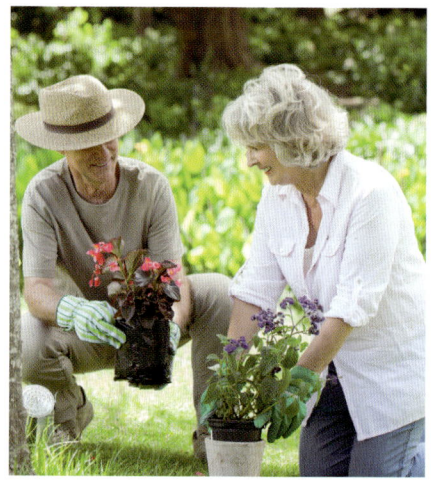

정원 가꾸기는 긴장과 스트레스를 해소하는 동시에 체력을 향상시킨다.

몇 가지 여가 활동의 예시

▶ 예술 활동: 회화, 그림, 조각, 도자기, 상감, 인쇄, 바느질, 뜨개질 및 기타 수공예품. 음악, 노래, 춤, 연극

▶ 체조, 요가, 기공, 태극권, 마사지

▶ 읽기와 쓰기

▶ 컴퓨터, 사진 촬영

▶ 정원 가꾸기, 텃밭 일구기, 요리

▶ 보드 게임

▶ 언어 배우기

▶ 문화 나들이, 강연, 영화, 소풍, 여행

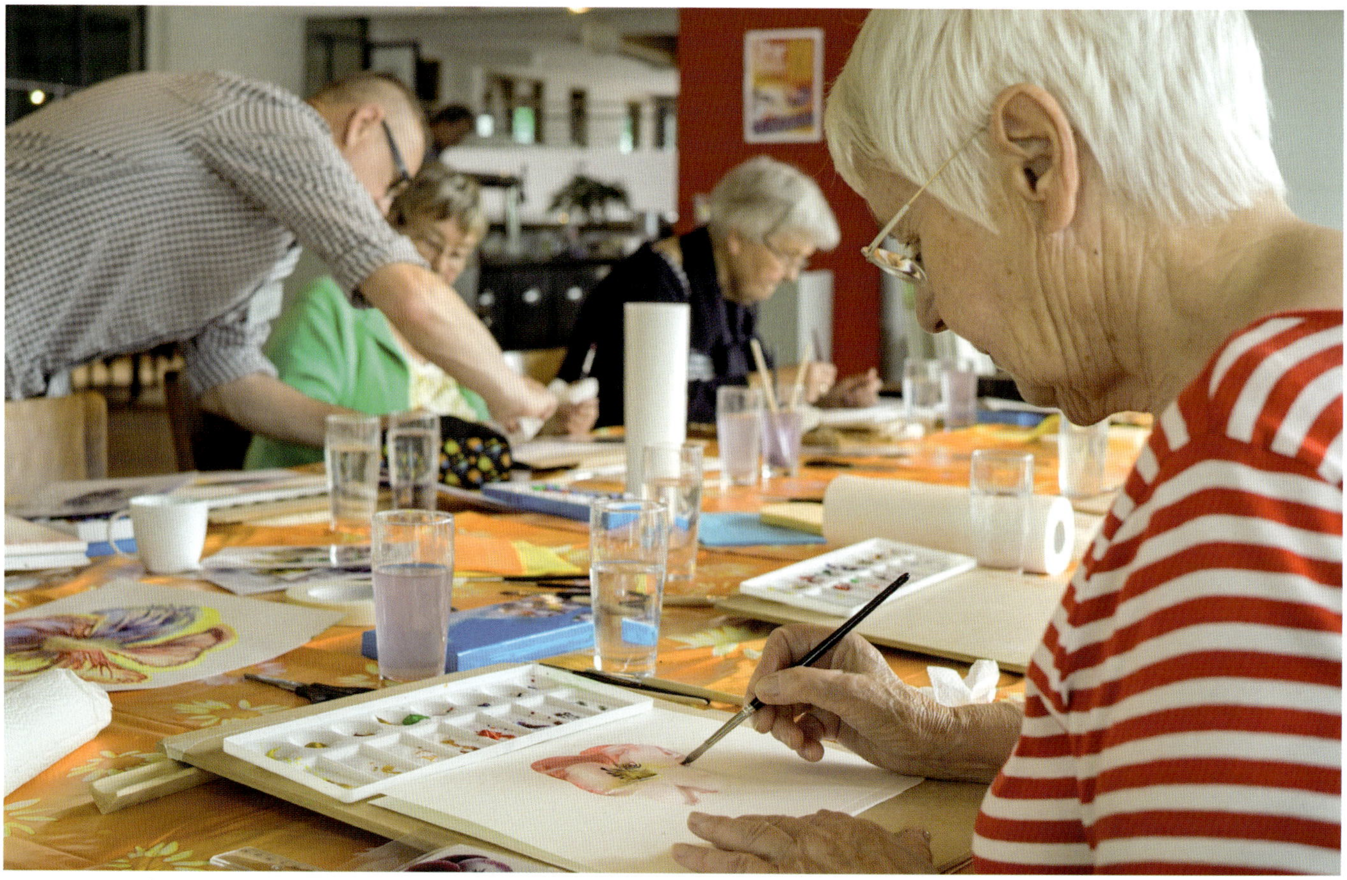

배움에 늦은 나이란 없다.

인간은 사회적 존재이며 다른 사람과의 소통은 건강을 위해 필수다. 타인이 없으면 삶이 온전하지 않다. 고립과 외로움에 빠지는 대신 대인관계를 증진하면 슬픔, 불안, 우울증을 예방하는 데 도움이 된다.

노년기에는 대인관계가 그 어느 때보다 더 만족스러워질 수 있다. 감사하게도 오랜 우정을 유지해 왔다면, 그 우정은 애정으로 가득 차 있을 것이다. 상실을 겪었다면, 그에 따른 성숙함이 가져다주는 평온함으로 많은 기대나 요구 없이 새로운 사람들을 만나 더욱 진정성 있고 충만한 만남을 할 수 있는 시기이기도 하다.

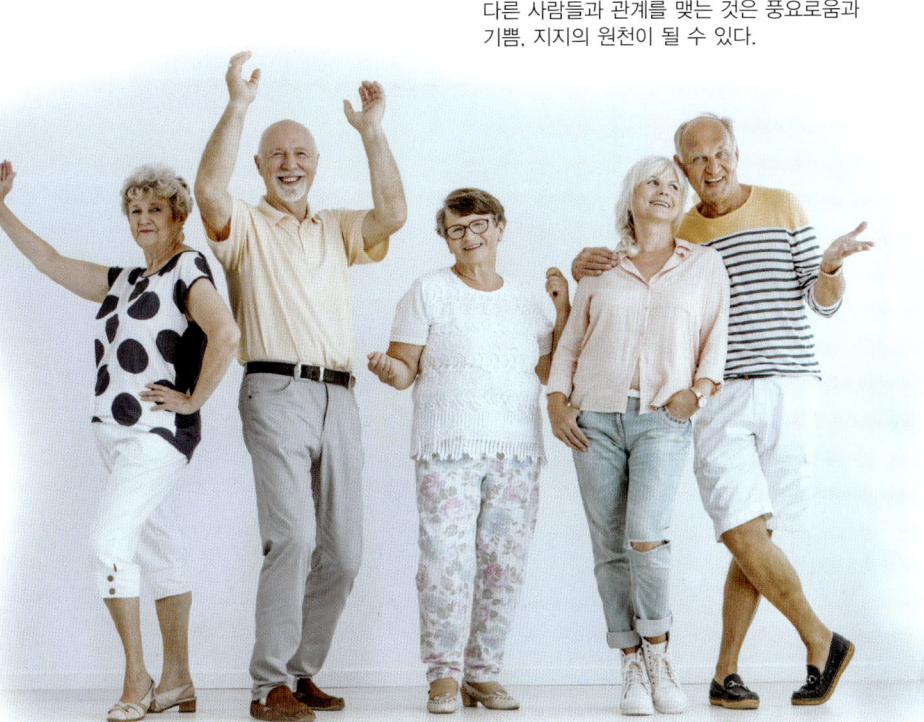

다른 사람들과 관계를 맺는 것은 풍요로움과 기쁨, 지지의 원천이 될 수 있다.

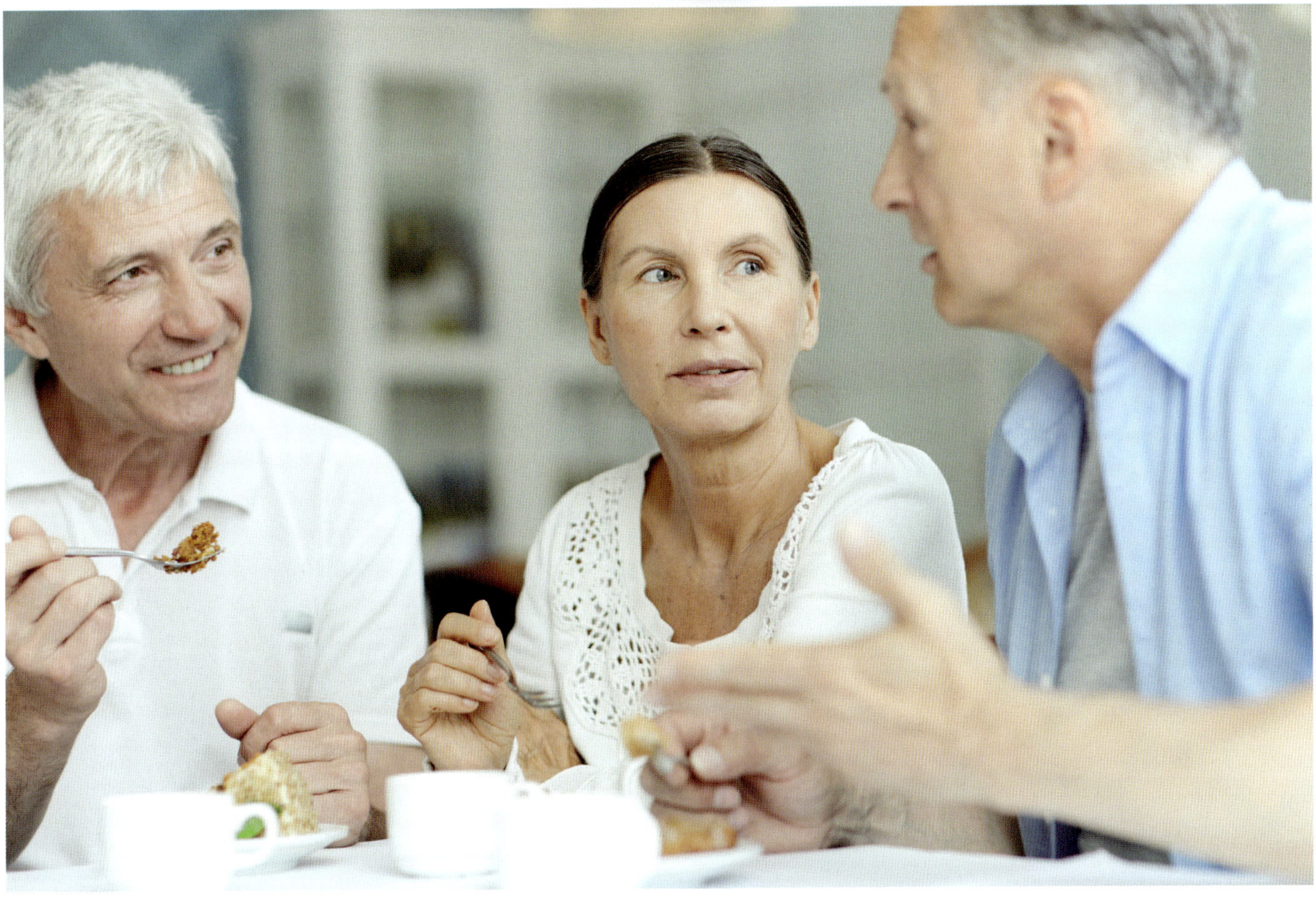

Anatomía & Estiramientos para la tercera EDAD

참고문헌

Anderson, Robert A.
Estirándose
Integral Ediciones, Barcelona, 1997

Buer, Robert y Egeler, Robert
Gimnasia, juego y deporte para mayores
Paidotribo, Badalona, 2015, 2.ª reimpr., de la 1.ª ed.

Brooks, Charles V.W.
Consciencia sensorial
La Liebre de Marzo, Barcelona,1966

Caillet, René y Gross, Leonard
Más joven y en forma: técnicas para rejuvenecer
Urano, Barcelona,1988

Calais-Germaine, Blandine
Anatomía para el movimiento (tomo I)
La Liebre de Marzo, Barcelona, 1999, 7.ª reimpr., de la 1.ª ed.

Calais-Germaine, Blandine y Lamotte, Andrée
Anatomía para el movimiento (tomo II)
La Liebre de Marzo, Barcelona, 2000, 7.ª reimpr.

Demolière, Solange
Yoga para la tercera edad
Torema, Barcelona, 1982

Denys-Struyfm, Godelieve
El manual del mezierista (Tomo I)
Paidotribo, Badalona, 2008

Gavalas, Elaine
El pequeño libro de Yoga para alcanzar la longevidad
Oniro, Barcelona, 2003

Indra Devi
Respirar bien para vivir mejor
Javier Vergara editor, Buenos Aires, 1995

Luque, Francisco
Estiramientos para todos
Gymnos Editorial Deportiva, Madrid, 2000

Nelson, Arnold G. y Kokkonen, Jouko
Anatomía de los estiramientos
Tutor, Madrid, 2008, 3.ª ed.

Pont Geis, Pilar
3.ª edad: actividad física y salud
Paidotribo, Badalona, 2014, 4.ª reimpr., de la 7.ª ed.

Schwind, Peter
Plenitud corporal con el Rolfing
Integral Ediciones, Barcelona, 1989

Seijas, Guillermo
Anatomía & 100 estiramientos esenciales
Paidotribo, Badalona, 2015

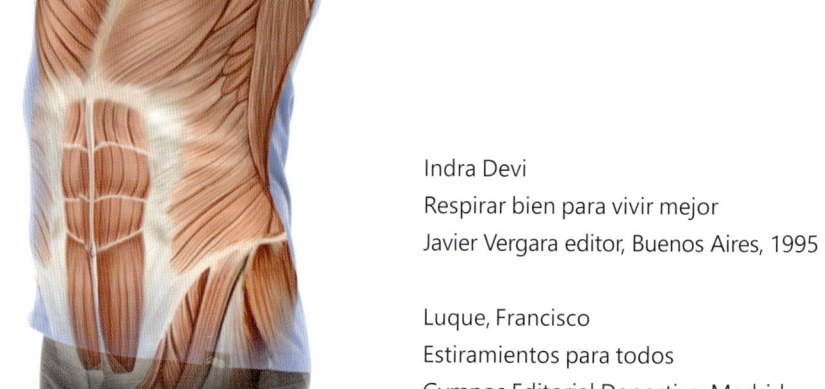

감사의 말

이 책이 나올 수 있도록 도와주신 모든 분께 감사드립니다.

참을성 있는 조정과 조언을 아끼지 않은 편집자 María Fernanda Canal에게 감사드립니다.

물리치료사인 Núria Coral Ferrer는 해부학적인 부분을 세심하게 작업해주었습니다.

세심하게 그림작업을 해준 일러스트레이터 Myriam Ferrón에게 감사의 마음을 전합니다.

훌륭한 이미지를 촬영해준 사진작가 Sergi Oriola와 Joan Soto에게 감사의 마음을 전합니다.

Andreu Muñiz, Victoria Morales, Lina Mariño, Josep Gallardo 및 모델들의 참여와 사진 촬영을 위해 열정을 다해준 모든 분께 감사드립니다.

작품의 모든 콘텐츠를 매력적인 방식으로 담아낸 그래픽 디자이너 Toni Inglès에게 감사의 마음을 전합니다.

콘텐츠를 다듬어준 교정 담당 Roser Pérez에게 감사드립니다.

María José Portal

역자 소개 (가나다순)

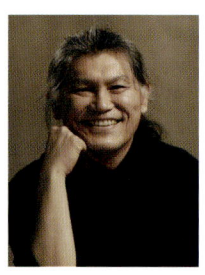

김성수
(사)코리아요가얼라이언스 회장
안산시요가회 회장
대한요가회 이사
킴스요가필라테스 대표

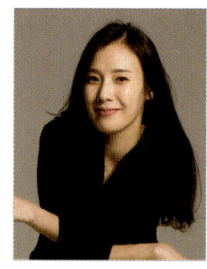

안원경
(사)한국평생스포츠코칭협회 KLCA필라테스
　서울지회장
한국체육학회 필라테스&요가 전문위원회 위원
NA Pilates 1·2호점 대표원장
필라테스 올인원, 필라테스마스터 공동저자

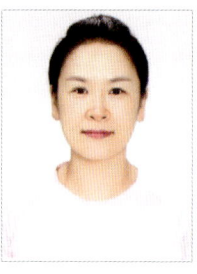

박필연
전) 대한필라테스연합회 울산회장
전) MPA필라테스 감사
현) KLCA필라테스 울산시지회장
다옴요가필라테스 원장

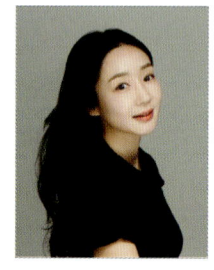

전나랑
한국평생스포츠코칭협회 운영이사
한국체육학회 필라테스&요가 전문위원회 위원
랑필라테스 대표

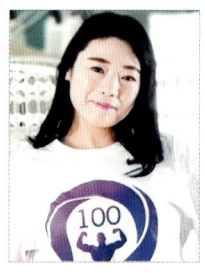

배건호
대한백세누리건강협회 대표
내 몸 살리는 필라&요가&자이로토닉 대표
한국체육학회 필라테스&요가 전문위원회 위원
KLCA 한국평생스포츠 코칭협회 이사

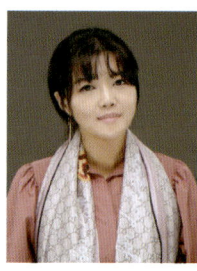

정소연
명지대학교 스포츠예술학과 필라테스교수
숙명여자대학교 일반대학원 체육학과 박사졸업
소마힐 필라테스 대표

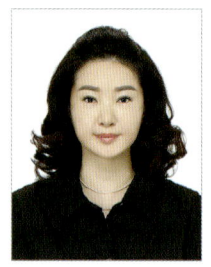

선혜지
S.요가테스 원장(KLCA 경상북도지회장)
(사)한국평생스포츠코칭협회 상임이사/교육위원장
대한체육회 대한요가회 이사
한국체육학회 필라테스&요가 전문위원회 위원

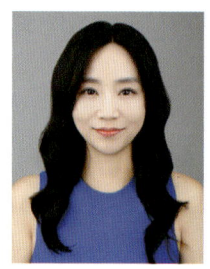

최혜정
한국평생스포츠코칭협회 KLCA필라테스
　창원 지부장
한국체육학회 필라테스&요가 전문위원회 위원
시니어필라테스 공동 역자
HS필라테스 대표원장

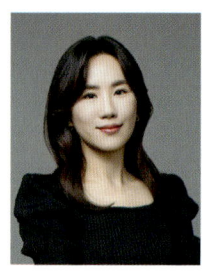

손세인
미국Balanced body_Faculty Member
미국Balanced body_CoreAlign Master
미국ACSM-CPT / CET
한국체육대학교 석사
포니필라테스 대표